AF241101

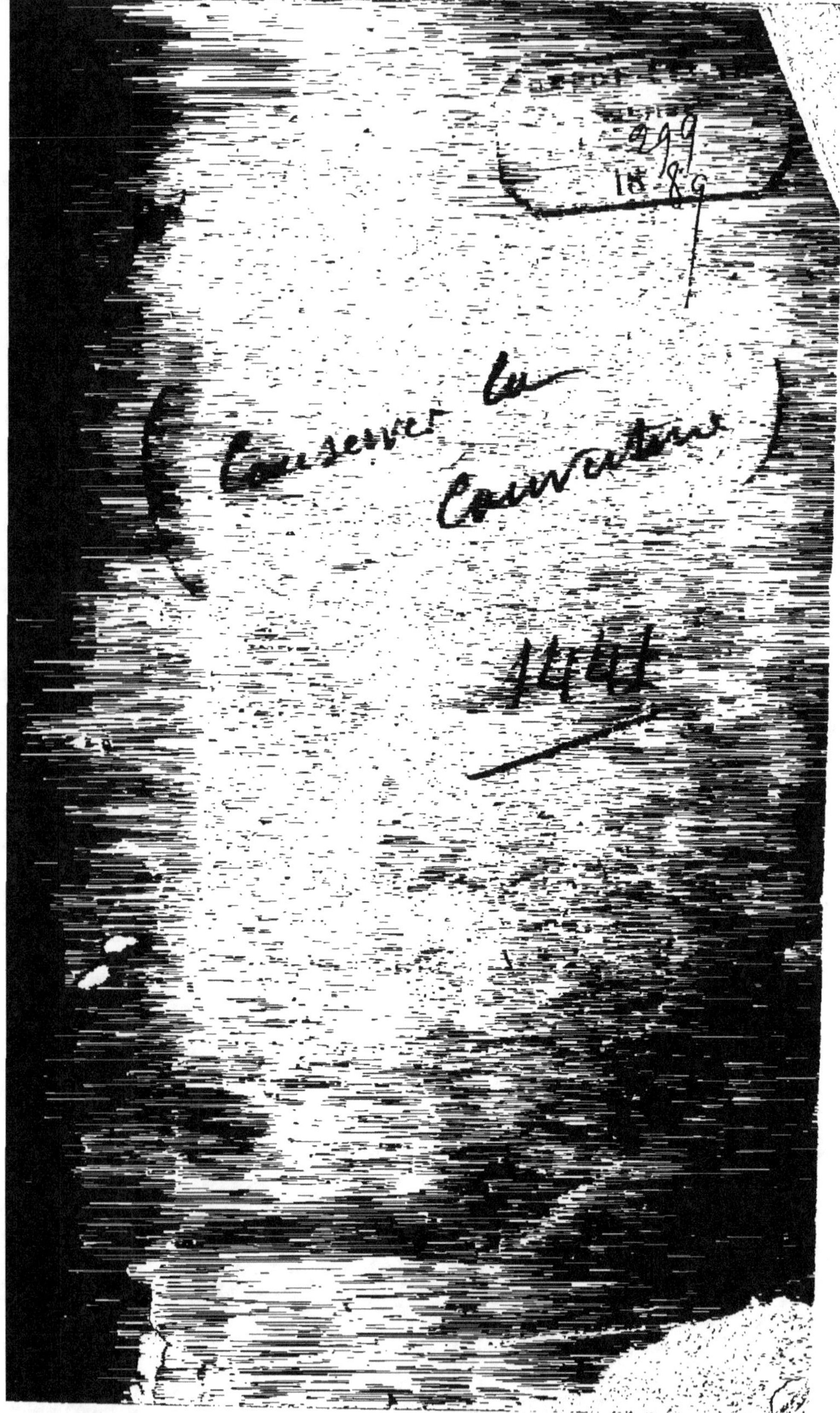
299
1886
Conserver la
Couverture

HISTOIRE

DE LA

MÉDECINE ET DES MÉDECINS

A TRAVERS LES AGES

PAR

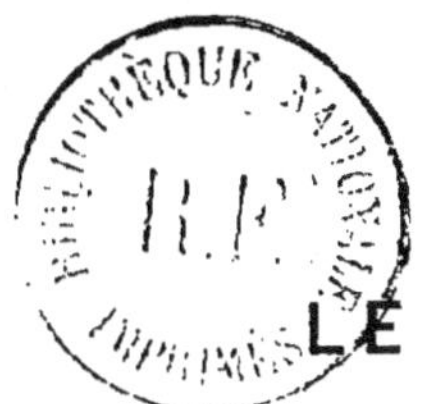

LE DR P. DIGNAT

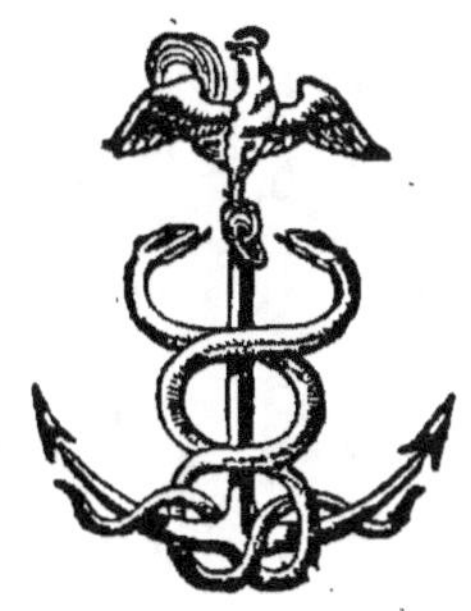

PARIS

LIBRAIRIE RENOUARD

HENRI LAURENS, ÉDITEUR

6, RUE DE TOURNON, 6

INTRODUCTION

Ceci n'est qu'un modeste ouvrage de vulgarisation spécialement dédié aux personnes étrangères aux questions médicales.

Le public en général n'a que des notions absolument vagues et insignifiantes, touchant l'histoire de la médecine et de la profession médicale.

Et pourtant, nulle autre science, nulle autre profession n'ont été l'objet d'autant de railleries de la part du même public.

Qu'on lise seulement les poètes et les auteurs comiques.

— Depuis Martial, lequel, contrairement aux autres poètes latins (1), poursuivait les médecins de ses sar-

(1) Il est à remarquer, en effet, que les poètes latins généralement ne médisent pas trop de la médecine. — Horace, le grand auteur satirique de l'antiquité, n'a rien écrit contre les médecins. Intimement lié avec son médec n Craterus, il reconnait au contraire combien la profession médicale est pénible, et combien aussi le public est ingrat. — Il est vrai, qu'au temps où Horace écrivait, l'empereur Auguste comblait de richesses et d'honneurs son médecin Musa: l'exemptant, par exemple, de toutes les charges publiques, lui donnant le droit de citoyen romain, l'autorisant à porter l'anneau d'or des chevaliers, enfin, lui faisant élever, dit-on, une statue de bronze à côté de celle d'Esculape.

casmes les plus amers, les accusant d'ignorance et d'indélicatesse, jusqu'à Boileau qui, dans sa quatrième satire, attribuait au hasard plutôt qu'au savoir des disciples d'Esculape la guérison des maladies, jusqu'au bon La Fontaine lui-même qui personnifiait la médecine dans les deux types du Médecin *Tant-pis* et du Médecin *Tant-mieux*, et surtout, jusqu'à Molière, lequel, non content de ridiculiser sur la scène les principales figures médicales de son époque, se vantait de guérir sans exécuter l'ordonnance de son médecin (1), il a toujours été, et il est encore aujourd'hui d'usage de se moquer de la médecine et de ses représentants.

Or, sans parler de Molière, lequel du moins connaissait tous les travers de son époque et visait principalement dans ses pièces les sottes prétentions de l'ancienne Faculté de médecine, nous ne craignons pas d'affirmer ici que ceux qui exercent si facilement leur verve aux dépens des médecins seraient fort empêchés si on leur demandait sur quelle base ils font reposer leur jugement.

Il nous serait facile, en revanche, de montrer que ces soi-disant esprits forts qui se vantent de ne pas « croire à la médecine », constituent la majeure partie de la

______

(1) Molière étant, un jour, au dîner du roi : — « Vous avez un médecin, lui dit le roi ; que vous fait-il ? » — « Sire, répondit Molière, nous causons ensemble ; il m'ordonne des remèdes ; je ne les fais point ; et je guéris. »

clientèle des guérisseurs, sorciers, thaumaturges, re-
bouteurs, somnambules « lucides et extra-lucides »,
magnétiseurs, etc., etc.

Eh bien, n'en déplaise à tous ces détracteurs qui ne
veulent voir dans le médecin qu'un empirique à peu
près inconscient, la médecine, qui a pour but de guérir
les malades, et qui de plus, touche à tous les intérêts
sociaux, est une science véritable qu'on a pu définir
avec raison : « la science de l'homme vivant à l'état de
santé et à l'état de maladie ». Sans doute, son évolution (de même que l'évolution des autres sciences avec
lesquelles, du reste, elle a des rapports très étroits) a
été lente, pénible, laborieuse. Néanmoins, si on suit les
phases de cette évolution, on ne peut nier, qu'elle ait
toujours été continue.

Et puis, comme les autres sciences également, elle a
eu, suivant l'expression du professeur Laboulbène,
« ses héros et ses grands hommes, ses apôtres et ses
martyrs ».

Un fait remarquable, d'autre part dans l'histoire de
la profession médicale, et qui est tout à l'honneur de
cette profession, c'est que si dès la plus haute antiquité,
le médecin a toujours eu conscience de la grandeur de
sa mission, de lui-même il a su s'imposer les devoirs les
plus lourds et les obligations les plus absolues.

La peste éclate à Athènes, Hippocrate accourt pour
prodiguer ses soins aux habitants. Ses deux fils Thes-

salus et Dracon, volent au secours de l'Illyrie ravagée par le même fléau.

Le même Hippocrate impose à ses disciples un serment qui contient tous les préceptes de la moralité professionnelle. A Montpellier, naguère encore, tout nouveau docteur prêtait serment, le jour de soutenance de sa thèse. Or, on y trouve indiquée, en des termes les plus élevés, l'obligation sacrée du « secret médical », imposée depuis, avec moins de grandeur, par la loi.

Voilà certes un passé glorieux pour la profession médicale, et qui ne compte pas moins de vingt-quatre siècles !

Parfois sans doute, il y a eu quelques hommes assez peu scrupuleux pour renier toutes ces traditions d'honneur et de vertu. S'ensuit-il pour cela que la profession tout entière ait été déshonorée ?

Sans preuve aucune, on a insinué que Galien quitta Rome au moment où la peste apparaissait en cette ville. Ce fait, en le supposant exact, rend-il moins admirable, par exemple, la conduite du médecin Ingrassia, au milieu des pestiférés de Palerme, au seizième siècle ? Doit-on moins admirer le dévouement de ces médecins et de ces élèves, qui, héros obscurs et ignorés du public, succombent, chaque jour, aux atteintes de maux contractés, dans nos hôpitaux, au chevet de ceux qu'ils disputent à la mort.

La loi française actuelle, avons-nous dit, prescrit aux

médecins de garder les secrets qu'on leur confie, « hors le cas où elle les oblige à se porter dénonciateurs (1) ». — Or, n'était-il pas un fidèle dépositaire de l'antique moralité professionnelle, et n'était-il pas plus grand encore que la loi elle-même, ce médecin en chef d'un des hôpitaux de Paris, lequel, à un représentant de l'autorité qui, au lendemain d'une insurrection lui demandait s'il n'avait pas recueilli des insurgés, répondait : — « Je n'en sais rien. Dans mon service, je ne connais ni insurgés ni soldats ; je ne connais que des souffrants ! »

Ainsi que nous l'avons indiqué en tête de ces lignes, cet ouvrage n'a aucune prétention scientifique.

C'est une simple esquisse par laquelle nous avons essayé de fixer les principales étapes parcourues à travers les âges par les différentes branches de la médecine, et aussi de montrer quelle fut, aux diverses époques, la place occupée par le médecin dans la société.

Evitant avec soin toute description et tout détail par trop techniques, capables, par conséquent, de fatiguer des lecteurs peu familiarisés avec la science, nous nous sommes appliqué à n'avancer que des faits rigoureu-

(1) Article 378 du Code Pénal.

sement contrôlés aux sources les plus sérieuses. Du reste, les *notes et détails complémentaires* qui font suite au texte, sont une preuve du soin que nous avons apporté à la rédaction de ces quelques pages.

Ce livre étant destiné à des lecteurs de toutes catégories et de tous âges, nous nous sommes scrupuleusement interdit d'aborder aucune question de nature à éveiller les justes susceptibilités de certaines personnes. Il en est résulté forcément que nous avons dû passer sous silence quelques noms illustres et plusieurs faits intéressants. Ce sacrifice nous était imposé par le but même de cet ouvrage : puissions-nous l'avoir atteint, et nous ne regretterons rien.

Juillet 1888.

HISTOIRE

DE LA

MÉDECINE ET DES MÉDECINS

A TRAVERS LES AGES

4859. — ABBEVILLE, TYP. ET STÉR. A. RETAUX. — 1888

HISTOIRE

DE LA

MÉDECINE ET DES MÉDECINS

A TRAVERS LES AGES

CHAPITRE PREMIER

LA MÉDECINE DANS L'ANTIQUITÉ

—

§ Ier. — L'ORIGINE DE LA MÉDECINE

Les premiers hommes et les maladies. — Les premiers remèdes
et leur découverte. — Instinct, hasard, imitation des animaux. — Légendes diverses. — La découverte de la saignée,
d'après Pline, etc. — Médecine sacerdotale.

L'origine de la médecine se confond avec l'origine de l'humanité.

Les premiers hommes, quand ils se sentirent
malades, éprouvèrent le besoin de chercher un
soulagement à leurs maux ; ils furent les premiers
médecins.

L'instinct et le hasard les guidèrent tout d'abord
dans le choix des remèdes qu'ils empruntèrent
vraisemblablement au règne végétal.

L'observation des animaux et l'imitation de ce qu'ils leur voyaient faire leur furent sans doute aussi, dans une certaine mesure, d'un puissant secours.

En faveur de cette dernière opinion on a, dans tous les temps, avancé un assez grand nombre de faits dont l'authenticité est plus que douteuse.

Ainsi, a-t-on prétendu que c'est après avoir vu des chèvres se purger en mangeant de l'ellébore (1), que certains hommes songèrent à utiliser sur eux-mêmes les propriétés spéciales de cette plante.

Ainsi, de nos jours, quelques auteurs prétendent-ils que certains Indiens ont appris à connaître une herbe capable de guérir du venin du serpent à lunettes (*vipera naja*), en voyant la mangouste (2) blessée par ce reptile si dangereux, manger de cette herbe et guérir.

Pline a rapporté beaucoup de faits du même genre. Voici, selon lui, comment on découvrit la saignée :

(1) Plante Dicotylédone, de la famille des Renonculacées.

(2) Mammifère carnassier digitigrade — Une espèce du genre Mangouste, est l'*ichneumon* ou *rat d'Egypte*. Cet animal qui a environ 50 centimètres de longueur, du museau à la queue, cette dernière étant presque aussi longue que le corps tout entier, est recouvert d'un pelage brun foncé, avec des tâches grisâtres. — Il se nourrit de lézards, de souris et d'œufs. — Dans les Indes Orientales, il existe encore une autre variété plus petite que la précédente — C'est la *Mangouste à bandes*, dont la taille ne dépasse pas 20 centimètres.

« L'hippopotame, dit-il dans son « Histoire Natu-
« relle » (Lib. VIII cap. XL, traduction Littré), a en-
« seigné à la médecine une de ses opérations : quand
« une abondance continuelle d'aliments l'a rendu trop
« gras, il vient sur la rive pour chercher des ro-
« seaux récemment coupés ; dès qu'il voit une tige
« aiguë, il s'y appuie et s'ouvre une veine à la
« jambe. S'étant ainsi, par l'écoulement du sang,
« débarrassé du malaise qui le gênait, il couvre la
« plaie de limon. »

Le même auteur nous apprend aussi comment fut
inventée une pratique, chère aux apothicaires des
siècles derniers, particulièrement aux apothicaires
mis en scène par Molière : — « Dans la même
« Egypte, un oiseau appelé ibis, a enseigné quelque
« chose de semblable ; il se lave les intestins en
« insinuant son bec recourbé dans cette partie par
« laquelle il est si important que le résidu des ali-
« ments soit évacué.... Et ce ne sont pas les seules
« inventions utiles, même à l'homme, qu'aient
« trouvées les animaux... Le cerf a indiqué le dic-
« tame (1) pour l'extraction des flèches : blessé par
« cette arme, il lui suffit de manger du dictame
« pour qu'elle se détache.... Une herbe excellente

(1) Genre de plantes Dicotylédones de la famille des Ru-
tacées.

Le *dictame blanc (D. albus, L.),* connu vulgairement sous le
nom de *Fraxinelle,* est une belle plante vivace qui croît dans
les lieux secs de l'Europe méridionale.

« contre les morsures des serpents est celle avec
« laquelle se raniment les lézards blessés dans les
« combats qu'ils leur livrent... La chélidoine (1)
« est très bonne pour la vue ; ce que nous ont
« appris les hirondelles, qui s'en servent pour
« guérir les yeux malades de leurs petits. »

Et nous ne citons là qu'un petit nombre des
faits rapportés par cet auteur, lequel, du reste,
n'est pas le seul qui se soit arrêté avec complai-
sance sur tous ces détails plus ou moins vraisem-
blables.

Il existe une foule d'autres légendes identiques
sur la découverte de diverses pratiques médicales
ou chirurgicales fort anciennes ; mais, nous ne
voulons pas insister plus longtemps sur ce sujet. Il
y a eu là un vaste champ ouvert à l'imagination : il
nous suffit de l'avoir indiqué.

Ce qu'il convient de retenir, c'est que, dès l'origine, l'art de traiter les maladies fut un art exclusivement empirique.

Au fur et à mesure que la société humaine s'établit, que les groupes de peuples se formèrent, la

____

(1) Communément appelée *Grande Eclaire*. Très abondante
en Europe, on la trouve sur les vieilles murailles, dans les
haies. — Elle répand une odeur vireuse désagréable, et sa
tige renferme un suc jaunâtre, âcre, caustique, qu'on emploie,
de nos jours encore, dans les campagnes, pour cautériser les
verrues et les cors. — C'est une plante dicotylédone de la
famille des *Papavéracées*.

maladie revêtit des caractères nouveaux, de plus en plus variés, imprévus, parfois même effrayants. Les épidémies survenant brusquement, se propageant avec une rapidité extraordinaire, semant la mort partout où elles passaient, durent offrir, on le conçoit, des spectacles bien faits pour inspirer la terreur.

Incapable d'attribuer ces fléaux à aucune cause d'ordre physique, de dévoiler les raisons de leur mystérieuse extension, l'homme, dans son ignorance pleine de crainte, ne put se les expliquer que par une intervention surnaturelle.

On songea, dès lors, à apaiser le courroux divin à l'aide de conjurations, de sacrifices et d'incantations. Aux pratiques médicales proprement dites, à une médication primitivement grossière, vinrent s'ajouter des pratiques religieuses.

La médecine en arriva donc à faire partie presque intégrante du culte : elle devint sacerdotale. Dans certains pays, on alla même jusqu'à décerner les attributs de la divinité à ceux qui passaient pour avoir, les premiers, exercé l'art de guérir.

§ II. — LA MÉDECINE
CHEZ QUELQUES PEUPLES ANCIENS

Babyloniens et Chaldéens.— Perses. — Gaulois. — Hébreux.
Égyptiens. — Indiens.

Chez les Babyloniens, la médecine était presque exclusivement exercée par les prêtres Kaldins ou Chaldéens. Ceux-ci étaient descendus des montagnes du Kurdistan à Babylone, et avaient bientôt formé en cette cité une caste savante, s'occupant de magie, d'astrologie, de théologie, et, avec tout cela, de médecine. Ils excellaient surtout dans l'art de tirer les horoscopes, c'est-à-dire de lire la destinée de l'homme dans les apparences présentées par les constellations célestes.

D'après Hérodote, les prêtres Chaldéens ne dédaignaient cependant pas, à l'occasion, l'avis des personnes étrangères au service du culte, quand il s'agissait d'entreprendre la cure d'une maladie. Cet auteur nous raconte, en effet, que chez les Babyloniens, on transportait les malades sur les places publiques. Chaque passant était tenu de s'approcher d'eux et de s'enquérir de la nature du mal. Si quelqu'un avait souffert de la même affection, il devait indiquer les moyens qui, ayant été mis en œuvre, avaient réussi à provoquer la guérison.

Les prêtres ou mages furent à peu près les seuls médecins des Perses. La grande préoccupation de ces derniers était de s'assurer la protection des bons génies (serviteurs d'Ormuzd), et de conjurer la mauvaise influence des esprits pervers ou *Dews* (serviteurs d'Ahriman) (1). Pour atteindre l'un ou l'autre but, on avait donc recours à diverses cérémonies religieuses, tandis qu'on administrait aux malades certains médicaments dans la composition desquels entrait presque toujours le *Hom*, plante sacrée, magique, qui passait pour éloigner la mort et chasser les malins esprits.

On sait que chez les Gaulois, les Druides étaient en même temps, prêtres, juges, astronomes et devins. Ils exerçaient aussi la médecine. Leur pratique, dans cet art, consistait en des cérémonies plus ou moins bizarres auxquelles ils associaient l'emploi de diverses plantes sacrées, telles que la verveine et surtout le *gui* lequel passait pour jouir de nombreuses propriétés. En outre, en leur qualité de prêtres sacrificateurs, ils se chargeaient des sacrifices humains, dont les Gaulois n'hésitaient pas à faire le vœu quand ils se sentaient gravement malades. Les victimes, choisies parmi les prisonniers

(1) Au dessous du dieu souverain qu'ils appelaient *Zerván*, les Perses admettaient l'existence de deux principes venant immédiatement après lui, et antagonistes l'un de l'autre : le principe du bien, *Ormuzd*, et le principe du mal *Ahriman*.

de guerre, étaient immolées avec le glaive, ou brûlées dans d'immenses mannequins d'osier.

Bien qu'ils n'eussent pas exclusivement le privi-
lége de soigner les malades, seuls néanmoins, les
prêtres Hébreux pouvaient se livrer à certaines pratiques chirurgicales et médicales. Exerçant de plus
une surveillance sévère sur la médecine, il vint un
moment, où ceux-ci, prenant pour prétexte que le
peuple israélite se laissait aller à avoir plus de foi
aux vertus des plantes qu'en Dieu, empêchèrent d'utiliser certaines prescriptions contenues dans le livre
de Salomon, et que ce grand roi avait su indiquer.
Moïse qui fut, à la fois, chef du peuple juif, grand-
prêtre et législateur, a laissé de nombreux préceptes
d'hygiène. On a prétendu qu'il acquit la plupart de ses
connaissances médicales au milieu des Égyptiens.

Ces derniers attribuaient l'invention de la médecine au dieu Thoth, qui présidait à la parole, aux
arts et aux sciences. Ils le représentaient tantôt
avec une tête d'ibis, tantôt avec une tête de chien,
Ce dieu leur avait laissé, dit-on, quarante-deux
livres sacrés, dont six concernant l'art de guérir.
Les prêtres qui, dans ce pays, jouissaient des plus
grands privilèges, avaient seuls le droit de traiter
les maladies. Mais, chacun d'eux avait sa spécialité :
l'un s'occupant des affections des yeux, un autre des
affections de la peau, un autre de celles du ventre,
etc....

Ils étaient tous attachés au service d'un temple.

C'est là que devaient s'adresser ceux qui avaient besoin d'un médecin. Il suffisait d'indiquer en quelle partie du corps souffrait le malade. Le chef des médecins choisissait alors le spécialiste qu'il jugeait à propos d'envoyer.

Dans toute prescription de remèdes, dans tout mode de traitement, le médecin était rigoureusement tenu de s'en rapporter aux préceptes conservés par le collège sacerdotal. Celui qui avait eu la témérité d'agir autrement, était condamné à mort, si le malade venait à succomber.

Pendant la préparation des médicaments, et aussi pendant qu'on les administrait au malade, le médecin devait recourir à certaines formules religieuses et réciter des prières. Les remèdes les plus fréquemment employés étaient le vin du palmier, le miel, le lait, les produits du cèdre, du sycomore, du cyprès. « On employait encore, dit Hæser, les excréments de chien, de chat, de lion, de crocodile, le fiel de bœuf, la graisse. Ces médicaments étaient administrés en frictions, fomentations, cataplasmes, emplâtres, lavements, boissons, bols ou décoctions, etc.... »

La façon dont on procédait pour payer aux médecins de ce pays leurs honoraires, mérite d'être signalée. — « La personne guérie était rasée ; ses « cheveux placés sur une balance, et il fallait éga-« liser leur poids avec l'argent qui constituait la

1.

« rémunération. » (1) Cet argent était destiné à l'entretien du culte.

Les médecins Egyptiens surent acquérir, a-t-on dit, une grande réputation dans diverses branches de leur art, principalement dans le traitement des affections des yeux. L'histoire mentionne la présence à la Cour de Darius, fils d'Hystaspe, roi de Perse, d'un médecin oculiste Egyptien. Rien ne prouve que cette réputation ait été justement méritée. Les notions des Egyptiens en anatomie étaient pour ainsi dire nulles, leur respect pour les morts les empêchant de se livrer à la dissection ; quant à leurs connaissances sur les maladies, elles étaient fort restreintes, et surtout fort obscures. — Disons, en terminant, que c'est à la caste des prêtres-médecins qu'appartenaient ceux qui pratiquaient les embaumements des cadavres et préparaient les momies.

Les Indiens considéraient Dhanvantari, comme le dieu de la médecine. Lui-même, d'après la mythologie de ce peuple, avait été initié aux principes de cet art par le Vaçou Indra, qui appartenait à la catégorie des huit grands dieux, venant immédiatement au-dessous de Brahma, et ayant chacun la direction d'une des huit grandes régions du monde.

C'est, paraît-il, sous la dictée de Dhanvantari,

(1) Bouillet. — Précis d'Histoire de la Médecine (Paris 1883).

que Suçruta, un des plus anciens médecins de l'Inde,
écrivit la majeure partie du recueil médical intitulé
Ayurvéda (de *véda*, science, et *ayus*, vie), qui resta
toujours confié à la garde des Brahmanes.

« Dhanvantari, l'Esculape de l'Inde, écrit M. G.
« Liétard, à qui nous empruntons quelques-uns de
« ces détails (1), touché à la fois par le spectacle
« des maladies et des infirmités qui accablent la
« pauvre espèce humaine, et par l'ignorance des
« hommes pour tout ce qui concerne l'art de
« guérir, se décida un jour à descendre sur la terre
« pour pratiquer la médecine. Il s'établit d'abord à
« Bénarès, puis, à la façon des sages de l'Inde, se
« choisit une retraite au fond des forêts ; c'est là que
« les Rishis (sages lettrés), résolurent de lui adres-
« ser une députation chargée de lui demander de
« vouloir bien lui communiquer les préceptes de la
« science médicale. A la tête de la députation était
« Suçruta. Dhanvantari consentit volontiers à ce
« qu'on demandait de lui, et c'est la relation de ses
« révélations, qui constitue la science médicale de
« l'Inde ou Ayurvéda. »

Seuls, les prêtres Brahmanes avaient le droit
d'étudier et d'exercer la médecine. Comme en Egypte,
ils étaient divisés en spécialistes et chacun devait s'en
tenir aux prescriptions contenues dans le livre sacré,

(1) G. Liétard. — Lettres historiques sur la médecine chez
les Hindous.

qui constituait un véritable code médical auquel on ne pouvait rien changer, par respect pour l'origine divine qui lui était attribuée. Tout en administrant les remèdes qui paraissaient devoir convenir à chaque maladie, ces prêtres-médecins étaient obligés d'employer certaines conjurations et d'invoquer les divinités, suivant les formules consacrées. Il en était de même pour ceux qui, s'occupant spécialement de chirurgie, faisaient des opérations.

§ III. — LA MÉDECINE SACERDOTALE
CHEZ LES GRECS. — LES TEMPLES D'ESCULAPE

Esculape, fils d'Apollon, dieu de la médecine. — Vie d'Esculape d'après la Fable. — Ses descendants ou Asclépiades. — Amithaon. — Mélampe : Guérison merveilleuse des filles de Prœtus, roi d'Argos. — Le culte d'Esculape dans la Grèce. — Les temples et les prêtres d'Esculape. — Offrandes et sacrifices au dieu. — Les tables votives. — Dernier trait ironique de Socrate. — Une scène du « Plutus » d'Aristophane.

Comme celle des peuples que nous venons de passer en revue, la médecine grecque fut, pendant longtemps, sacerdotale, les Grecs ayant attribué, eux aussi, l'invention de cet art à un dieu qu'ils appelaient Esculape et qu'ils considéraient comme le fils du maître du jour, des arts et des sciences.

La fable nous apprend, en effet, qu'Esculape eut pour père Apollon et pour mère la nymphe Coronis, laquelle fut tuée par ce dernier dans un accès de jalousie. L'enfant, qui avait vu le jour non loin d'Epidaure, sur le mont Thitthion, fut d'abord nourri par une chèvre appartenant au berger Aristhènes. Lorsqu'il fut arrivé à un certain âge, son père vint le chercher et le conduisit au pied du mont Pélion, dans la grotte qui servait de demeure au centaure Chiron, fils de Phylire et de Saturne, dieu du temps. Chiron excellait dans l'art de l'astronomie et possédait une connaissance très approfondie des propriétés de chaque plante. L'éducation du jeune Esculape lui fut confiée. Sous un pareil maître, celui-ci ne tarda pas à acquérir des notions très vastes qu'il appliqua tout spécialement au traitement des maladies.

Il fit partie plus tard, de la fameuse expédition par laquelle les Argonautes, commandés par Jason, avaient résolu d'aller conquérir en Colchide la Toison d'Or. Pendant la durée de cette expédition, la plupart des princes Grecs qui la composaient, furent atteints de maladies diverses ; Esculape les guérit tous, et revint en Grèce avec eux.

A son retour, il parvint, grâce à sa science et à son habileté, à ressusciter, sur les instances de Diane, le fils de Thésée, Hippolyte, lequel venait de périr victime de la perfidie de Phèdre, sa belle-mère. Furieux de voir ainsi une de ses proies lui échapper, le dieu des Enfers, Pluton, se plaignit à Jupiter. Celui-ci consentit à foudroyer Esculape ; mais, pour consoler Apollon, il le plaça dans le ciel, au rang des autres dieux.

Esculape laissa de nombreux descendants désignés sous le nom d'Asclépiades, lesquels continuèrent son œuvre après s'être [répandus dans toutes les parties du monde connu des grecs.

Parmi les plus anciens et les plus célèbres, il convient de citer Amithaon et surtout Mélampe, fils de celui-ci. Mélampe. fit quelques cures merveilleuses, entre autres la suivante : — Les filles de Prœtus, roi d'Argos, étaient atteintes d'une sorte d'aliénation mentale. Dans leur folie, elles se figuraient être transformées en vaches, et couraient dans les bois en poussant des mugissements. Cette étrange maladie était même devenue contagieuse ; si bien qu'un grand nombre de femmes d'Argos suivaient les princesses à travers les forêts, criant comme elles, et se figurant elles aussi avoir subi la même transformation..... Mélampe fut appelé : il ordonna aux filles de Prœtus de boire du lait dans lequel il avait fait infuser une espèce d'ellébore, appelé depuis « *Mélampodion* », puis, les fit plonger dans une fontaine sacrée. Les princesses guérirent aussitôt. En reconnaissance de ce service, Prœtus donna sa fille aînée en mariage, ainsi que le tiers de ses états, à Mélampe, dont les descendants régnèrent durant plusieurs générations.

Cependant, les différents Asclépiades qui succédèrent à Amithaon et à Mélampe, formèrent une caste sacerdotale, se donnant pour mission d'entretenir parmi les Grecs le culte d'Esculape, et de soigner, en son nom, et dans des temples spéciaux élevés en son honneur, tous les malades qui viendraient y implorer le secours de ce dieu.

Ces temples, désignés sous le nom de Temples d'Esculape, et sur lesquels nous allons donner quelques détails, paraissent avoir été fort nombreux. Le premier qu'on éleva fut édifié, dit-on, à Titane, cinquante ans environ après la prise de Troie. Plus tard, on en éleva plusieurs autres en Grèce d'abord, puis en Asie, en Afrique, enfin en Italie. Les plus renommés furent, en première ligne, celui d'Epidaure, ville du Péloponèse, et après lui ceux d'Athènes, de Pergame et de Smyrne.

C'est dans le temple d'Epidaure que se trouvait la statue la plus célèbre d'Esculape. Ce dieu y était représenté avec une longue barbe, assis sur un trône, un bâton noueux dans une main, la tête d'un serpent sous l'autre, un chien à ses pieds (1). Il existait ailleurs d'autres statues où, à la place du chien, on voyait un coq.

Les temples d'Esculape étaient toujours établis

(1) Emblèmes de la prudence et de la vigilance.

dans des sites élevés, agréables, au milieu de bois et de jardins qui assainissaient l'air, non loin de sources ou de rivières limpides.

C'étaient à la fois de véritables sanctuaires, et comme des maisons de santé; des sanctuaires, car les prêtres seuls en avait la garde et la direction et on y venait invoquer le dieu de la médecine et lui offrir des dons et des sacrifices de toute nature ; des maisons de santé, car les malades y séjournaient plus ou moins longtemps, s'y reposaient, enfin, y suivaient un traitement régulier.

Pour indiquer ce traitement, on s'y prenait d'une façon toute particulière. Auparavant, les malades devaient se préparer par le jeûne, par des prières, par des purifications, par des offrandes. Chose essentielle aussi, ils devaient passer au moins une nuit dans le temple, étendus sur des peaux de béliers, devant les autels où se promenaient des serpents apprivoisés par les prêtres. Ce n'est qu'à ce moment là, en effet, que le dieu donnait ses consultations sous forme d'oracles.

Un prêtre remplissait cet office. Vêtu d'habits pareils à ceux sous lesquels était ordinairement figuré Esculape, et escorté de deux jeunes filles, qui étaient censées représenter ses filles Iaso et Panacée, il apparaissait brusquement au milieu des malades à moitié endormis. Alors, il leur dictait les arrêts divins, c'est-à-dire prescrivait à chacun le genre de traitement qui paraissait devoir convenir à son état, celui-ci ayant été préalablement étudié et reconnu par d'autres prêtres.

Les remèdes les plus fréquemment employés étaient les purgations, les bains de mer, et quelquefois la saignée.

L'air pur et vivifiant que les malades respiraient dans les environs des temples, les distractions qu'ils trouvaient dans ce séjour; avec tout cela, une foi aveugle et absolue; les cures soi-disant miraculeuses dont ils étaient témoins; les mystérieuses pratiques par lesquelles on s'efforçait de frapper leur imagination, contribuaient puissamment à réagir sur leur organisme et, dans bien des cas, à provoquer leur guérison.

Hâtons-nous d'ajouter que presque jamais personne ne mourait dans l'enceinte du temple. Si, d'une part, un état trop grave rendait impossible, le transport des malades, les prêtres, d'autre part, avaient soin d'éloigner tous ceux qui, étant venus, paraissaient être menacés d'une mort prochaine. Mourir dans le saint lieu eût été, on le comprend, un sacrilège capable de porter atteinte à l'infaillibilité du dieu !

Quand un malade guérissait, on suspendait aux murs du temple des espèces d'*ex-voto* ou tables votives, en bois, en marbre, en argent ou en or, suivant la situation de fortune de celui qui les offrait, et suivant son degré de reconnaissance. Sur ces tables on inscrivait le nom du malade, celui de la maladie dont il était guéri ; enfin, on y indiquait le traitement qui avait été mis en usage.

Voici deux spécimens des inscriptions que portaient ordinairement ces tables votives. Celles dont on va lire la traduction étaient rédigées en grec. Elles sont empruntées à deux tables votives trouvées en Italie.

« Julien étant dans un état désespéré par suite
« d'un crachement de sang, et abandonné de tous,
« le dieu lui ordonna d'aller prendre sur l'autel des
« grains de pin, de les mêler avec du miel et d'en
« manger pendant trois jours. Ce qu'ayant fait, il
« guérit, et vint publiquement rendre grâces de-
« vant le peuple. »

« Le dieu a rendu ces jours-ci l'oracle suivant à
« Caïus, qui était aveugle : qu'il vînt à l'autel sacré,
« et que, ayant fléchi les genoux, il passât de la
« droite à la gauche ; qu'après cela, il mît les cinq
« doigts sur l'autel, qu'il levât la main et qu'il l'ap-
« pliquât sur ses yeux. Ce qu'ayant fait, il avait
« bien vu, tout le peuple étant présent, et témoi-
« gnant la joie qu'il avait de ce qu'il se faisait
« de si grands miracles sous notre empereur An-
« tonin. »

Lorsqu'au contraire la guérison ne survenait pas, le malade, persuadé qu'il n'avait pas assez fait pour s'attirer les bonnes grâces du dieu, rentrait chez lui pour se préparer par de nouveaux jeûnes et de nouvelles sanctifications à un autre pélerinage.

Il ne négligeait pas surtout, quand il recommen-
çait celui-ci, d'apporter de plus riches offrandes
susceptibles de plaire davantage à la divinité...
Il va sans dire que, de même que les oracles
du dieu étaient rendus par ses prêtres, de même
ces derniers prenaient sa place pour recevoir les
offrandes.

Les sacrifices variaient suivant les temples. « En
« certains endroits, écrit Dezeimeris, on sacrifiait à
« Esculape des moineaux, et en d'autres, des coqs.
« Quand les ablutions et les sacrifices étaient finis,
« les malades se couchaient ; le sacrificateur étei-
« gnait les lampes et recommandait de dormir, ou
« du moins de garder un profond silence par respect
« pour le lieu ; car le moindre bruit effarouchait la
« divinité, qui avait de bonnes raisons pour ne pas
« s'exposer aux regards indiscrets et curieux des
« profanes. Lorsque le sacrificateur croyait tout son
« monde bien endormi, il saisissait ce moment pour
« faire sa ronde et s'emparer des noix, des figues,
« des gâteaux, et autres offrandes qui avaient été
« transportées de l'autel sur la table sacrée ; car,
« puisqu'il guérissait pour le dieu, il était juste qu'il
« mangeât pour lui. Le lendemain on disait que
« l'immortel avait tout consommé. »

Soit en Grèce, soit en Italie, les temples d'Esculape subsistèrent fort longtemps, même après que la
médecine eût revêtu plus tard un caractère vraiment scientifique, et malgré les railleries assez

nombreuses dont ils ne manquaient pas d'être l'objet de la part de quelques sceptiques.

Tout le monde se rappelle le dernier trait ironique de Socrate qui, ayant bu la cigüe, et sur le point de mourir, recommanda à ses amis de sacrifier pour lui un coq à Esculape.

Aristophane alla plus loin encore. Lisez plutôt, dans sa comédie intitulée « Plutus », l'irrévérencieux discours qu'il place dans la bouche de l'esclave de Chrémyle, Carion, lequel ayant accompagné, avec son maître, l'aveugle Plutus au temple d'Esculape, raconte à la femme de Chrémyle ce qu'il y a vu, et comment Plutus a guéri :

« *Carion*. — Arrivés près du temple avec notre
« malade, alors si infortuné, maintenant au comble
« de la félicité et de la béatitude, nous le menons
« d'abord à la mer pour l'y purifier.

« Nous nous rendons ensuite au temple du dieu.
« Une fois les galettes et les diverses offrandes con-
« sacrées sur l'autel, nous faisons coucher Plutus,
« suivant l'usage, et chacun de nous se fait un lit
« avec des feuilles,

« *La femme de Chrémyle*. — Y avait-il d'autres
« gens venus pour implorer le dieu?

« *Carion*. — Oui : d'abord Néoclide, qui est
« aveugle, mais vole bien mieux que les clair-
« voyants, puis beaucoup d'autres personnes at-
« teintes de maladies de toute sorte. — On éteint
« les lumières, et le prêtre nous engage à dormir,

« en nous recommandant de garder le silence, si
« nous venons à entendre du bruit. Nous voilà donc
« tous bien tranquillement couchés. Moi je ne pou-
« vais dormir ; j'étais préoccupé d'une certaine
« marmite pleine de bouillie, posée tout près d'une
« vieille, juste derrière sa tête. J'avais un furieux
« désir de me glisser de ce côté. Mais voilà qu'en
« levant la tête, j'aperçois le prêtre qui râflait sur
« la table sacrée et les gâteaux et les figues ; puis
« il fait le tour des autels, et sanctifie les gâteaux
« qui restaient, en les enfournant dans un sac. Je
« résolus donc d'imiter un si pieux exemple, et
« j'allais droit à la bouillie..... Au bruit que je fis,
« la vieille avança la main ; alors, je sifflai et la
« mordis comme eût pu faire un serpent sacré.
« Vite, elle retire la main, s'enfonce dans le lit, la
« tête sous les couvertures, et ne bouge plus..... »

(Carion raconte alors que le dieu, c'est-à-dire
le prêtre, survient accompagné d'Iaso et de Panacéc,
et examine Néoclide et tous les malades les uns
après les autres. Enfin, c'est le tour de Plutus.)

« *Carion.* — Il vint ensuite s'asseoir au chevet
de Plutus, lui tâta la tête, prit un linge bien propre
et lui essuya les paupières. Panacée lui couvrit d'un
voile de pourpre la tête et tout le visage ; puis le
dieu siffla, et deux énormes serpents s'élancèrent
du sanctuaire.

« *La femme de Chrémyle.* — Grands dieux !

« *Carion.* — Il se glissèrent doucement sous le

voile de pourpre, léchèrent, à ce que je crois, les paupières du malade, et en moins de temps qu'il n'en faut, maîtresse, pour vider dix verres de vin, Plutus se relève :. il voyait. De joie, je bats des mains, j'éveille mon maître ; aussitôt le dieu disparaît dans le sanctuaire avec les serpents..... »

§ IV. — LA MÉDECINE SCIENTIFIQUE GRECQUE

PREMIÈRE PÉRIODE. — MÉDECINE LAÏQUE OU SCIENTIFIQUE CHEZ LES GRECS AVANT HIPPOCRATE. — Les médecins Machaon et Podalire au siège de Troie. — Pythagore et les médecins philosophes ou « Periodeutes ». — Médecine de gymnase : Iccus et Herodicus. — Empédocle et Démocrite. — Les Écoles de Cyrène, de Crotone, de Rhodes. — Écoles rivales de Knide et de Cos.

DEUXIÈME PÉRIODE. — DEPUIS HIPPOCRATE JUSQU'A LA FONDATION DE L'ECOLE D'ALEXANDRIE. — Naissance d'Hippocrate ; sa famille; ses voyages. — Nombreuses légendes. — Hippocrate et Perdiccas, prince de Macédoine. — La peste d'Athènes, dévouement d'Hippocrate. — Son patriotisme. — Noble réponse au roi des Perses, Artaxerxès. — Moralité professionnelle. — Le serment. — Œuvres d'Hippocrate. — Sa mort. — Ses successeurs : Ses fils Thessalus et Dracon, et son gendre Polybe. — Ctésias le Cuidien. — Dioclès de Charyste. — Les philosophes Platon et Aristote.

TROISIÈME PÉRIODE. — L'ÉCOLE D'ALEXANDRIE. — Ptolémée et la ville d'Alexandrie, après la mort d'Alexandre le Grand. — Fondation de la bibliothèque, des écoles, etc. — Les médecins grecs à Alexandrie. — Hérophile et Erasistrate. — Les premières dissections de cadavres humains. — Réputation de l'école d'Alexandrie.

Les prêtres d'Esculape ne furent pourtant pas les seuls médecins de la Grèce. Même dès la plus haute antiquité, bien avant Hippocrate que l'on considère généralement comme le fondateur de la médecine scientifique et laïque, il y eut des médecins absolument indépendants, n'appartenant à aucun collège sacerdotal, et exerçant leur art en dehors des temples que nous venons de décrire.

Cet état de choses existait déjà, sans aucun doute, quatre siècles avant la naissance d'Hippocrate, à l'époque où vivait le chantre de l'Iliade (907 avant J.-C.), et c'est ce dernier qui nous en fournit la preuve.

Homère nous fait connaître, en effet, deux médecins, soi-disant fils d'Esculape, Machaon et Podalire, lesquels paraissent avoir joué un rôle important au siège de Troie, non seulement comme médecins ou chirurgiens, mais encore comme guerriers.

Sprengel (1) affirme dans son « Histoire de la médecine », que c'est seulement jusqu'à la cinquième olympiade que la médecine fut exclusivement exercée dans les temples. A partir de cette époque, quelques philosophes osèrent avouer qu'ils pouvaient guérir les maladies par des moyens naturels, sans avoir recours aux pratiques que les prêtres d'Esculape se plaisaient à entourer de mystères.

L'histoire du développement de la médecine scien-

(1) Histoire de la médecine par Kurt Sprengel (traduction de Jourdan). Paris 1815.

tifique et laïque, chez les Grecs, peut donc comprendre trois périodes distinctes.

La première s'étend jusqu'à la naissance d'Hippocrate (470 avant J.-C.). On ne peut lui assigner pour début aucune date précise. A cette période se rattache la formation des premières écoles médicales.

La deuxième s'étend de l'an 460 à l'an 320 (avant J.-C.), depuis Hippocrate jusqu'à la fondation de l'École d'Alexandrie.

La troisième période enfin commence à la fondation de cette dernière École, et se continue jusqu'à Galien (128 après J.-C.).

PREMIÈRE PÉRIODE

On sait combien la gymnastique était en honneur chez les Grecs. Ceux-ci possédaient des établissements spéciaux, appelés *gymnases*, où ils se livraient à divers exercices corporels, tels que la lutte, la course, le jeu de boule, etc. Dans ces établissements il existait aussi des bains. Enfin, il y avait en outre, un endroit appelé « portique » où les hommes sérieux et les philosophes dissertaient entre eux sur diverses questions.

C'est là, très certainement, que les nouveaux médecins commencèrent à enseigner leur doctrine, et à exercer leur art, donnant des conseils à ceux qu'ils rencontraient. Ainsi firent, par exemple, les médecins *périodeutes* ou voyageurs, disciples de Pythagore, et dont nous devons dire deux mots.

De tous les anciens philosophes grecs qui, comme Thalès, Anaximandre, Anaxagore, Héraclite, s'étaient préoccupés de connaître quelle est la nature des choses, particulièrement celle de l'homme, Pythagore fut le premier qui essaya d'appliquer à la médecine le résultat de ses recherches.

Il vivait vers l'an 608 avant Jésus-Christ. Après s'être livré à de nombreuses hypothèses sur la nature de l'organisme humain, sur son fonctionnement, et s'être occupé de diverses questions d'hygiène, il étudia aussi l'action des plantes employées comme remèdes dans le traitement des différentes maladies. Engagé dans cette voie, donnant lui-même ses soins aux malades auxquels il inspirait confiance, il en arriva bientôt à enseigner à ses nombreux disciples, une véritable doctrine médicale.

Lorsqu'il fut mort ceux-ci se séparèrent. Sous le nom de « périodeutes », ils parcoururent alors la plupart des villes de la Grèce, se rendant dans les gymnases, donnant des conseils aux personnes qui souffraient d'affections diverses, instituant des traitements, faisant des opérations, en un mot, pratiquant la médecine et l'enseignant à leur tour à ceux qui, désirant être initiés dans la connaissance de cet art, en étaient jugés dignes.

Il vint un moment où la direction des gymnases

fut confiée à certains d'entre eux. On connaît les noms de deux de ces médecins directeurs de gymnases : Iccus et Hérodicus. Le dernier, à peu près contemporain d'Hippocrate, essaya même d'appliquer la gymnastique au traitement de toutes les maladies en général.

A la différence des prêtres d'Esculape qui ne donnaient les consultations que dans les temples, les nouveaux médecins se rendaient au domicile des malades. Aussi les gymnases ne furent-ils bientôt plus pour eux que des lieux de réunion où ils se livraient soit à l'enseignement, soit à la pratique de la chirurgie (traitement des fractures, luxations, etc.), d'accord pour cela avec les directeurs de ces établissements.

Parmi les périodeutes ou pythagoriciens les plus fameux, il convient de citer ici Empédocle et Démocrite.

On raconte qu'en mettant obstacle à la libre arrivée d'un vent pestilentiel auquel il avait attribué non sans raison, l'origine de certaines maladies qui régnaient dans sa ville, Empédocle parvint à faire cesser complètement le fléau.

Démocrite écrivit, paraît-il, huit livres médicaux, dont plusieurs sur l'usage thérapeutique des plantes. On prétend qu'il fut le premier qui se soit exercé à disséquer les animaux.

Ainsi, à côté de la médecine des temples, prit naissance la médecine scientifique proprement dite.

Ainsi furent fondées les premières écoles médicales de la Grèce.

Lorsqu'Hippocrate parut, celles-ci étaient assez nombreuses. Nommons, parmi les plus célèbres, celle de Cyrène en Afrique, de Crotone en Italie, celle de Rhodes, enfin les deux écoles rivales de Knide et de Cos.

Les noms de divers médecins ayant appartenu aux unes ou aux autres de ces écoles nous sont parvenus. Parmi ceux qui précédèrent Hippocrate, nous citerons : pour l'École de Crotone, Démokedès, lequel fut appelé en Perse, à la cour du roi Darius, et guérit ce monarque d'une entorse au pied, jusqu'alors restée rebelle aux soins des médecins du pays et des médecins Égyptiens ; pour l'École de Knide, Euryphon ; pour l'École de Cos, Arésas, Prodikus, enfin un certain Nébros, lequel vécut vers l'an 595 avant notre ère.

C'est à cette dernière École également qu'appartint le plus illustres des médecins de l'antiquité, celui qui mérita le surnom de « Père de la médecine », le grand Hippocrate.

DEUXIÈME PÉRIODE

Hippocrate naquit à Cos, en l'an 460 avant Jésus-Christ. Fils de Héraclite et de Praxithée, il était, dit-on, le huitième descendant d'Esculape, par son père, le dix-neuxième descendant d'Hercule par sa mère.

Dès sa jeunesse, son père lui fit apprendre tous les arts et toutes les sciences, mathématiques, astronomie, philosophie. Lui-même l'instruisit dans l'art de la médecine.

Son éducation, une fois achevée, Hippocrate entreprit de nombreux voyages. Quelques auteurs ont prétendu qu'il fut obligé de quitter sa patrie, pour éviter le châtiment auquel il se serait exposé en incendiant le temple d'Esculape à Cos. Mais cette assertion paraît être absolument fausse.

Quoiqu'il en soit, Hippocrate parcourut successivement les diverses villes de la Grèce, et séjourna à Athènes où il exerça son art pendant quelque temps. Il retourna ensuite à Cos où il se fixa, y enseigna la médecine, et y écrivit ses ouvrages.

Durant ses voyages, Hippocrate fit des cures merveilleuses, qui donnèrent lieu à un assez grand nombre de légendes.

La plus connue, et, assurément aussi la plus suspecte, est la suivante :

Le prince de Macédoine, Perdiccas, était, depuis longtemps déjà, en proie à une maladie mystérieuse. De nombreux médecins avaient été mandés près de lui. Aucun toutefois n'avait pu deviner la nature du mal, ni apporter le moindre remède.

Hippocrate est appelé. Il étudie son malade, examine les modifications que présente sa physionomie, suivant que telle où telle personne se trouve en sa présence, et par ce moyen, reconnaît que Perdiccas meurt d'amour pour une des femmes de son père. Un breuvage qu'il lui prescrivit aussitôt, rappela bien vite à la vie le jeune prince.

Cependant la peste s'était déclarée en Éthiopie. Elle avait gagné de proche en proche les pays voisins, ravageant l'Égypte, la Lybie, l'île de Lemnos. Introduit au Pirée par un vaisseau marchand, le terrible fléau ne tarda pas à gagner la ville, à ce moment assiégée par une armée de soixante mille hommes sous les ordres du roi de Sparte. L'encombrement résultant de l'accumulation des habitants des campagnes voisines qui s'étaient tous réfugiés dans Athènes, les fatigues du siège, les privations devaient favoriser encore plus l'extension du mal. Bientôt, cinq mille hommes en état de porter les armes, succombent. Périclès lui-même ne peut résister à la contagion... Hippocrate accourt, et, grâce à son dévouement, grâce aussi à l'idée heureuse qu'il a de faire allumer, dans tous les carrefours de la ville, de grands feux d'herbes aromatiques, il parvient à mettre fin au fléau (1).

A côté de toutes les anecdotes du même genre

(1) On a prétendu qu'Hippocrate ne se rendit jamais à Athènes pendant la peste. A l'appui de cette assertion, on fait remarquer que Thucydide, qui a donné une description détaillée de cette épidémie, ne nomme seulement pas Hippocrate.

qui tendent à faire ressortir la science et le dévouement d'Hippocrate, il en est d'autres qui démontrent aussi quel grand patriote il était.

Le roi des Perses, Artaxerxès, jaloux de voir une nation ennemie posséder un homme de la valeur d'Hippocrate, envoya à celui-ci des députés, chargés de présents magnifiques et de très grand prix, pour lui demander de venir exercer à sa cour. Refusant d'accepter quoi que ce fût, Hippocrate fit alors cette fière réponse devenue historique : — « J'ai dans « mon pays le vivre, le vêtement et le couvert. Il ne « m'est pas permis de posséder les richesses ni les « grandeurs des Perses, non plus que de guérir « les Barbares qui sont les ennemis des Grecs. »

Hippocrate joignait enfin à toutes ces vertus une moralité professionnelle des plus grandes. Il insiste longuement sur les qualités physiques ou morales que doit posséder le médecin : — « Le méde- « cin, dit-il, sera d'une grande propreté sur sa per- « sonne, mise décente, parfums agréables, mais « dont l'odeur n'a rien de suspect, car en général « tout cela plait au malade. Quant au moral, « l'homme sage non seulement sera discret, mais, « aussi, il observera une grande régularité dans sa « vie; cela fait le plus grand bien à sa réputation ; « ses secours seront honorables et irréprochables, « et avec cela il sera pour tous grave et humain, « car se mettre en avant et se prodiguer excite le « mépris, quand même ce serait tout à fait utile....

« ..... Quant à l'extérieur, il aura la physionomie
« réfléchie sans austérité ; autrement il paraîtrait
« arrogant et dur : d'autre côté , celui qui se
« laisse aller au rire et à une gaieté excessive, est
« regardé comme étranger aux convenances ; et cela,
« il faut s'en préserver soigneusement. »

Nous ne voulons pas nous priver du plaisir de
rapprocher de ces préceptes, ceux que *l'Ecole de
Salerne* devait indiquer plus tard. — Voici, suivant les auteurs du célèbre recueil didactique intitulé « *Regimen Sanitatis* » (1) quels doivent être
et le maintien et la tenue du médecin :

> Vêtu d'habits décents, affable et plein de zèle,
> Le médecin s'empresse à la voix qui l'appelle,
> D'un rubis l'étincelle à son doigt brillera (2).
> Sur un coursier fidèle en visite il ira.
> Ce splendide attirail rehausse son mérite ;
> Sur l'esprit du malade il réussit plus vite,
> Reçoit cadeaux sans nombre ; un mince accoutrement,
> Lui vaudrait profit mince et sec remercîment. !

Hippocrate imposait à tous les disciples qui suivaient ses leçons, un *serment* dont nous citerons
quelques passages :

« Je jure par Apollon, par Esculape, par Hygie

---

(1) *Traduction* de *Ch. Meaux Saint-Marc.*
(2) A l'Ecole de Salerne, lorsqu'un candidat recevait ses
grades, on lui mettait un anneau au doigt. (Voyez plus loin).

« et Panacée (1), par tous les dieux et toutes les
« déesses de l'Olympe, que je prends à témoin,
« d'accomplir ce serment suivant mes capacités et
« selon mon pouvoir.

« Je regarderai comme mon père celui qui m'a
« enseigné la médecine ; je partagerai avec lui mon
« bien, s'il en a besoin ; je m'occuperai de ses
« enfants comme s'ils étaient mes frères, et s'ils
« ont envie d'apprendre la médecine, je la leur en-
« seignerai sans salaire.

« Je prescrirai aux malades le régime qui me
« paraîtra le plus convenable, et je rejetterai toute
« chose nuisible.

« Je ne remettrai jamais à personne de poison si
« on m'en demande...

« ..... Je conserverai ma vie pure, et j'exercerai
« mon art en homme de bien.....

« ..... Ce que j'aurai vu ou entendu dans l'exer-
« cice de ma profession, je le considérerai comme
« un secret qui ne doit pas être divulgué.

« Si je tiens mon serment, que ma vie soit heu-
« reuse et considérée, dans le présent et dans
« l'avenir. Si je le viole, qu'il m'arrive tout le con-
« traire. »

Hippocrate a laissé un nombre d'ouvrages assez

---

(1) *Hygie* était la déesse de la santé; *Panacée*, la déesse de la
guérison.

considérable. — Ceux-ci forment une véritable ency-
clopédie médicale.

Malheureusement, aux écrits d'Hippocrate se sont
ajoutés d'autres écrits, œuvres de ses nombreux
commentateurs, de sorte que, pendant fort longtemps, il a été difficile de savoir au juste quels sont
les livres qui ont eu l'illustre médecin de Cos pour
auteur, et quels sont ceux qui doivent être attribués
à ses commentateurs.

Littré a cru pouvoir considérer comme l'œuvre
d'Hippocrate, douze traités, qui se rapportent soit à
l'hygiène, soit à la médecine et à la thérapeutique,
soit à la chirurgie (1).

A vrai dire, Hippocrate n'eut que des connaissances très imparfaites sur l'anatomie et sur la
physiologie. En revanche il eût des vues très profondes et très nettes sur la pathologie et sur la
thérapeutique.

Il mena de front la chirurgie et la médecine.

« Ce que les médicaments ne guérissent pas, dit
il, le fer le guérit ; ce que le fer ne guérit pas, le
feu le guérit ; ce que le feu ne guérit pas doit être

---

(1) Voici la liste de ces traités :
De l'Ancienne Médecine. — Des airs, des eaux et des lieux.
— Epidémie (1er et 3e livres). — Les Aphorismes. — Le Ser-
ment. — La loi. — Le Pronostic. — Du régime dans les ma-
ladies aiguës. — Des articulations. — Des plaies de têtes. —
Des fractures. — Des instruments de réduction.

regardé comme incurable. » (*Aphorismes. Traduct. Littré.*)

Il créa l'art d'observer ; et, le premier, sut se débarrasser de toutes les hypothèses vaines et creuses auxquelles les philosophes s'étaient livrés jusqu'alors, pour s'attacher exclusivement à l'observation des faits. « Hippocrate, dit un auteur, sépara la saine philosophie, ou, si l'on veut, la véritable logique, c'est-à-dire l'art d'observer, de comparer, de juger et de tirer des conséquences rigoureuses, d'avec ces systèmes philosophiques plus ou moins absurdes, d'avec les cosmogonies plus ou moins ridicules, de tant de prétendus sages, ses devanciers, qui étaient non seulement inutiles, mais encore nuisibles à la médecine. » Il fonda donc la philosophie médicale.

Grâce à ses procédés d'observation, observation raisonnée et dont il a fait le fondement même de la science médicale, Hippocrate a pu nous laisser des descriptions pathologiques vraiment remarquables, et dont quelques unes n'ont rien à envier aux descriptions modernes.

En outre, il a émis un certain nombre d'idées originales sur l'essence de la maladie en général (théories des humeurs), et sur les circonstances diverses qui président à son évolution (action de la nature). Contrairement à ce qu'on pourrait supposer, ces conceptions ne furent pas un simple produit de l'imagination : toutes, en effet, chez leur auteur, ont eu pour point de départ l'observation et l'expérience.

Quelle a été la doctrine d'Hippocrate?

Voilà une question qui, on peut le dire, a soulevé de nombreuses discussions, et qui, pour beaucoup d'auteurs encore n'est pas près d'être résolue.

Sans entrer dans aucun détail sur ce point nous nous bornerons à indiquer qu'à toutes les époques, chaque École a voulu revendiquer l'honneur d'avoir Hippocrate à sa tête. En sa qualité de créateur de la philosophie médicale, les uns, en effet, ont voulu faire du « Père de la médecine, » un *dogmatique*; en sa qualité d'observateur et d'expérimentateur, d'autres l'ont regardé comme le promoteur de *l'empirisme*; s'appuyant enfin sur ses diverses conceptions, quelques uns ont fait de lui un *naturiste*, quelques autres un *humoriste*; etc... Nous croyons avec plusieurs auteurs, particulièrement avec Boyer, qu'Hippocrate n'appartient à aucun de ces systèmes, mais que tous lui appartiennent; en un mot, parce que, suivant l'expression même de l'auteur que nous venons de citer, « *l'hippocratisme est un éclectisme.* »

Hippocrate mourut à un âge fort avancé à Larisse, en Thessalie. Ses concitoyens lui décernèrent les honneurs héroïques.

On raconte d'autre part qu'aussitôt après que sa tombe fut fermée, il vint s'y former un essaim d'abeilles. Le miel qu'on y recueillait, ajoute la légende, jouissait de la propriété de guérir les aphtes qui se développent assez fréquemment dans la bouche des jeunes enfants.

De nombreux disciples continuèrent son œuvre.

Parmi eux, nous devons citer tout d'abord ses deux fils Thessalus et Dracon, qui allèrent au secours des habitants de l'Illyrie ravagée par la peste, et son gendre Polybe, lequel continua son enseignement. — Ctésias le Cnidien, lui aussi, parent d'Hippocrate, et connu surtout par son histoire des Perses (1), Dioclès de Charyste, l'auteur, paraît-il, du premier livre d'anatomie humaine, et Praxagore de Cos, le maître d'Hérophile, suivirent noblement les traces des précédents.

Mentionnons enfin deux hommes, dont les doctrines philosophiques florissaient en Grèce vers la même époque : l'un, élève de Socrate, Platon ; l'autre, élève du précédent et fils du médecin Nicomaque ami d'Amyntas roi de Macédoine, Aristote.

Bien que n'appartenant pas, à proprement parler, à la médecine, nous ne pouvons taire leurs noms, à cause des diverses théories qu'ils émirent l'un et l'autre sur la nature de l'homme et sur la vie.

En sa qualité de naturaliste, Aristote surtout

(1) Il était resté pendant 17 ans (de 416 à 433 avant J.-C.) attaché comme médecin à la cour d'Artaxerxès Mnémon. C'est là qu'il écrivit son Histoire de la Perse et des Indes, dont il ne reste que quelques fragments.

posséda des connaissances anatomiques, qui, bien qu'inexactes pour la plupart, furent du moins très étendues. Sur ce dernier point, du reste, ses idées pendant fort longtemps devaient dominer la science.

TROISIÈME PÉRIODE

Cependant, Alexandre le Grand venait de mourir (323 avant J.-C.), et, ses états ayant été partagés, le gouvernement de l'Egypte était échu à un de ses anciens lieutenants, Ptolémée, fils de Lagus.

Proclamé roi en 307, celui-ci choisit pour sa capitale la ville même dont Alexandre dix ans avant sa mort, avait jeté les fondements, à l'embouchure du Nil, vis-à-vis l'île de Pharos : Alexandrie.

En même temps qu'il donna une organisation intérieure à son royaume, Ptolémée Ier, plus connu sous le nom de Ptolémée Soter, fortifia cette ville, l'agrandit, s'appliquant aussi à l'embellir. Ainsi, par exemple, ce fut lui qui fit élever ce phare célèbre qui atteignait, dit-on, mille coudées de haut, et dont les ruines en mesuraient encore cent cinquante au douzième siècle de notre ère.

Mais il ne s'en tint pas là : voulant aussi que sa capitale devint le centre de toutes les lumières, il organisa un vaste musée, créa une bibliothèque bientôt devenue fameuse et laquelle, dit-on, contint jusqu'à sept cent mille rouleaux ou volumes, puis appela auprès de lui des savants, des littérateurs, des philosophes, les comblant de toutes sortes d'avantages.

Son successeur, Ptolémée Philadelphe, n'eut garde d'abandonner cette œuvre de civilisation.

Quelques savants grecs commencèrent donc à venir à Alexandrie. Beaucoup d'autres, peu à peu suivirent cet exemple, et plus tard enfin, lorsqu'en 146 la Grèce fut réduite par les Romains, presque tout ce que ce dernier pays contenait d'hommes amis des sciences et des arts, émigra dans la ville des Ptolémée.

Parmi les savants Grecs, qui, dès le début, vinrent à Alexandrie, nous retrouvons un assez grand nombre de médecins.

Comblés de faveurs royales, ces derniers y étaient attirés aussi par la richesse de la bibliothèque, par les vastes locaux qui étaient mis à leur disposition, et par le jardin botanique où étaient réunies toutes les plantes médicinales connues, toxiques ou non toxiques, qu'ils pouvaient être désireux d'étudier et d'expérimenter.

Grâce à l'accumulation de tous ces moyens d'étude, les diverses branches de la médecine firent de nombreux progrès à Alexandrie. L'anatomie, la physiologie, la thérapeutique, et la toxicologie y reçurent une vive impulsion.

La nouvelle école fut donc considérée bientôt

comme le centre véritable des sciences médicales et eut un prestige considérable. Ce prestige se conserva même fort longtemps ; et lorsqu'à son tour, après la bataille d'Actium, où les armes décidèrent en faveur d'Octave contre Antoine et Cléopâtre (30 ans avant J.-C.), l'Egypte fut tombée sous la domination Romaine, ce fut toujours Alexandrie qui fournit à Rome ses plus célèbres médecins, Galien, entre autres.

Pour le moment, nous nous contenterons de citer deux des plus anciens et des plus connus : Hérophile et Erasistrate.

Hérophile naquit en l'an 340, avant J.-C., à Chalcédoine de Bythinie. Il étudia d'abord sous Praxagore de Cos, puis vint à la cour de Ptolémée Lagus. Il fut, en réalité, le fondateur de l'école médicale d'Alexandrie.

Le premier, il disséqua, sur l'autorisation du roi, des cadavres humains. Le respect qu'on avait toujours eu pour les morts, dans l'antiquité, avait été jusqu'alors un obstacle absolu à ce genre d'étude, si nécessaire cependant à tous ceux qui veulent avoir une connaissance exacte du corps humain, des organes, de leur situation et de leurs rapports.

On est allé jusqu'à prétendre qu'il ouvrit des hommes vivants, choisis parmi des esclaves ou des criminels que le roi lui livrait, et on a même ajouté que ce prince assistait à ces dissections. Heureusement pourtant, rien ne démontre l'authenticité de faits d'un caractère aussi sinistre.

Hérophile fit avoir, pour la première fois, que les nerfs proviennent du cerveau et de la moelle épinière. Il étudia également avec soin le phénomène du pouls, et lui assigna comme cause les pulsations du cœur.

Erasistrate était le petit-fils d'Aristote. Né un peu plus tard que le précédent, il vit le jour, dit-on, dans l'île de Cée. Il eut pour maître en médecine Chrysippe de Cnide, contemporain de Praxagore. Il vint ensuite à Alexandrie, où comme Hérophile, il se livra à l'étude de l'anatomie et à la dissection.

Le premier, il sut distinguer les nerfs moteurs des nerfs sensitifs, et essaya de décrire les circonvolutions du cerveau.

Au point de vue médical, proprement dit, Erasistrate et Hérophile s'éloignèrent un peu des doctrines d'Hippocrate. — C'était là une conséquence toute naturelle de leurs découvertes anatomiques.

L'école d'Alexandrie subsista jusqu'à la prise de la ville par Amrou, en 641 (après J.-C.).

§ V. — LA MÉDECINE ET LES MÉDECINS A ROME ET SOUS LA DOMINATION ROMAINE

Médecine sacerdotale : les prêtres Étrusques, les aruspices, les augures. — Le culte d'Esculape introduit à Rome. — Les temples d'Esculape et les métamorphoses d'Ovide. — Autres divinités étrangères, protectrices de la médecine, adorées par les Romains. — Pratiques mystiques ayant pour objet de combattre les épidémies : lactisternes, lustrations, etc. — Médecine laique : confiée pendant longtemps à des esclaves. — Suicide de Caton d'Utique, d'après Plutarque. — Les premiers médecins grecs à Rome. — La boutique d'Archagatès au carrefour Acilien. — Edit de César accordant le droit de cité aux médecins. — Immenses fortunes de ces derniers sous les empereurs.
État de la médecine scientifique pendant la domination romaine et à la fin de l'empire. — Celse et la chirurgie. — Galien et ses travaux; le galénisme. — Oribase.

Pline l'Ancien affirme que Rome se passa de médecins pendant six cents ans.

Il y a là de l'exagération ; car, si durant une assez longue période, les Romains eurent peu de considération pour ceux qui exerçaient la médecine, il n'en est pas moins vrai qu'il y eut de tout temps parmi eux un certain nombre de « guérisseurs ».

Les prêtres Etrusques, renommés par toute l'Italie, pour leur éminent savoir, et surtout pour leur connaissance approfondie des sciences divinatoires, s'étaient occupés, dès l'époque la plus reculée, de traiter les maladies.

Or, les Romains, ainsi du reste que les autres peuples de l'Italie, avaient si bien reconnu la supériorité intellectuelle des Etrusques, qu'ils choisissaient chaque année douze jeunes gens appartenant aux familles les plus distinguées, pour les envoyer en Etrurie apprendre l'art divinatoire.

Ainsi s'étaient formés les Aruspices et les Augures, lesquels, on le sait, avaient pour fonctions de tirer des présages, les premiers, de l'inspection des entrailles des victimes égorgées sur l'autel, les seconds, de l'examen du vol des oiseaux et de la manière dont mangeaient les poulets sacrés.

Bientôt cependant, certains cultes de la Grèce ayant été importés en Italie, Rome en adopta quelques uns.

Quatre cent soixante-et-un ans avant l'ère vulgaire, les Romains, paraît-il, élevèrent un temple en l'honneur d'Apollon qu'ils représentèrent tenant à la main un bâton noueux entouré d'un serpent, c'est-à-dire, avec les attributs d'Esculape.

Rien ne prouve d'ailleurs que le culte de ce dernier dieu n'ait pas déjà pénétré à Rome bien avant cette époque.

Certains auteurs, en effet, prétendent que Numa Pompilius fonda un collège particulier d'Augures, lesquels adoraient Esculape et Bacchus, et jouissaient d'une si grande considération qu'on ne pouvait jamais les priver de leur charge, même pour cause de crime.

Voici, d'autre part, d'après une légende qu'Ovide nous a laissée dans ses « Métamorphoses », dans quelle circonstance supposée aurait été édifié en Italie le premier temple d'Esculape : — Une épidémie cruelle sévissait dans le Latium, et y faisait de nombreuses victimes. Les habitants terrifiés envoyèrent consulter Apollon, dans son temple de Delphes. Pour toute réponse, l'oracle fit entendre que, si on voulait voir cesser le fléau, il fallait aller à Epidaure chercher Esculape. Des messagers partirent aussitôt..... Après bien des difficultés, et après avoir tenu nombre de conseils, les prêtres du temple d'Epidaure se [décidèrent pourtant à remettre une couleuvre aux envoyés, leur disant que c'était le dieu lui-même. En possession de leur trésor, ceux-ci s'embarquèrent donc pour retourner en leur pays. Aucun incident ne marqua d'abord la traversée. Mais à peine le navire était-il entré dans les eaux du Tibre, que la couleuvre, sautant hors du vaisseau, se mit à nager vers une île située au milieu du fleuve et alla s'y cacher parmi les roseaux..... En cet endroit, ainsi désigné par Esculape lui-même, on éleva un temple, et l'épidémie qui ravageait la contrée disparut rapidement.

Les temples d'Esculape, chez les Romains, étaient en tous points semblables aux temples du même nom chez les Grecs. Dans quelques-uns, on élevait des chiens consacrés.

Autant qu'à Athènes, du reste, le culte de ce dieu resta toujours fort en honneur à Rome.

Et, si nous avons vu Socrate et Aristophane railler quelque peu les prêtres d'Esculape, nous voyons Cicéron, dans une lettre adressée à sa femme, recommander très-sérieusement à cette dernière d'offrir des sacrifices à Apollon et à Esculape, en reconnaissance du rétablissement de sa santé.

« Sous le règne même des empereurs, écrit « Sprengel, les maîtres peu compatissants envoyaient « dans les temples d'Esculape leurs esclaves ma- « lades ; ce qui détermina Claude à rendre une loi « portant que tout esclave qui y recouvrerait la santé « serait aussitôt mis en liberté. »

Disons d'ailleurs qu'Apollon et Esculape n'étaient pas les seules divinités étrangères adorées à Rome comme protectrices de la médecine.

A côté d'eux, on adorait encore Minerve, Junon Lucine, l'Isis Egyptienne, etc...

Les Romains avaient en outre quelques pratiques à eux propres, auxquelles ils recouraient dans certains cas exceptionnels, par exemple, lorsqu'une épidémie les menaçait.

Pendant très longtemps, en pareilles circonstances, on interrogea les livres que la sybille de Cumes avait cédés au roi Tarquin. Tullus Hostilius agit ainsi à l'occasion d'une peste. Des magistrats spéciaux étaient chargés du soin de conserver et de consulter ces livres.

Parmi les pratiques de ce genre, il convient également de signaler les *Lactisternes*, véritables cérémonies, lesquelles consistaient en des repas magnifiques, composés des mets les plus succulents et les plus délicats, qu'on offrait dans les rues à toutes les idoles. Le premier lactisterne fut célébré quatre cents ans avant l'ère chrétienne, pour conjurer une épidémie qui ravageait le pays.

« Il existait encore chez les Romains, d'après
« Tite-Live, une cérémonie singulière à laquelle ils
« attachaient la plus grande importance, et qui con-
« sistait à enfoncer un clou dans la muraille droite
« du temple de Jupiter Capitolin. Cette cérémonie,
« la plus solennelle de toutes, ne pouvait être ac-
« complie que par un dictateur; et on était persuadé
« que la fixation du clou mettait aussitôt fin à la
« maladie épidémique. (1) »

Enfin, il y avait les processions solennelles, (*ambarvalia sacra*), les *lustrations*, les *supplications*, les *postulations*.

A côté de toutes ces pratiques constituant en réalité la médecine sacerdotale des Romains, laquelle, on le voit, ne le cédait en rien à la médecine sacerdotale des autres peuples, il s'établit à Rome, à un moment donné, une médecine laïque.

Celle-ci, importée de la Grèce, resta d'abord confiée à des esclaves originaires de ce pays, et au

(1) Spréngel ; *ouvrage déjà cité.*

3.

service des riches citoyens Romains. On en trouve une preuve dans le récit que Plutarque nous a laissé du suicide de Caton d'Utique : il y est fait mention d'un nommé Cléanthes, esclave médecin attaché à la personne de ce dernier.

Il va sans dire qu'avec l'autorité considérable qu'avait le père de famille, à la fois chef supérieur de la religion domestique, maître absolu de la propriété, seul juge reconnu de la famille, ce qui lui donnait le droit de condamner à mort, sans appel, et sa femme et ses enfants (1), le rôle de ces médecins, toujours soumis à la volonté de leurs maîtres, devait se réduire à fort peu de chose.

Le premier médecin digne de ce nom qui vint à Rome pour y pratiquer librement son art fut Archagatès. Voici comment Pline s'exprime à son égard :

« Cassius Hemina, auteur des plus anciens, rap-
« porte que le premier médecin qui vint à Rome, fut
« Archagatès du Péloponnèse, fils de Lysanias,
« sous le consulat de L. Anilius et de L. Julius,
« l'an de Rome 535 ; qu'on lui donna le droit qui-
« ritaire, et qu'on lui acheta, des deniers publics,
« une boutique, dans le carrefour Acilien ; qu'il fut
« appelé *Vulnerarius* (médecin des plaies) à cause
« de sa spécialité ; que d'abord, sa venue fut mer-
« veilleusement agréable, mais qu'ensuite, sa cruauté

---

(1) Voyez *La Cité antique*, par Fustel de Coulanges (Paris, 4ᵉ édition, 1872).

« à couper et à brûler lui fit donner le nom de
« bourreau, et dégoûta de l'art et de tous les méde-
« cins. »

Et ici, nous devons faire remarquer que pendant
très longtemps, les Romains s'étaient refusés à recevoir parmi eux les médecins Grecs, tous les arts
venant de la Grèce leur paraissant suspects. Sur ce
point, les efforts de Caton le Censeur ne restè-
rent pas stériles. — « Une fois pour toutes, écrivait
Caton à son fils Marcus, je vous interdis les médecins ! »

Jules César cependant ayant jugé que ceux qui
exerçaient la médecine étaient dignes d'un autre sort
que de celui d'esclaves, voire même de celui d'affran-
chis, fit publier un édit accordant le droit de cité à
ceux qui venaient à Rome pour pratiquer cet art.

Dès ce moment, les médecins grecs arrivèrent en
foule. Les noms de plusieurs ont été conservés.
Citons d'ores et déjà Antistius, médecin de Jules
César ; Antonius Musa, médecin de l'empereur
Auguste, et qui fut comblé de faveurs par celui-ci.

Plusieurs d'entre eux firent même d'immenses
fortunes sous les empereurs. Veut-on en avoir
une idée ? On n'a qu'à lire le passage suivant,
dû à M. Daremberg, et rapporté par le Dr Dupouy (1) :

(1) Dupouy, *Médecine et mœurs de l'ancienne Rome d'après
les poètes latins.*

« Stertinius, y est-il dit, estimait ses soins à la
« Cour plus de cent mille francs, sans compter sa
« clientèle que lui en rapportait cent mille. Claude
« donnait au frère de ce médecin des honoraires non
« moins élevés, si bien que les deux frères, même
« après avoir compromis leur fortune à embellir
« Naples, laissèrent encore à leurs héritiers six
« millions trois cent mille francs : Thessalus, qui ne
« marchait jamais sans un immense et brillant cor-
« tège d'esclaves, fit relever les murs de sa ville na-
« tale, et laissa plus de deux millions ; Charmis,
« venu de Marseille, pour s'établir à Rome, se fit
« payer quarante-deux mille francs pour une visite
« en province, et Claude put confisquer une somme
« de deux millions cent mille francs au chirurgien
« Alcon, qui, au retour de l'exil, eut bientôt réparé
« une brèche aussi énorme (1). »

Parmi les médecins grecs établis à Rome, quelques uns s'illustrèrent par une connaissance approfondie de leur art. Nous nous arrêterons seulement
sur les plus connus.

Nous ferons remarquer toutefois, qu'à ce mo-

______

(1) Ce n'est pas seulement à Rome que certains médecins
purent faire de grosses fortunes. — « Erasistrate, dit Pline (lib.
« XXIX, cap. iii), ayant guéri le roi Antiochus, nous rappel-
« lerons afin de commencer à inscrire les profits de la méde-
« cine qu'il fut gratifié de cent talents (575,000 fr.) par le roi
« Ptolémée, fils d'Antiochus ».

ment déjà, la médecine scientifique était divisée en un certain nombre de sectes différentes qui, tour à tour, s'étaient formées depuis la mort d'Hippocrate.

Sans entrer dans aucun commentaire sur aucune d'elles, nous devons, au moins, les énumérer. Nous trouvons donc : le *méthodisme*, secte dérivée des théories atomistiques de Démocrite, représentée par Asclépiade de Bythinie, contemporain de Pompée et de Cicéron, et ami intime, parait-il, de celui-ci, et par Thémison de Laodicée ; l'*anatomisme*, fondé par Hérophile et Erasistrate ; le *pneumatisme*, représenté par Athénée de Cilicie, Agathinus de Sparte, Archigénès, Arétée de Cappadoce ; l'*empirisme*, auquel se rattachent les noms de Philinus de Cos, de Sérapion, d'Héraclite ; l'*éclectisme* enfin préconisé par Soranus d'Ephèse, Celse et Galien (1).

A l'exception de ces derniers, les partisans de ces

---

(1) Hippocrate attribuait la maladie à la présence en telle ou telle partie du corps, d'une *humeur* (principe morbifique) qui, à la suite de certaines transformations parmi lesquelles nous citerons la *coction*, peut être évacuée à un moment donné (*crises, jours critiques*, etc). — Mais cette élaboration exige la mise en action d'une force spéciale. Or, pour Hippocrate, cette force n'est autre que la *nature*, laquelle règle, dans l'état de santé, le jeu et l'harmonie des diverses parties qui constituent le corps, peut suffire à tout, et sait trouver toute seule ce qui est nécessaire à l'être. — L'intervention du médecin n'a donc d'efficacité réelle, qu'autant qu'il cherche à favoriser les

diverses sectes médicales avaient tous une tendance fâcheuse à s'éloigner des idées d'Hippocrate. Trop exclusifs les uns des autres, tous ces systèmes, suivant une expression qui n'est pas de nous, livraient la médecine à une déplorable anarchie; et, sans quelques éclectiques, sans Galien surtout qui sut rassembler les dogmes d'Hippocrate, nul ne peut dire ce que serait devenue alors la science médicale.

Mais avant de parler de ce grand médecin, le plus

efforts de la nature. — Tel est, en substance, le principe fondamental de la doctrine d'Hippocrate, doctrine à laquelle on a pu, à juste titre, donner le nom de *naturisme*.

Bien différentes étaient les doctrines médicales qui s'élevèrent bientôt à côté de celles-ci. Nous ne citerons pour exemple que trois d'entre elles.

Introduisant en médecine les conceptions de Démocrite, Asclépiade et Thémison en étaient arrivés à considérer la maladie comme le résultat du défaut d'harmonie entre les *atomes* indivisibles, lesquels, d'après le philosophe d'Abdère constituaient les corps; et les *pores* intermédiaires aux atômes. Partant de ce principe, ils concluaient que le traitement des maladies doit consister à provoquer, soit la dilatation, soit le resserrement des pores, suivant qu'il y a excès ou insuffisance des atomes. C'etait là le *méthodisme*.

Les partisans de la doctrine du *pneumatisme*, laquelle succéda à la précédente, regardaient au contraire la maladie comme dépendant d'une altération du *pneuma*, esprit subtil, air vivifiant, qu'on faisait contenir dans les artères et dont Erasistrate avait fait le principe vital.

L'*empirisme*, érigé en doctrine par Philinus de Cos, disciple d'Erasistrate, s'appuyait sur le Pyrrhonisme dont la devise était : « non liquet, nil potius » , et lequel aboutissait au doute absolu, à l'indifférence en toutes choses, et à la négation célèbre des temps anciens, après Hippocrate, nous devons dire deux mots sur Celse.

On ne sait pas au juste, si Aulus Cornelius Celsus qui vivait sous Auguste, naquit à Vérone ou à Rome. Tout ce qu'on peut affirmer, c'est qu'il appartenait à une famille distinguée, et qu'il fut peut-être le premier Romain qui se soit sérieusement livré à l'étude de la médecine.

Celse fut un véritable encyclopédiste ; il s'occupa également de littérature, d'agriculture, d'art mili-

pour ainsi dire, de la raison elle-même. — Considérant que si la raison confirme l'expérience, elle est inutile ; qu'elle est dangereuse, au contraire, si elle la contredit, les défenseurs de l'empirisme n'admettaient que le seul témoignage des sens, c'est-à-dire, ce qu'ils appelaient l'expérience. Ils n'avaient donc recours qu'à l'observation pure et simple du phénomène, et rejetaient tout raisonnement tendant à rechercher soit la nature, soit la cause de celui-ci. Dans la maladie, ils ne voulaient s'occuper que des symptômes, ne s'occupant nullement d'en rechercher l'origine. Leur rôle consistait à reconnaître le symptome et à y apporter un remède (celui dont l'expérience seulement avait montré l'utilité) et non à étudier quelle altération probable de l'organisme avait pu produire le phénomène morbide constaté. — L'étude de l'anatomie était, d'après eux, cela va sans dire, absolument inutile.

Il ne faudrait pas confondre l'expérience de Philins avec l'expérience, telle qu'on l'entend aujourd'hui et comme l'avait entendu Aristote.

En bannissant tout raisonnement, en interdisant l'hypothèse qui, on le sait, constitue, dans bien des cas, un excellent moyen de parvenir indirectement à la découverte du vrai, les empiriques avaient précisément *nié* le procédé expérimental, lequel, s'appuyant sur la raison même, constitue un des auxiliaires les plus puissants de la science.

taire et de médecine. Exerça-t-il véritablement cette dernière profession ; on ne saurait le dire. Quoiqu'il en soit il écrivit un ouvrage important intitulé *De re medicâ*, aussi remarquable par le fonds que par l'élégance du style, ce qui valut à son auteur le surnom de « Cicéron de la médecine. » Il s'occupa aussi de chirurgie, et l'on assure même que ce fut là son véritable triomphe.

Dans tous ses écrits, Celse s'inspira surtout des doctrines hippocratiques.

On ignore à quelle époque il mourut.

Galien naquit à Pergame, en Asie-Mineure, vers l'an 128 de l'ère chrétienne. Il était fils de Nicon, architecte plein de talent, très vertueux, et possesseur d'une assez belle fortune.

Galien consacra sa jeunesse à l'étude et à l'examen des différents systèmes philosophiques, surtout s'inspirant de la philosophie d'Aristote, pour lequel il avait une très grande admiration.

Se sentant un goût très prononcé pour les sciences naturelles, particulièrement pour la science médicale, il se fit initier par Straton dans les doctrines d'Hippocrate, en même temps que sous d'autres maîtres, il s'instruisait dans les différents autres systèmes médicaux de son époque.

Il se mit ensuite à voyager. Il visita Smyrne, Corinthe, séjourna à Alexandrie, où il trouva à sa disposition de nombreux squelettes d'hommes et d'animaux, parcourut la Palestine et d'autres pays, et revint passer quelque temps à Pergame, puis, finalement, se rendit à Rome. Là, il trouva un protecteur puissant en la personne de l'empereur Marc-Aurèle lequel favorisait le plus qu'il pouvait le développement des sciences et des arts.

Galien enseigna d'abord l'anatomie et la physiologie. Son succès fut tel que bientôt une foule de disciples suivit ses leçons.

En même temps, il fit des cures assez remarquables : entre autres celle de Marc-Aurèle qu'il réussit à débarrasser d'une affection invétérée de l'estomac.

D'autre part, on cite quelques traits, indiquant, s'ils sont vrais, que Galien ne sut pas toujours se montrer digne de sa situation. Nous n'en rapporterons qu'un seul, encore sous toutes réserves. On a prétendu en effet, que la peste ayant éclaté à Rome, Galien eût la lâcheté de fuir devant le fléau, et qu'il ne retourna en cette ville qu'après la disparition de tout danger.

Malgré tout, il sut acquérir à Rome une position brillante, et il la conserva jusqu'à sa mort, sous les successeurs de son premier protecteur Marc-Aurèle, les empereurs Commode, Pertinax et Septime-Sévère.

Galien a laissé un grand nombre d'écrits relatifs à l'anatomie, à la physiologie, à la pathologie, à la thérapeutique, enfin à l'hygiène.

Il considérait l'étude de l'anatomie comme la base

de la médecine, et lui-même fit de nombreuses dissections.

Cependant presque tous les auteurs s'appuyant
sur les descriptions anatomiques laissées par Galien sont d'accord pour affirmer que s'il a peut
être pu, durant son séjour à Alexandrie, ouvrir
quelques cadavres de suppliciés, en revanche, il a
surtout disséqué des animaux, des singes particulièrement. C'est l'opinion de Cuvier et de de Blainville;
c'est aussi celle du docteur Daremberg, qui, au
Jardin des Plantes, a reproduit sur le singe, toutes
les dissections de Galien, et reproche à celui-ci
« d'avoir toujours conclu de cet animal à l'homme. »

Galien fit revivre dans son œuvre celle d'Hippocrate. Il reprit sa méthode, oubliée en partie par les
différents faiseurs de systèmes dont nous avons
parlé. Ce fut là, en réalité, son principal mérite.
En outre, il introduisit dans ses ouvrages certaines
notions nouvelles qu'il avait acquises de lui-même
ou qu'il avait empruntées à quelques-uns de ses
devanciers, par exemple, Hérophile et Erasistrate.

Galien connut fort bien le système osseux; il a
laissé de bonnes descriptions sur les os, sur le périoste et sur les ligaments qui servent à maintenir
les articulations osseuses.

Le premier, il a donné une description assez
exacte des muscles, et a su les distinguer les uns
des autres. Il en a décrit plus de trois cents, et
quelques uns ont conservé les noms qu'il leur avait
assignés.

De plus, il a su élucider certains faits concernant les rapports et les fonctions des diverses parties du système nerveux. Il a montré, par des vivisections sur des animaux, que des coupes pratiquées sur le cerveau abolissent l'intelligence : il en a conclu du siège de cette faculté dans cet organe. — Par le même procédé, il a montré le rôle joué par les nerfs et par la moëlle épinière dans la mobilité et dans la sensibilité. — Enfin il a émis quelques idées à demi-exactes sur le larynx et sur son innervation, sur l'appareil digestif, et sur divers organes des sens.

A côté de cela, malheureusement, Galien commit de grosses erreurs : c'est ainsi qu'il méconnut com-plètement la disposition et le rôle des systèmes cir-culatoire et respiratoire.

S'il fut le premier à démontrer que les artères qui, jusque là, passaient pour ne contenir que de l'air,(1) contiennent aussi du sang, il eut le tort de se lancer, avec une trop grande assurance, dans des hypothèses absolument erronées sur le fonctionne-ment du cœur, des poumons, du foie, etc., considé-rant la respiration comme une fonction ayant pour but de fournir au cœur et au cerveau de l'air froid destiné à purifier le sang dans le premier organe, et à alimenter *l'esprit animal* ou *pneuma* dans le se-

______

(1) Hippocrate et Aristote avaient admis que le sang et l'air sont mélangés dans les vaisseaux. — Erasistrate croyait que les artères ne contiennent normalement que de l'air.

cond ; d'autre part, regardant le foie comme l'organe central où se fabrique le sang (1) et où aboutissent toutes les veines. — Nous aurons, du reste, à revenir plus loin sur ces divers points (2), lorsque nous parlerons des découvertes immortelles d'Harvey, Aselli et Pecquet.

Avec Aristote, Galien admettait dans la nature, quatre éléments : l'air, la terre, l'eau et le feu. Le corps, constitué lui-même par la combinaison de quatre éléments, comprenait donc, suivant lui, (c'était du reste aussi l'opinion d'Hippocrate) quatre humeurs dites *cardinales* : le sang, la pituite, la bile et l'atrabile.

Tant que ces humeurs restaient dans des proportions convenables, la santé était maintenue.

Lorsqu'au contraire la rétention anormale de l'une d'elles dans l'organisme venait à déranger cette proportion, le tempérament se modifiait et la maladie survenait. Par exemple, un excès de sang devait produire la *pléthore*, un excès de bile, d'atrabile ou de pituite, devait donner naissance à la *cacochymie* (3).

(1) Aux dépens du chyle, c'est-à-dire des matériaux nutritifs absorbés pendant la digestion par les veines de l'estomac.

(2) Voir chap. III, § 4.

(3) Galien considérait aussi dans les maladies quatre périodes distinctes, correspondant à des états différents des humeurs. — Dans les deux premiers, les humeurs étaient à l'état de crudité ; dans la troisième elles étaient à l'état de coction ; dans la quatrième enfin elles étaient éliminées.

Telles étaient les notions d'anatomie et de physiologie de Galien. Tels étaient les principes de pathologie générale que le médecin de Pergame, lequel pourtant nous a transmis des descriptions fort bien faites de diverses maladies, devait transmettre à tous les autres médecins pendant une longue série de siècles.

Jusqu'à la fin du seizième siècle, le *galénisme*, en effet, dominera, la médecine, sans que rien y soit modifié. Galien sera l'unique auteur que l'on consultera, et le seul arbitre de la science. Et, la foi et le respect qu'il inspirera seront tels, que lorsque Mundinus, au début du quatorzième siècle, donnera à la suite de dissections humaines, des descriptions anatomiques pourtant exactes, mais non conformes à celles de Galien, plutôt que d'admettre un instant la possibilité d'une erreur de la part de ce dernier, on préférera accuser la nature d'avoir changé depuis que le maître avait parlé !

Galien mourut à Pergame, à l'âge de 70 ans.

Depuis sa mort, jusqu'au moment de la destruction de l'empire romain d'Occident, nous ne trouvons plus à Rome qu'un seul médecin, méritant ici une mention spéciale : Oribase.

Oribase naquit, en 325, à Pergame.

Médecin, ami et confident de Julien qu'il accompagna dans les Gaules, lorsque celui-ci fut nommé gouverneur de ce pays, il revint à Rome avec lui, au moment où on l'appela sur le trône impérial. Oribase fut alors chargé de la questure de Constantinople. Mais, lorsqu'en 363, l'empereur Julien mourut dans une expédition contre les Perses, une réaction se produisit contre les idées de ce prince qui, de tout temps, on le sait, avait persécuté les chrétiens, et ses successeurs, ralliés au christianisme, exilèrent Oribase comme ayant partagé les opinions religieuses de Julien, et confisquèrent tous ses biens.

Rappelé cependant quelques années plus tard par les empereurs Valens et Valentinien qui lui restituèrent sa fortune, l'ancien médecin et ami de Julien se fixa à Rome, et y demeura jusqu'à sa mort, survenue en 395, l'année même de la division de l'empire romain.

Oribase a écrit un *Recueil médical* assez important, mais qui, en somme, n'est qu'un ouvrage de compilation.

§ VI. — DE QUELQUES INSTITUTIONS MÉDICALES CHEZ LES GRECS ET CHEZ LES ROMAINS

Les officines médicales à Athènes et à Rome. — Les maisons de santé dans l'antiquité. — Les vendeurs de drogues, d'après Pline. — Les Valetudinaria chez les Romains. — L'archiatrie. — Archiatres palatins, municipaux, populaires, scholaires; les archiatres du Xyste et des Vestales. — La médecine militaire chez les Grecs et chez les Romains.

Les locaux dans lesquels les médecins, soit en Grèce, soit à Rome, donnaient habituellement leurs consultations, étaient désignés sous le nom d'ιατρεία ou officines médicales.

La boutique qu'on donna, au carrefour de la voie Acilia, au médecin grec Archagatès n'était rien autre chose.

Ces officines étaient établies dans la maison même des praticiens. Elles consistaient généralement en une salle ouverte sur la rue et dans laquelle tout était disposé pour la pratique des opérations petites ou grandes. Dans l'officine, il y avait donc diverses machines, des appareils, des instruments de chirurgie, du linge, des éponges, des bancs, des sièges, et tout ce qui sert au pansement des plaies.

En outre de ces objets, on y trouvait aussi toutes sortes de drogues et de médicaments simples ou composés. « Ainsi que de nos jours, dit Daremberg, il y avait

des préparations magistrales, exécutées instantané-
ment, suivant le cas, et des préparations officinales
réglées par une espèce de *codex* auquel Hippocrate
renvoie quelquefois (1). » Ces préparations étaient
faites dans l'officine, par les médecins qui les ven-
daient pour être emportées, ou les administraient sur
place.

Pour n'être jamais pris au dépourvu, ces derniers
quand ils allaient visiter les malades à domicile, se
faisaient suivre d'une boîte de médicaments, et
même, de divers appareils, lorsqu'ils pratiquaient
au loin.

Des aides libres ou esclaves, aidaient les médecins dans l'officine et les accompagnaient dans leurs
courses, portant les caisses à remèdes et les instruments.

L'officine était donc à la fois un cabinet de consultation, une salle de pansements et une pharmacie.

Assez fréquemment encore, elle se complétait
d'une clinique et d'une véritable maison de santé.

Il arrivait, en effet, que les médecins, à Rome du
moins, prenaient des malades à demeure chez eux
pour les y soigner et leur faire suivre un traitement
régulier. Il en était déjà ainsi du temps de Plaute,
c'est-à-dire deux siècles avant J.-C.

On en trouve la preuve dans une pièce de ce poète

____

(1) Daremberg.

comique, intitulée : « Les Ménechmes » — « Faites-le porter chez moi, dit un médecin de cette comédie. Là, je pourrai soigner mon homme tout à mon aise ! »

Comme on vient de le voir, chez les anciens, les médecins préparaient eux-mêmes les remèdes qu'ils croyaient devoir ordonner à leurs clients. Il n'y avait pas encore de pharmaciens : ceux-ci n'apparurent, en effet, qu'avec les Ecoles Arabes.

Il y avait, cependant, des marchands lesquels avaient chez eux les drogues servant à la confection des médicaments. A l'époque même de Pline, il n'était pas rare de trouver des médecins qui laissaient à ces droguistes le soin des préparations médicinales. Qu'on en juge par le passage suivant, que nous empruntons à ce dernier auteur ; — « Les « médecins, dit-il, (1), (je leur en demande par- « don), ne connaissent aucune de ces substances, la « plupart en ignorent même les noms : tant s'en « faut qu'ils sachent préparer les médicaments, « préparation qui était jadis le propre de la méde- « cine. Aujourd'hui, toutes les fois qu'ayant mis la « main sur un livre de recettes, ils veulent compo- « ser avec cela quelques prescriptions, c'est-à- « dire faire l'épreuve du livre aux dépens des mal- « heureux malades, ils s'en rapportent aux dro- « guistes qui altèrent tout par leurs sophistica-

(1) Pline. — *Histoire naturelle* (lib. XXXIV, cap. xxv)

« tions. Depuis longtemps, ils achètent même les
« emplâtres et les collyres tout faits, et c'est par
« leur entremise que s'écoulent les drogues avariées
« ou falsifiées. »

Les Grecs et les Romains eurent-ils des hôpitaux,
c'est-à-dire des établissements de bienfaisance
analogues à ceux qui existent de nos jours ? Rien ne
le démontre.

Les Romains possédèrent, il est vrai, des *valetudinaria*. Mais ces établissements étaient exclusivement réservés aux militaires. Quant aux indigents
lesquels ne faisaient pas partie de l'armée, ils devaient être sans doute soignés comme les esclaves,
soit dans les temples, soit à domicile par les médecins municipaux revêtus des fonctions *d'archiâ-
tres*.

Tout médecin, chargé à Rome d'un service
public avait, en effet, le titre *d'archiâtre*. Dans
une étude des plus intéressantes, intitulée :
« L'Archiatrie romaine ou la médecine officielle
dans l'empire romain (1) », le Dr René Briau a
établi qu'il existait diverses catégories d'archiatres,
ou médecins fonctionnaires, médecins du palais,
médecins des villes, médecins chargés d'enseigner
leur art, médecins des cirques, etc. On comptait
donc les archiatres *palatins*, les archiatres *municipaux* ou *urbains*, les archiatres *populaires*, les ar-

(1) Paris, 1869.

chiatres *scholaires*, les archiatres du *xyste et des Vestales*. — Naturellement, ces archiatres étaient payés en raison de l'importance de leurs fonctions.

La charge la plus considérable était celle *d'archiâtre palatin*, ou médecin des empereurs. Les archiatres palatins finirent même par prendre une telle autorité, qu'à la fin de l'empire ils se firent donner par les empereurs Honorius et Théodose les titres de comtes, vicaires et ducs de l'empire.

Parmi les archiatres palatins romains dont les noms ont été conservés, il convient de citer Andromaque, médecin de Néron, l'illustre Galien, médecin de Marc-Aurèle et de ses successeurs jusqu'à Septime Sévère, Charmis, de Marseille, enfin, Jules Ausone, né à Bazas, près de Bordeaux, en 187, et père du poëte de ce nom.

Homère, on s'en souvient, mentionne la présence au siège de Troie, de deux médecins : Machaon et Podalire, aussi habiles à panser les blessures, que courageux dans le combat. Il est permis de conclure de cette citation, que, dès la plus haute antiquité, il y eut en Grèce des médecins affectés au service des armées.

Dans ses mémoires sur la « Retraite des Dix-Mille », Xéphonon, à une époque bien moins reculée, nous fournit des preuves non équivoques du même fait. Ainsi, il raconte qu'après la défaite de Cunaxa, et avant que d'arriver aux monts Carduques, il fut obligé de disséminer ses malades, fort nombreux, paraît-il, dans plusieurs villages, et *qu'il leur laissa huit médecins* (1).

En 1856, le docteur Simpson, d'Edimbourg, dans un mémoire, traduit depuis en français (2), fit voir que les armées romaines possédèrent, elles aussi, à partir d'une certaine époque, un corps spécial de médecins.

Cette question qui déjà avait été traitée en partie par Baldinger, Kuhn et Zimmermann, en Allemagne, fut entièrement reprise, en France, en 1866 par le docteur Briau (3). De la comparaison d'un certain nombre d'inscriptions antiques, il parvint à tirer quelques conclusions montrant ce que dut être l'organisation du service de santé militaire chez les Romains. Or il ressort de cette étude que lorsque sous l'empereur Auguste, les armées romaines permanentes furent créées, on organisa, pour elles, d'une façon très régulière, un service médical.

Plus tard, mais peu de temps après cependant, on créa des infirmeries et des hôpitaux militaires appelés « *valetudinaria.* »

Enfin, se basant sur quatre inscriptions conservées, l'une à Ravenne, l'autre au Musée d'antiquité

---

(1) Corlieu. — *Etude médicale sur la Retraite des Dix-Mille.*

(2) *Was the Roman army provided with medical officers ?* — Traduction française du Dʳ Butlura. — Voyez aussi Aubertin. — *Du service médical dans les armées de l'antiquité.*

(3) Briau. — *Du service de santé militaire chez les Romains.*

de Dresde, la troisième dans le cabinet d'antiquités de la Bibliothèque nat'onale à Paris, le quatrième, au Musée de Naples, le même auteur a pu établir, d'une manière irréfutable, que, chez les Romains, il y avait aussi un service de santé spécialement affecté à la marine militaire. Les médecins attachés à ce service recevaient double solde (*duplicarii*) (1).

La médecine militaire, on le voit, n'est pas une institution moderne (2).

(1) Voici une de ces inscriptions telle que nous la trouvons reproduite dans l'ouvrage de Briau (page 88) :

D. M.

IVLIAE VENERIAE
M. SATRIVS LONGIN
MEDIC DVPL ĪII CUPID
ET IVLIA VENERIA LIBER
HER BEN MER
FEC.

(Inscription trouvée à Baia; maintenant à Dresde, au musée d'antiquités).

D(iis) M(anibus) Juliæ Veneriæ M(arcus) Satrius Longin(us) med.c(us) dupl(icarius) triremi Cupid(ine), et Julia Veneria liber(ta), her(edes), ben(e) mer(enti) fec(erunt).

« Cette belle inscription, depuis longtemps connue et publiée, écrit Briau, ne donne lieu à aucune difficulté. On y voit avec le nom du médecin, celui du vaisseau *le Cupidon* sur lequel il servait. »

(2) Parmi les médecins militaires de l'antiquité, citons en un dont le nom du moins est très connu, Dioscoride.

4.

CHAPITRE II

MOYEN AGE

—

§ Ier. — LA MÉDECINE DANS L'EMPIRE D'ORIENT

Les médecins grecs à Constantinople. — Aétius; Alexandre de
Tralles; Théophile Protospatharios. — Mélange de pratiques
scientifiques et superstitieuses. — Paul d'Egine et la chirurgie.
— La décadence byzantine. — Considérations générales sur la
médecine au moyen âge.

Lorsque, sous la conduite de leur chef Odoacre,
les Barbares eurent détruit, en 476, l'Empire
Romain, les divers savants, et, avec eux, les con-
tinuateurs de Galien, c'est-à-dire les derniers représentants directs de la médecine grecque, se reti-
rèrent pour la plupart à Constantinople, devenue
depuis la mort de Théodose (395) la capitale de
l'empire d'Orient.

Encore, à la vérité, un très petit nombre d'entre
eux seulement doit-il attirer l'attention : Aétius et
Jacques le Psychreste, au cinquième siècle ; Alexan-

dre de Tralles au sixième ; Théophile Protospatharios, Stéphanos d'Athènes, Paul d'Egine, au septième ; Théophannes Nounos, Mercurios, Mélétius, Michel Psellos, Siméon Seth, Jean Actuarius, du septième au douzième siècle ; enfin Nicolas le Myrepse, au treizième siècle.

Excellent observateur, connaissant à fond la science médicale qu'il avait étudiée à Alexandrie, avant que de venir exercer à la cour de Constantinople, auteur d'un ouvrage intitulé « La Médecine en seize livres », ouvrage pour lequel il s'était inspiré de Galien, Aétius, qui étant chrétien, avait une très grande crédulité, et joignait aux pratiques scientifiques une confiance absolue dans les exorcismes et les conjurations. En veut-on un exemple ? On le trouve dans la méthode suivante qu'il indique pour débarrasser les malades des os ou autres corps étrangers qu'ils auraient avalés : — « Placez-vous, dit Aétius, vis-à-vis le malade ; recommandez lui de vous regarder, et dites : — Sors, os, si tu es un os, ou un fétu de paille, ou quoique tu sois, de même que Jésus-Christ a fait sortir Lazare du sépulcre, et Jonas de la baleine. — Et, tenant la gorge du malade, prononcez ces paroles : — Par Blaise, martyr et serviteur du Christ, je t'abjure de monter ou de descendre. »

Aussi superstitieux que lui était Alexandre de Tralles, qui, en outre, très enclin à l'empirisme, n'hésitait pas à faire entrer dans le traitement de l'épilepsie, connue depuis longtemps sous le nom de *mal sacré*, la poudre de crâne d'âne, le sang humain, les pierres précieuses et enfin certain organe du coq !

De même Théophile Protospatharios, qui, malgré son surnom πρότοςπαθαριος lequel signifie « chef des porte-lances », paraît avoir été un moine du temps d'Héraclius, et qui, dans les ouvrages médicaux assez nombreux qu'il a laissés, invoque à tout instant le nom du Christ et fait intervenir Dieu à tout propos.

De tous ces médecins, Paul d'Egine est assurément celui dont le nom est le plus connu. Il était né dans l'île d'Egine, au commencement du septième siècle. — Il alla étudier à Alexandrie, peu de temps par conséquent avant l'époque de la destruction de cette ville, puis entreprit de très nombreux voyages, dans lesquels il acquit de grandes connaissances. Sa réputation devint immense, surtout comme chirurgien. Il a laissé un ouvrage important dans lequel il décrit les différentes méthodes opératoires, et aussi un traité de médecine, sorte de résumé pratique extrait de Galien et d'Oribase. Paul d'Egine est considéré comme le dernier représentant de la médecine grecque.

Après lui, en réalité, le développement des idées scientifiques, est absolument enrayé dans l'empire d'Orient, et cela, comme conséquence fatale des troubles politiques et religieux qui éclatent sur tous les points à la fois, des querelles intestines, des conspirations de palais, des guerres extérieures, en un mot, de tous les événements précurseurs de la décadence byzantine.

Au milieu de tant de désordres, il n'y a guère plus que les cloîtres dans lesquels les hommes d'étude peuvent encore trouver la tranquillité nécessaire, et se livrer à leurs travaux de compilation, les seuls, d'ailleurs, qu'ils nous aient légués.

C'est donc au sein de ces retraites que nous retrouvons, sous la robe monacale, Théophannès Nonnos, lequel écrivit, sur l'ordre de l'empereur Constantin VII Porphyrogénète, un « Abrégé de tout l'art de guérir », d'après les connaissances médicales qui existaient avant lui; — Mercurios Monachus (le moine), lequel a laissé 28 aphorismes sur le pouls, avec ce titre assez curieux : *Préceptes très utiles du très habile moine Kyros Mercurios sur le pouls;* — Michel Psellos ou le Bègue, à la fois médecin et philosophe, précepteur de l'empereur Michel Ducas, moine enfin après la déposition de ce dernier en 1071, et qui a écrit un poème didactique sur l'hygiène, quelques traités de thérapeutique, un particulièrement sur les propriétés médicales des « pierres précieuses; » — Siméon Seth, qui, après avoir été médecin des empereurs Constantin et Michel Ducas, se retira dans un monastère où il écrivit quelques ouvrages peu importants, en traduisit quelques autres des Arabes qui, nous allons le voir, occupaient alors une large place dans la science, enfin fut le premier à utiliser en médecine le musc et le camphre; — Jean Actuarius, auteur de quelques livres sur les médicaments et sur le diagnostic des maladies.

Pour terminer cette rapide énumération, mentionnons encore Nicolas, surnommé le Myrepse, c'est-à-dire « préparateur d'onguents », lequel vint à la cour de Jean Ducas, à Nicée (1222-1235) et écrivit un recueil de formules sur la composition et la préparation des médicaments, recueil qui jusqu'à la fin du dix-septième siècle, fut le véritable *Codex* pharmaceutique de la Faculté de Paris.

Tels sont les médecins les plus connus de l'empire grec d'Orient. Si tous s'inspirèrent à peu près également des préceptes légués par les anciens, aucun d'eux toutefois n'est parvenu à donner la moindre impulsion nouvelle à leur art.

Et du reste, disons-le dès maintenant, soit dans l'empire d'Orient, soit chez les Arabes, soit enfin dans le monde occidental, partout, durant cette longue période qu'on appelle le Moyen-Age, et qui a servi de transition entre la civilisation antique et la civilisation moderne, la médecine, comme les lettres, les arts et les autres sciences, restera stationnaire.

Aussi, le docteur Corlieu a-t-il pu dire, sans exagération, que si la médecine est l'œuvre des temps; que si, comme science, elle compte aujourd'hui vingt-quatre siècles d'existence, « sur ce nombre, il en est dix-neuf que peut revendiquer la Grèce, depuis le siècle de Périclés, qui vit naître Hippocrate (460 avant Jésus-Christ) jusqu'à la prise de Constantinople par les Turcs et la chute de l'empire d'Orient (1453). » (1).

§ II. — LA MÉDECINE ARABE

Pillage de la ville d'Alexandrie et de la bibliothèque par les Arabes. — Essai de restauration des lettres et des arts sous Haroun-al-Raschid et Al-Manzor. — Fondation d'écoles et d'hôpitaux à Bagdad, Cordoue et Séville. — Tentative de reconstitution de la médecine grecque par les Arabes. — L'arabo-galénisme. — Les médecins Rhazès, Ali-ben-Abbas, Avicenne, Abulcasis, Avenzoar, Averrhoès. — Détails divers, anecdotes, etc.

Vainqueur à la Mecque (630), Mahomet avait assuré le triomphe de l'islamisme. Après sa mort (632), ses successeurs, Abou-Bekr, d'abord, Omar ensuite, entreprirent de nombreuses conquêtes. Déjà, en 639, sous ce dernier khalife, Jérusalem, la Mésopotamie et l'Egypte presque entière étaient tombées entre les mains des Musulmans.

Seule, Alexandrie avait résisté pendant quatorze mois. Enfin, le 15 décembre 641, cette place était

(1) Corlieu. — *Les médecins grecs, depuis la mort de Galien, jusqu'à la chute de l'empire d'Orient* (Paris, 1885).

emportée par les assiégeants. La ville fut entièrement pillée ; tout ce qu'il y avait de précieux fut transporté en Arabie, et la fameuse bibliothèque, œuvre de Ptolémée, fut l'objet d'un acte de vandalisme sans pareil.

Amrou, qui commandait l'armée des croyants, ayant fait demander au khalife Omar, des instructions spéciales au sujet de cette collection, on raconte que celui-ci fit la réponse suivante : — « Si les livres sont conformes au Coran, ils sont inutiles ; s'ils lui sont contraires, ils sont pernicieux. Ainsi, fais les brûler. » Suivant ces indications, Amrou livra aux flammes les nombreux volumes qui avaient été réunis dans la bibliothèque d'Alexandrie, et les utilisa pour faire chauffer pendant six mois les bains publics (1).

Peu à peu cependant, lorsqu'ils eurent étendu leurs conquêtes en Orient et en Occident, les Arabes reconnurent les avantages de la civilisation un instant dédaignée par eux. Au huitième siècle, lorsque les Abassides, avec Aboul-Abas, arrivèrent au pouvoir, les nouveaux khalifes essayèrent de

----

(1) Quelques historiens des plus autorisés prétendent que jamais Omar n'ordonna l'incendie de la bibliothèque d'Alexandrie. — A la vérité, lorsque les musulmans s'emparèrent d'Alexandrie, la bibliothèque était déjà bien amoindrie, et cela, comme conséquence de la terrible insurrection que César eut à réprimer, en l'an 47 avant J.-C., et au sujet de laquelle la ville fut livrée au pillage.

donner un certain essor aux lettres et aux sciences.

C'est surtout sous le règne d'Haroun-al-Raschid. que celles-ci se développèrent (786-809).

Haroun fit élever à Bagdad que son prédécesseur Al-Manzor avait fondé pour en faire le siège de l'empire, des hôpitaux, des écoles et des bibliothèques. Puis, il fit réunir dans celles-ci toutes les copies des ouvrages grecs qui, après le pillage d'Alexandrie, avaient pu être fort heureusement retrouvées, en partie chez les Syriens et chez les Perses, en partie chez les Juifs. De plus, ces derniers furent chargés de traduire dans l'idiome arabe tous les textes grecs ainsi rassemblés.

Presque en même temps, d'autres écoles non moins importantes étaient élevées à Cordoue et à Séville.

C'est ainsi que la plupart des œuvres d'Hippocrate et de ses successeurs purent être reconstituées par ceux-là mêmes qui, dans un moment d'égarement fanatique, avaient tenté de les détruire complètement.

Autre fait remarquable : tandis que, du huitième au quatorzième siècle, la médecine byzantine tombait dans une décadence complète, la science grecque pénétrait chez les Arabes, et ceux-ci précisément allaient servir d'intermédiaires importants, à travers le Moyen-Age, entre la médecine ancienne et la médecine moderne !

Du douzième au quatorzième siècle, en effet, voire même au quinzième, l'arabogalénisme envahira l'Occident et régnera en maître dans toutes les écoles.

Quelques mots maintenant sur les médecins arabes les plus célèbres.

Voici d'abord Rhazès. Il naquit vers l'année 843 à Raï en Perse. C'était, paraît-il, un homme très distingué, ayant de profondes connaissances, dans la philosophie, l'astronomie, la musique, l'alchimie et la médecine, Dès l'âge de 30 ans, il professait cette dernière science d'une manière si brillante qu'on accourut de très loin pour assister à ses leçons.

A une profonde érudition, Rhazès joignait aussi des pratiques purement empiriques.

Passant, un jour, dans les rues de Cordoue, il vit un grand rassemblement. S'étant informé de ce qui se passait, il apprit qu'un homme venait de tomber mort. Il s'approcha aussitôt; puis, après l'avoir examiné, fit apporter des baguettes qu'il distribua à plusieurs des assistants, tandis qu'en gardant une pour lui-même il exhortait ces derniers à faire comme lui. Alors, il se mit à frapper le corps de l'individu qui était supposé mort, spécialement sur la plante des pieds. Tous les autres assistants considéraient Rhazès et ceux qui l'imitaient, comme des fous.... Au bout d'un quart d'heure, cependant, le prétendu mort commença à remuer, et finalement, revint à lui, aux acclamations de la foule criant cette fois au miracle...

Le kalife Al-Manzor ayant appris l'incident manda Rhazès auprès de lui, et, le complimentant : — « Je vous connaissais pour un excellent médecin, lui dit-il, mais je ne vous savais pas homme à ressuciter les morts. » — « J'avoue que j'entends la médecine, répondit Rhazès, mais je ne sais point rendre la vie aux morts ; c'est l'ouvrage de Dieu. Quant à ce que je pratiquai dernièrement avec tant de succès, je ne l'ai trouvé dans aucun livre de médecine, ni ne le tiens d'aucun maître ; mais, il m'arriva de faire, en compagnie, le voyage de Bagdad en Egypte. En entrant dans le désert, quelques Arabes, gens de qualité, se joignirent à nous. Chemin faisant, un d'entre eux se laissa tomber de cheval, comme s'il eût été mort. Un vieillard de notre troupe mit pied à terre sur le champ, et, coupant une poignée de verges, il nous en distribua à tous, et nous commençâmes à nous exercer sur le prétendu mort comme nous fîmes il y a quelques jours, sur le citoyen de cette ville, et avec le même succès. Tout le mérite de la cure se réduit donc à avoir remarqué que le cas du citoyen était le même que celui de l'Arabe ; quant à l'événement, c'est un pur hasard... »

Ce récit plut à Al-Manzor qui dit avec admiration à Rhazès que le pays qu'il habitait pouvait se vanter de posséder en lui un Galien.

Rhazès a laissé un ouvrage assez important qui a pour titre *Continens*, et qui est presque tout entier inspiré de Galien.

En outre de cette compilation, il a écrit une foule d'autres traités parmi lesquels il en est un, assez curieux, où il traite des qualités nécessaires du médecin, et où il passe en revue les différentes charlataneries des imposteurs.

Cinquante ans après lui, un autre médecin du nom d'Ali-ben-el-Abbas, mais plus vulgairement connu sous celui d'Haly-Abbas, jetait un assez vif éclat sur l'arabo-galénisme. C'est dans les hôpitaux, où il recommande expressément aux jeunes médecins d'aller s'instruire, qu'il recueillit, ainsi qu'il le déclare lui-même, la plupart de ses observations qui ont été consignées dans deux livres assez remarquables, le *Kamel* (Traité général de médecine) et le *Maleki* (c'est-à-dire « ouvrage royal »).

C'est encore la médecine grecque, notamment celle de Galien, qui est résumée dans ces ouvrages. Cependant, on y trouve quelques notions nouvelles, et quelques vues originales appartenant en propre à Haly-Abbas, sur les médicaments, les eaux minérales, le régime, etc.

Et ici, faisons remarquer qu'un des premiers ouvrages arabes qui furent traduits en langue latine fut précisément le *Maleki*. C'est Constantin l'Africain, qui, vers la fin du onzième siècle, écrivit cette traduction, non toutefois sans faire subir quelques altérations au texte primitif dont on possède aujourd'hui encore un assez grand nombre de copies arabes.

Haly-Abbas mourut vers l'année 994. Il était d'origine Persane, ainsi que Rhazès et Avicenne.

Celui-ci, qu'on a surnommé « le prince des médecins arabes », naquit, en 980, à Kharmatin près de Bokhara. Son père était percepteur des contributions en cette dernière ville.

Après avoir étudié la philosophie d'Aristote, les mathématiques, le Coran, toutes les autres sciences, en un mot, Avicenne se rendit à Bagdad afin de s'initier dans les sciences médicales.

Grâce à son éminent savoir, il acquit bientôt une réputation qui le plaça au premier rang entre tous les médecins. Il fut comblé de faveurs, et élevé même à la dignité de vizir.

Malheureusement, il fut mêlé à une intrigue de palais qui entraîna pour lui, en raison même de sa probité professionnelle, les conséquences les plus fâcheuses.

Ayant reçu l'ordre de la part du sultan d'empoisonner le Gouverneur de sa province, Avicenne se garda bien d'y obéir. Mal lui en prit, car, non seulement le gouverneur, mais encore le sultan le firent jeter en prison, le premier pour ne pas l'avoir averti du danger qu'il avait couru, le second, pour ne pas lui avoir obéi.

Enfin, après une détention assez longue, il parvint

à s'évader, et à sortir de la province sous l'habit d'un sufi. Il gagna Ispahan où il fut reçu avec empressement par l'émir qui lui donna une maison et tout l'argent qui pouvait être nécessaire à son bien-être.

C'est dans cette dernière ville où il passa les dernières années de sa vie, qu'Avicenne composa les nombreux ouvrages qu'il a écrits sur la médecine, sur la grammaire, sur la métaphysique, sur la géométrie, sur la théologie, sur la musique, etc...

Ses œuvres médicales sont réunis sous le titre des « *Canon* » ou Lois. C'est une simple compilation des Grecs, sans originalité aucune.

Telle fut cependant la renommée d'Avicenne, qu'il fit loi durant plusieurs siècles, et qu'en Europe, les professeurs le commentaient publiquement dans leurs cours.

Avicenne mourut à l'âge de 57 ans, épuisé par de nombreux excès. On raconte qu'ayant éprouvé les premières atteintes du mal qui devait l'emporter, il fit ses ablutions, se tourna vers la Mecque, distribua ses richesses aux pauvres, et affranchit ses mamluks. Après quoi, il se mit à lire le Coran, attendant ainsi que sa dernière heure arrivât. Il mourut un vendredi du mois de ramadan, année 428 de l'hégire (1037).

Encore au douzième siècle, la médecine arabe compte quelques figures importantes.

C'est ainsi que nous trouvons, à cette époque,

Abulcasis, réputé surtout comme chirurgien, Avenzoar de Cordoue, praticien distingué et érudit, admirateur passionné de Galien, et auteur d'un traité de médecine pratique, enfin, son disciple Averrhoès sans contredit le plus distingué de tous. C'est par lui que nous terminerons.

A la fois médecin, naturaliste, jurisconsulte et philosophe, Averrhoés vit le jour à Cordoue où son père et son grand-père avaient exercé l'office de Cadi. — Son maître en médecine, nous l'avons dit, fut Avenzoar.

Très considéré par le sultan Al Mansur qui le faisait souvent venir auprès de lui pour s'entretenir sur les sciences, et qui lui donnait affectueusement le nom de frère, Averrhoès fut élevé bien vite à de hautes dignités, et remplit des fonctions importantes dans le gouvernement (1).

Il a laissé un nombre assez considérable d'écrits concernant la médecine, la philosophie, la logique, la législation, l'histoire naturelle, la théologie, etc... Les deux plus importants sont le « *Colliget* » et les « *Commentaires d'Aristote* ». Le premier de ces ouvrages est une espèce d'*Abrégé de médecine* dans lequel l'auteur reproduit presque exclusivement ce qui a été dit par ses prédécesseurs.

____

(1) Quelques auteurs ont prétendu qu'Averrhoès, ayant émis à un moment donné quelques opinions hardies en matière religieuse, aurait été pour ce fait disgrâcié et jeté en prison. — Rien n'est moins sûr que cette histoire.

Quant aux *Commentaires* ils valurent à Averrhoès, pendant le Moyen-Age, les titres d'*Ame d'Aristote*, et de *Grand Commentateur*. Ce n'est, en effet, que par des traductions latines de cette dernière œuvre, qu'on connut en Europe, pendant fort longtemps, le philosophe de Stagyre.

Averrhoès parvint à un âge très avancé, et mourut à Maroc, vers 1199.

§ III. — LA MÉDECINE DANS L'OCCIDENT.
LES PREMIÈRES ÉCOLES. — L'ÉCOLE DE SALERNE.

Les écoles monastiques avant Charlemagne. — L'étude de la médecine aux neuvième et dixième siècles.—Un commentateur d'Hippocrate à cette époque. — L'école de Salerne : sa fondation, sa réputation du dixième au treizième siècles. —. Les médecins salernitains : Cophon, Platéarius, Bernard le Provincial, etc. ; l'évêque Romuald; Jean le Milanais. — Les préceptes diététiques. — Privilèges de l'Ecole de Salerne au treizième siècle. — Examen des candidats; grades conférés, etc. — Les femmes médecins. — Jean de Procida et les Vêpres Siciliennes.

La haute Italie, la Gaule, l'Angleterre, la Germanie, avaient vu s'élever, durant la domination romaine de nombreuses écoles, dites écoles impériales, où des copies et des traductions d'ouvrages latins et grecs avaient été accumulées. Ces écoles subsistèrent jusque vers le cinquième siècle.

Lorsqu'après la chute de l'empire romain, elles eurent disparu, tous les manuscrits qui y étaient conservés ne furent pas détruits par les nouveaux conquérant ; quelques-uns échappèrent au pillage. Soigneusement recueillis plus tard par des moines éclairés qui les transportèrent dans leurs couvents, ces débris furent les seuls documents qui, durant une grande partie du Moyen-Age, permirent aux érudits de l'Occident, d'aborder l'étude des chefs-d'œuvre légués par l'antiquité.

Ce fut donc au sein des monastères que se formèrent les nouvelles écoles destinées à remplacer les anciennes écoles impériales romaines. Seuls, du reste, les moines et les ecclésiastiques pouvaient se sentir quelques dispositions pour l'étude, à une époque où, nul ne l'ignore, on pouvait compter très aisément les laïques sachant lire, et où les grands dédaignaient toute culture de l'esprit.

Toutes les copies et toutes les traductions que possédaient ces écoles, dites *monastiques*, ne se rapportaient pas exclusivement à des œuvres littéraires. Parmi elles figuraient aussi des fragments d'ouvrages scientifiques, particulièrement d'ouvrages médicaux. Ici, se trouvaient quelques fragments d'Hippocrate traduits en latin ; là, étaient des fragments de Galien, d'Oribase, etc. Ainsi, on le voit, les premiers dépositaires, en Occident, de la médecine grecque furent quelques savants moines ou abbés.

Tout d'abord, on ne s'occupa nullement de l'étude,

et à plus forte raison, de l'enseignement de la médecine. Longtemps, en effet, on se contenta d'enseigner la grammaire, la rhétorique, la philosophie,
l'arithmétique, la géométrie, la musique et l'astronomie, c'est-à-dire les sept arts libéraux, que, suivant
le mode scolastique on avait mnémotisés dans le
vers suivant :

Lingua, Tropus, Ratio, Numerus, Tonus, Angulus Astra.

Plus tard, cependant, lorsque sous l'inspiration
des hommes érudits dont il avait eu soin de s'entourer, et parmi lesquels nous devons citer l'évêque
d'Orléans, Théodulphe, l'abbé de Fulde, Raban Maur,
et surtout le savant moine Alcuin, Charlemagne
essaya de réaliser dans son empire une première renaissance intellectuelle ; lorsque, dans ce but, il eut
réorganisé les écoles déjà existantes, et lorsqu'il en
eût créé de nouvelles, plus importantes encore, à
Paris, à Tours et à Aix-la-Chapelle, par exemple, on
joignit à l'enseignement des autres arts celui de la
médecine.

A partir de ce moment, moines, clercs et abbés se
mirent à copier, traduire et commenter tout ce qu'ils
possédaient d'Hippocrate, de Galien, de Celse, d'Oribase. Hâtons-nous d'ajouter qu'à cela seulement se
bornaient leurs études médicales.

Encore n'était-ce pas toujours sans beaucoup de
mal et sans grande fatigue... Lisez plutôt le récit suivant d'un pauvre bénédictin du dixième siècle (le savant Richer), lequel, après avoir étudié à Reims,

quelques fragments de Celse et de Pline, voulut se rendre à Chartres, afin de pouvoir y lire et commenter, près du clerc Héribrand, un livre d'Hippocrate... La distance qui sépare les deux villes n'est pas bien grande, et néanmoins que d'obstacles n'eut-il pas à surmonter pour la franchir !

« Je partis après avoir reçu pour tout secours de mon abbé un seul cheval de somme, et, sans argent, sans habit de rechange ni autres objets de dernière nécessité, j'arrivai à Orbais, lieu renommé pour son hospitalité. J'y fus ranimé par le bon accueil de l'abbé D. qui me donna aussi des marques de sa munificence, et le lendemain, je me remis en route pour Meaux ; mais, m'étant engagé, avec mes deux compagnons, dans les détours du bois, nous fûmes en butte à toute espèce d'infortune. Trompés par l'embranchement de deux routes, nous fîmes six lieues de plus qu'il ne fallait. Ensuite au delà de Château-Thierry, notre monture, qui jusque là semblait un Bucéphale, commença à marcher plus lentement qu'un âne. Déjà le soleil était loin du méridien et inclinait vers le couchant, et toute l'atmosphère n'était que pluie, lorsque ce vaillant Bucéphale, épuisé de fatigue, tomba sans force sous le domestique qui le montait, et expira comme frappé de la foudre, à six milles de la ville. Quel fut alors notre embarras, quelle fut notre anxiété ! Ils peuvent le comprendre ceux qui se sont trouvés dans des cas semblables ; que par leur position, ils jugent de la nôtre.

« Le domestique, qui n'avait jamais éprouvé les difficultés d'un si long chemin, était étendu par terre, le corps brisé, près de son cheval mort. Nos bagages étaient là sans pouvoir être emportés ; la pluie nous assaillait plus fortement, les nuages s'amoncelaient dans le ciel ; le soleil, déjà à l'horizon, nous menaçait de l'obscurité. Dans ces conjectures, Dieu vint lever mes irrésolutions. Je laissai là le domestique avec les bagages, après lui avoir dicté ce qu'il devait répondre aux questions des passants et lui avoir recommandé de ne pas se laisser aller au sommeil qui l'assaillait, et, suivi du cavalier chartrain, en compagnie duquel je me trouvais, j'arrivai à Meaux. A peine le jour me permettait-il de voir le pont sur lequel je m'avançais, et lorsque je l'examinai plus attentivement, je vis que je touchais à de nouvelles calamités. Ce pont était percé partout de si grandes ouvertures, qu'à peine les personnes en relations habituelles avec les citoyens avaient-elles pu y passer le jour même. Mon compagnon, homme actif et voyageur fécond en ressources, après avoir cherché partout une barque sans en trouver, revint au dangereux passage du pont, et il obtint du ciel que les chevaux le traversassent sans accident. Sur les endroits percés, il plaçait quelquefois son bouclier sous leurs pieds, quelquefois il rapprochait les planches disjointes ; tantôt courbé, tantôt debout, tantôt s'avançant, tantôt reculant sur ses pas, il traversa heureusement le pont avec les chevaux, et je le suivis. La nuit était affreuse et le monde était plongé dans de profondes ténèbres lorsque j'entrais dans la basilique de Saint-Pharon, et cependant les frères préparaient encore alors le breuvage de charité. Ils avaient, le jour même, dîné solennellement, après avoir fait lecture du chapitre relatif au cellérier du monastère, ce qui avait retardé à ce point leur collation. Je fus reçu par eux comme un frère et gratifié de douces paroles et de vivres suffisants. J'envoyai le cavalier chartrain avec des chevaux affronter de nouveau les périls du pont auxquels nous avions échappé, pour qu'il allât rejoindre le domestique laissé sur la route. Il traversa le pont avec la même adresse qu'il avait déjà déployée, et, marchant à l'aventure, il rejoignit le jeune homme à la seconde veille de la nuit. Il l'appela longtemps et ne le retrouva qu'avec peine. Il le ramena enfin ; mais arrivé près de la ville, redoutant les dangers du pont qu'il connaissait par expérience, il se retira avec lui et les chevaux dans une chaumière. Bien qu'ils eussent passé tout le jour sans manger, ils employèrent cette nuit-là à se reposer au lieu de souper. Ceux que tinrent quelquefois éveillés des inquiétudes pour des personnes chères peüvent comprendre à quel point cette nuit fut pour moi sans sommeil, et quels tourments elle me causa. Enfin revint le jour, impatiemment attendu, et ils arrivèrent de très bonne heure mourant de faim. On les fit manger on donna du grain et de la paille aux chevaux. Je laissai à l'abbé Augustin le domestique démonté et, accompagné du seul cavalier, j'arrivai promptement à Chartres. Bientôt après j'envoyai des chevaux à Meaux et j'en fis revenir le domestique. »

Mais abandonnons notre héros, maintenant qu'il a atteint son but ; et, tandis qu'il va oublier toutes les vicissitudes de son pénible voyage en lisant et commentant tout à son aise les aphorismes d'Hippocrate, tournons nos regards vers la Sicile où commence à prospérer un centre médical qui bientôt deviendra célèbre : l'école de Salerne.

On ne connait rien de précis sur l'histoire de la fondation du « collège de médecine de Salerne. » On ne sait même pas exactement à quelle époque remonte son institution.

Les uns ont prétendu qu'il fut créé par les moines d'un couvent situé non loin de Salerne, au mont Cassin, couvent où auraient été conservées quelques copies plus ou moins fidèles et plus ou moins complètes des œuvres d'Hippocrate et de Galien ; d'autres ont supposé qu'il fut établi par des savants ayant fui l'Egypte après le pillage d'Alexandrie ; d'autres enfin ont cru pouvoir attribuer sa fondation aux Sarrasins eux-mêmes. En réalité ce sont là de simples hypothèses. Tout ce qu'on peut affirmer c'est que dès le commencement du huitième siècle il est fait mention de certains médecins Salernitains.

Du dixième au treizième siècle, l'école de Salerne

acquit une renommée immense, et compta une foule de célébrités médicales que les malades venaient consulter de tous les pays, et sous la direction desquelles un grand nombre d'élèves venait étudier.

Il convient de citer dès le onzième siècle, Cophon l'Ancien, Pétronius, Jean Platéarius, le moine bénédictin Constantin auquel quelques auteurs ont attribué à tort la fondation de l'école ; Archimatæus, Cophon le jeune, Bernard le Provincial, au douzième siècle ; l'évêque de Salerne, Romuald, membre du collège de cette ville et qui devint médecin du pape ; enfin, Jean le Milanais.

C'est à ce dernier qu'on attribue, sans preuve aucune hâtons-nous de le dire, le fameux poème didactique intitulé *Préceptes diététiques de l'école de Salerne*, lequel est parvenu jusqu'à nous, et a été traduit bien des fois.

Ce livre, fort original par sa forme, fut composé pour le fils de Guillaume le Conquérant, Robert, duc de Normandie, qui, au retour d'une croisade, s'était arrêté à Salerne pour se faire soigner d'une blessure au bras. Il est écrit en vers, sous forme d'*aphorismes* ou sentences, et se compose de *dix parties*, dans lesquelles on trouve de nombreux préceptes sur les maladies, sur les remèdes, sur l'alimentation, et sur l'hygiène en général.

Nous avons cité plus haut un fragment de cette œuvre réglant la tenue du médecin. On en lira avec intérêt quelques autres extraits.

Commençons d'abord par les deux premiers aphorismes sur *la conservation de la santé*, et sur le
meilleur moyen de pouvoir se passer de médecin.

APH. I.

Si tu veux de tes ans prolonger la durée,
Soupe peu : du vin pur, ménage la versée ;
Marche après ton repas ; ne dors point dans le jour,

. . . .

Chasse loin les soucis, évite la colère ;
C'est ce qu'écrit Salerne au bon roi d'Angleterre.

APH. II.

Es-tu sans médecin ? Je vais t'en donner trois :
Gaieté, diète, repos ; obéis à leurs lois.

Les aphorismes suivants se rapportent à la faim,
à la soif, à la boisson : enfin, les deux derniers qui
viennent ensuite sont relatifs au sommeil et à la
saignée.

APH. XVI.

Ne bois jamais sans soif, ne mange point sans faim ;
Et la faim et la soif, sont un bon médecin.
Mais, qu'ici comme ailleurs, la raison te modère.
L'une ou l'autre en excès te mettrait dans la bière.

APH. XXI.

Bois souvent en dînant, jamais hors des repas :
Toujours à petits coups, pour narguer le trépas.

APH. LXXX.

Six heures de sommeil suffisent à chacun.
Le paresseux, de sept pourra faire sa nuit ;
Mais que nul ne prétende à l'obtenir de huit.

APH. CXXXI.

Ne saignez point avant la dix-septième année ;
Trop de force et d'esprit s'en vont par la saignée ;
Et pour le reparer, le meilleur aliment,
Le vin et le bouillon agissent lentement.

L'école de Salerne était placée sous le patronage de Saint-Mathieu, et était fortement organisée.

D'après les ordonnances de Roger, et, en 1225. d'après celles de l'empereur Frédéric, elle obtint de nombreux privilèges, entr'autres, celui de conférer des grades sans lesquels nul ne pouvait exercer la médecine dans le royaume de Naples.

Le candidat devait être âgé de vingt et un ans au moins, marié, et faire preuve de sept ans d'étude. Les examens portaient sur un livre de Galien, sur le premier livre d'Avicenne, et les aphorismes d'Hippocrate. S'il montrait des connaissances suffisantes, on lui faisait prêter serment d'obéir aux lois, de ne recevoir aucun salaire du pauvre, et de n'avoir aucune part dans le gain des apothicaires.

On lui plaçait alors un livre à la main, un anneau au doigt, puis, après lui avoir donné l'accolade, on lui délivrait le titre de « magister. »

La même école conférait aussi des titres spéciaux à ceux qui voulaient exercer la chirurgie. Il en était aussi de même pour ceux qui se destinaient à préparer les drogues, c'est-à-dire les apothicaires, lesquels, on se le rappelle n'existaient pas dans l'antiquité.

Une particularité digne de remarque, c'est qu'il existait aussi à Salerne, des *femmes médecins*. Plusieurs d'entre elles semblent avoir joui d'une réputation méritée. Citons : Trotula, l'épouse de Jean Platéarius, à laquelle certains écrits sont attribués, Abdalla et Mercuriade.

A l'école de Salerne se rattache le nom d'un homme surtout connu dans l'histoire par les événements auxquels il prit une part active. Nous voulons parler de Jean de Procida, l'instigateur du complot fameux des *Vêpres siciliennes*.

Il était né vers 1215. Bien qu'appartenant à une grande noblesse, Jean, seigneur de l'île de Procida, n'avait pas cru déroger en étudiant la médecine à Salerne, et même en exerçant cet art avec succès. Par son habileté, il acquit tour à tour la faveur de l'empereur Frédéric II, roi des Deux-Siciles, de Conrad IV, et de Manfred ou Mainfroi.

Lorsque celui-ci eut péri, en 1256, à la bataille de Grandella, près de Bénévent, et que Charles d'Anjou, père de saint Louis, se fût emparé de ses Etats, Jean de Procida se vit dépouillé de tous ses biens par ce dernier prince. Il résolut alors de faire passer la couronne sur la tête de Pierre III, roi d'Aragon, et dans ce but, ourdit, en 1282, contre Charles d'Anjou, une vaste conspiration qui aboutit au massacre des Français qui se trouvaient en Sicile.

« Le roi d'Aragon, Pierre III, gendre de Manfred, était pour la France un ennemi redoutable. Il protégeait et accueillait les exilés Gibelins, et, excité par Procida, noble de Salerne, il nourrissait de grands projets contre Charles d'Anjou. Les conquérants de Naples s'étaient rendus odieux par leurs cruautés et leurs débauches; la Sicile, demi-arabe, demi-sauvage, affectionnée à la race des Manfred, et accablée d'impôts vexatoires détestait « l'ante-Christ que le père des Chrétiens lui avait donné pour roi; » enfin toute l'Italie et les papes eux-mêmes se lassaient du despotisme sombre et cruel de Charles d'Anjou. Pendant que celui-ci portait toute son attention sur Constantinople, une vaste conspiration s'ourdit entre le roi d'Aragon, l'empereur Paléologue et les Siciliens : Procida en fut le moteur. Le premier équipa une flotte avec les subsides de l'empereur, annonça qu'il allait faire la guerre aux Musulmans d'Afrique, et mit à la voile. Pendant ce temps, Procida parcourait la Sicile, distribuait des armes et de l'argent, promettait des libérateurs; et, le 30 mars 1282, au moment où les cloches appelaient à vêpres les fidèles de Palerme, un Français, ayant insulté une femme, fut massacré par les habitants. Ce fut le signal du carnage, qui dura un mois, en se propageant par toutes les villes de la Sicile. Tous les Français furent tués ou proscrits. Les Siciliens appelèrent Pierre d'Aragon, qui croisait avec sa flotte dans les eaux de l'Afrique, et ils le reconnurent pour roi (1). »

Jean de Procida resta depuis ce jour le conseiller des princes Aragonais. Il mourut à un âge très avancé.

Après lui, nous ne trouvons plus dans l'Ecole de Salerne aucun nom méritant une mention spéciale.

Du reste, dès la fin du treizième siècle, celle-ci commence à décliner. Bien qu'elle doive subsister durant une longue période encore, l'Ecole de Salerne, n'aura plus, en effet, aucun éclat comparable à celui du passé.

Cette école, un instant si fameuse qu'on a voulu la comparer à l'Ecole d'Alexandrie, s'éteignit tout à fait au commencement de notre siècle, lorsque, par un décret en date du 29 novembre 1811, relatif à la réorganisation de l'instruction publique, la collation des grades lui fut enlevée.

A sa place, on éleva un lycée et une simple Ecole préparatoire de médecine.

(1) Théophile Lavallée. *Histoire des Français* (Tome Ier).

§ IV. — LA MÉDECINE DANS L'OCCIDENT (SUITE).

Développement des écoles sous Charlemagne. — Ecoles Saint-Victor, Sainte-Geneviève. — L'Université sous Philippe-Auguste. — L'enseignement de la médecine d'abord confondu avec l'enseignement des lettres et des arts. — La Faculté de médecine de Paris. — Son organisation première en 1270. — Privilèges de la Faculté : son règlement. — Grades conférés : baccalauréat, licence, doctorat. — Le local de la rue du Fouarre. — Leçons, examens; réunions solennelles de la Faculté, etc. — L'École de médecine de Montpellier. — Son ancienneté. — Détails sur cette école avant sa réunion à l'Université. — Les écoles de médecine à l'étranger. — Coup-d'œil rapide sur la médecine et les médecins.—Les chirurgiens Lanfranc et Guy de Chauliac.

Cependant, les diverses écoles d'arts et de sciences que Charlemagne avait établies dans son empire, voyaient leur importance grandir de jour en jour. Leur nombre aussi augmentait, non seulement en France, mais encore en Angleterre, en Allemagne, en Italie, cela, grâce à l'influence favorable des rois de France et d'Angleterre, et des papes eux-mêmes.

Naturellement, certaines de ces écoles jouissaient d'une réputation plus grande que les autres. Ainsi fut-il pour les écoles de Saint-Victor et de Sainte-Geneviève, lesquelles, dès le onzième siècle, attiraient à Paris, une foule de clercs studieux, avides d'entendre les leçons de maîtres célèbres.

Or, comme les diverses branches des connaissances humaines, plus ou moins confondues, il est vrai, étaient enseignées dans ces écoles, on s'habitua à désigner celles-ci du nom d' « Université » ; dénomination qui plus tard s'appliqua (non seulement à Paris, mais encore dans toutes les villes où devait exister un foyer complet d'enseignement) à la corporation tout entière des maîtres enseignants et des écoliers qui, peu à peu, allaient obtenir, les uns et les autres, des privilèges spéciaux.

L'Université de Paris fut la première qui reçut une consécration officielle. Elle la dut, en l'an 1200, à une charte royale de Philippe-Auguste. Neuf ans plus tard, cette charte fut confirmée par plusieurs bulles d'Innocent IV et du légat Robert de Courçon, qui donna à l'Université des statuts définitifs.

Peu de temps après, en 1223, le pape Grégoire IX créait l'Université de Toulouse à peu près sur le modèle de l'Université de Paris.

Vers la même époque également étaient fondées les Universités d'Oxford, en Angleterre, de Naples et de Padoue, en Italie, de Valence, en Espagne.

D'après leur mode d'organisation, ces Universités n'admirent, au début, que deux « Facultés » : celle de théologie, et celle des arts, laquelle comprenait les lettres et les sciences réunies.

On conçoit que, dans des conditions pareilles, l'enseignement de la médecine n'y devait pas tenir une grande place. Cependant, quoique confondu avec les autres arts et les lettres, et quoique bien imparfait, cet enseignement existait.

Une bulle du pape Grégoire XI, datée de l'année 1231 porte, en effet, que l'Université devra joindre à l'enseignement des autres sciences et arts celui de la médecine.

Il en fut ainsi jusqu'en 1270, époque à laquelle l'enseignement de la médecine ayant été enlevé, dans l'Université de Paris du moins, à la Faculté des lettres et arts, la Faculté de médecine proprement dite prit naissance.

Quoique faisant partie intégrante de l'Université, celle-ci vécut désormais d'une vie propre. Outre ses réglements particuliers, elle reçut encore d'assez nombreux privilèges, en vertu desquels, elle put, dès 1271, interdire aux juifs l'étude et l'exercice de la médecine ;(1) fixer à 9 ans la durée des études médicales ; conférer gratuitement les grades aux écoliers pauvres ; enfin, en 1274, obtenir l'autorisation d'avoir un sceau particulier en argent.

La Faculté avait à sa tête un doyen qui devait tenir un registre sur lequel tous les actes étaient notés jour par jour.

Les grades qu'elle pouvait conférer étaient : le baccalauréat, la licence, enfin le doctorat. Seuls,

---

(1) Voir à ce propos aux documents complémentaires, une ordonnance du roi Jean.

les titulaires de ce dernier grade avaient le droit de porter le « bonnet carré ».

Les « actes probatoires » avaient lieu au domicile du doyen, car, la Faculté n'avait pas un bien grand local à sa disposition.

Les leçons étaient faites dans une sorte de masure située rue du Fouarre, au pied de la montagne Sainte-Geneviève, en plein quartier de l'Université.

... « Une escabelle, deux chandelles et quelques bottes de paille éparpillée sur la terre nue composaient le mobilier des salles basses où, dès cinq heures du matin, se pressaient les élèves. Le costume des professeurs resta longtemps en harmonie avec le milieu. On eut beaucoup de peine à obtenir d'eux qu'ils fissent leurs cours, vêtus d'une robe convenable et qui leur appartînt, les statuts de 1350, dressés sous le décannat d'Adam de Francheville, les obligèrent à en enseigner « *in cappâ rotundâ, honestâ, propriori, non commodata, de brunetta violana*. » En l'absence d'horloge, les étudiants se réglaient sur les cloches des églises voisines; la messe des Carmes qui se célébrait à cinq heures donnait le premier signal, puis venait, une heure après, la sonnerie de prime à Notre-Dame. Quant aux réunions solennelles de la Faculté, elles avaient lieu, soit à l'église des Mathurins, soit à Sainte-Geneviève des Ardents, soit à Notre-Dame, autour d'un des grands bénitiers de

6

pierre qui se trouvait au pied des tours (1). »

En 1369, pourtant, la Faculté acheta une petite bicoque au coin de la rue de la Bûcherie et de la rue des Rats ; et plus tard, elle agrandit encore ses locaux par l'acquisition faite aux Chartreux d'une maison contiguë.

Tels furent les commencements de la Faculté de médecine de Paris, Faculté si célèbre, à divers titres, que, pendant bien des siècles, il n'y en eut qu'une seule capable de lutter avec elle : celle de Montpellier.

Il est à remarquer que cette dernière exista bien avant l'autre, et cela, malgré que l'Université de Montpellier ait été créée plus d'un demi-siècle après l'Université de Paris, soit seulement vers 1280.

Pour cette raison, et pour plusieurs autres motifs encore, quelques auteurs ont cru pouvoir établir une certaine analogie d'origine, et aussi de constitution durant une partie de son existence, entre la Faculté de médecine de Montpellier et l'école de Salerne.

L'époque de la fondation de l'école de Montpellier n'est pas connue. Sans nous arrêter à une légende ancienne qui la ferait remonter jusqu'à Apollon lui-même, qui, chassé de l'Asie, de l'Afrique et du reste de l'Europe, et errant dans la Gaule Narbonnaise,

(1) *Dictionnaire encyclopédique des sciences médicales* (article *Ecoles*).

aurait résolu de se « choisir dans Montpellier un nouveau Mont Pélion (!) », sans vouloir même rechercher ce qu'il y a de vrai dans les différentes assertions des historiens qui attribuent la création de cette école, les uns à des juifs, les autres à des Arabes, nous nous bornerons à dire que, dès le milieu du douzième siècle, elle jouissait déjà d'une certaine réputation.

Racontant un voyage, fait cinq ans auparavant, Anselme d'Havelberg en parlait dès l'année 1141 : —, « Voilà, dit-il, que se présente aux yeux du jeune homme Montpellier où tant de médecins ont leur demeure ; c'est là qu'ils méditent sur la vertu des choses, et prescrivent un bon régime aux gens sains, des médicaments aux malades..... »

En 1153, saint Bernard raconte qu'un archevêque de Lyon, étant tombé malade en allant à Rome, se détourna de son chemin pour aller se faire soigner à Montpellier « où il dépensa avec les médecins ce qu'il avait et ce qu'il n'avait pas ».

Cent vingt ans au moins avant l'organisation de la Faculté de médecine de Paris, et cent trente ans avant la création de l'Université de Montpellier, il existait donc en cette dernière ville une école véritable ayant une organisation propre, et qui plus, est ses privilèges.

Les plus anciens statuts qui la concernent, et dont on ait connaissance, sont datés de l'année 1220.

Ils sont dus au cardinal Conrad, agissant sur l'ordre du pape Honorius III.

Ces statuts plaçaient l'école de médecine de Montpellier sous l'autorité immédiate de l'évêque de Maguelonne. Ils faisaient de tous ses membres un corps uni par des liens d'une étroite fraternité, obligeant les maîtres et les élèves à assister à des réunions périodiques, aux funérailles de leurs confrères, etc... Enfin, ces mêmes statuts portaient qu'à l'avenir, nul ne pouvait prétendre à la maîtrise, s'il n'avait été examiné par les docteurs régents, et s'il n'avait reçu de l'évêque licence d'enseigner et de pratiquer.

Contrairement à ce qui arriva pour les autres Facultés de médecine qui, toutes naquirent de l'Université, la Faculté de Montpellier, on le voit, eut une origine véritablement autonome.

Et elle conserva longtemps les caractères de cette antonomie primitive. C'est ainsi, qu'après la création de l'Université de Montpellier en 1283, la Faculté de médecine ne fut guère réunie aux autres Facultés que pour la forme. Elle ne perdit aucun de ses privilèges, aucun de ses anciens droits. Elle conserva, par exemple, son ancien sceau, ses masses, ses bedeaux, ses officiers...

A côté de ces deux écoles, les plus anciennes, et aussi les plus fameuses de notre pays, quelques autres encore s'établirent, vers la même époque, dans les différentes Universités, tant en France qu'à l'étranger. Mais aucune d'elles ne devant atteindre, de si tôt du moins, l'éclat des précédentes, nous ne pensons pas qu'il y ait lieu de nous en occuper.

Et puis, c'est toujours Galien qui, partout, domine sous le couvert des Arabes ; et de plus, Galien, défiguré, mal compris, mal interprêté, et, avec tout cela, accommodé suivant l'esprit du jour. Aussi que de singularités devaient résulter de cette étrange association de l'arabo-galénisme, de la scolastique, de l'alchimie, de l'astrologie !

Deux mots sur les principales physionomies de cette époque.

Ici, nous trouvons : Albert le Grand (1205-1280), qui fut le maître de saint Thomas et s'occupa à la fois de médecine, d'alchimie et de philosophie (1) ; Roger Bacon, né en 1214 à Ilchester, en Angleterre, lequel après avoir étudié à l'Université d'Oxford et à Paris, se retira dans un cloître pour se livrer en paix à l'étude, fit faire quelques progrès aux sciences mathématiques, écrivit divers ouvrages de médecine, un entre autres dédié au pape Nicolas IV, et mérita le surnom de « Docteur admirable » ; (2) Arnaud, de Villeneuve près Mont-

_____

(1) Il professa la philosophie à Cologne et à Paris.

(2) On raconte que Roger Bacon fut emprisonné pendant quatorze ans, pour avoir dénoncé au pape Innocent IV certains abus du clergé.

6.

pellier (1250-1313), lequel étudia la médecine et les autres sciences en cette dernière ville, à Paris et en Italie, acquit une certaine célébrité, autant par l'hostilité qu'il montra pour la philosophie scolastique et par son impiété que par ses recherches d'alchimie et la découverte qu'il fit de l'alcool, et mourut pendant une traversée qu'il effectuait de Sicile en France, tandis qu'il se rendait à Avignon auprès du pape Clément V qui, devenu malade, l'avait fait appeler ; Gilbert l'Anglais, Jean de Gaddesden, Jacques de Dundis, enfin Mundinus de Luzzi, lequel appartenait à l'école de Montpellier et essaya de restaurer les études pratiques d'anatomie en disséquant publiquement deux cadavres en dépit des anathèmes lancés par le pape Boniface VIII.

Là nous voyons : Gilles de Corbeil, médecin du roi Philippe-Auguste, et auteur de plusieurs poèmes médicaux ainsi que d'une satire en 9 livres et 5929 vers contre les prélats du treizième siècle ; Dude de Laon « clerc et physicien », chanoine de l'Eglise de Paris, médecin du roi Louis IX qu'il assista à ses derniers moments sur la terre de Carthage, et qu'il revit en apparition miraculeuse à Saint-Germain-en-Laye, au dire des pieux chroniqueurs ; Pierre d'Abano, de Bologne (1250-1316), si âpre au gain, qu'il ne consentait jamais à quitter cette ville pour visiter un malade, à moins de 50 écus à la couronne par jour, et qu'il exigea du pape, pour se rendre à Rome où ce dernier l'avait fait appeler,

400 écus par jour ; Bernard Gordon, de Montpellier lequel, vers 1305, publia sous le titre de *Lilium medicinæ* un bizarre recueil où il écrivait que pour guérir un épileptique, il suffit de lui dire trois fois à l'oreille ces trois vers :

Gaspor fert myrrham, thus Melchior, Balthazar aurum.
Hæc tria qui secum portabit nomina regum
Solvitur a morbo, Christi pietate, caduco ;

Gervais Chrétien, chanoine de Notre-Dame-de-Paris, chancelier de l'église de Bayeux, premier médecin de Charles V ; Regnault Fréron, médecin de Charles VI ; enfin le fameux médecin, astrologue et conseiller du roi Louis XI, Jacques Coictier, lequel sut si habilement tirer profit des idées superstitieuses de ce monarque, que, sans crainte de la moindre disgrâce, il parvint à lui arracher des sommes considérables. On sait qu'ayant tiré un jour l'horoscope de ce dernier il avait eu l'audace de lui faire croire qu'il ne pouvait se passer de lui, et que s'il le congédiait, le roi mourrait avant huit jours.

Avant d'en terminer avec cette période assez obscure du moyen-âge, nous devons cependant une mention spéciale à Lanfranc et à Guy de Chauliac, deux hommes qui appartiennent au treizième siècle, et qui, l'un et l'autre, portent des noms illustres dans la chirurgie.

CHAPITRE III

PÉRIODE MODERNE

—

§ I. — DE LA RENAISSANCE AU XVIIᵉ SIÈCLE. LES ÉRUDITS ET LES ANATOMISTES.

La prise de Constantinople et la découverte de l'imprimerie. —
Les traducteurs : Léonicenus, Linacre, Manardi, Ficin, Cornarius. Anuce Foès et les œuvres d'Hippocrate. — L'étude de
l'anatomie depuis Hérophile et Erasistrate.—L'interdiction des
dissections humaines. — Mundinus de Luzzi, Bérenger de
Carpi et le Saint-Siège. — Les premières démonstrations anatomiques à Paris. — L'amphithéâtre d'anatomie de la Faculté
de Montpellier et l'amphithéâtre d'anatomie de la Faculté de
Paris. — Les anatomistes du dix-septième siècle : Eustachi,
Varole, Césalpin, Fallope, Ingrassia, Fabrice d'Acquapendente,
Arantius. — André Vésale : ses travaux ; son *Traité d'anatomie
humaine*. — Michel Servet ; sa vie et ses œuvres. — Son livre
Restauration du christianisme. Ses démêlés avec l'Inquisi-
tion et avec Calvin. Sa fin tragique. La petite circulation.

Un événement considérable venait de s'accomplir.
Le 27 mai 1453, Mahomet II, à la tête de cent mille
Turcs, de quatre cents vaisseaux et d'une formidable

artillerie, s'était emparé de la capitale de l'empire Grec d'Orient où régnait Constantin Paléologue.

Dès ce moment, tout ce que Constantinople comptait d'artistes ou de savants émigra. Emportant avec eux tous les manuscrits qu'ils étaient parvenus à sauver du pillage, ceux-ci vinrent chercher refuge en Occident.

La vieille Europe, qui venait de voir s'accomplir une découverte gigantesque laquelle allait préparer l'émancipation de l'humanité, l'imprimerie (1), put entrer dès ce jour en possession des trésors intellectuels de l'antiquité qu'elle n'avait fait qu'entrevoir jusqu'alors.

De tous côtés, on se mit à fouiller les documents littéraires, artistiques et scientifiques qu'on connaissait à peine par l'intermédiaire des Arabes.

Familiarisés avec la langue grecque, des érudits les traduisirent, et l'imprimerie, accomplissant aussitôt son œuvre si éminemment civilisatrice, vint contribuer à son tour, à la propagation des connaissances multiples qui venaient d'être importées.

Pour nous en tenir exclusivement aux sciences méd cales, c'est ainsi que Nicolas Léonicenus (1428-1523), médecin et professeur de mathématiques à l'Université de Ferrare, traduisit directement en latin les Aphorismes d'Hippocrate ; que Thomas Linacre (1460-1524), médecin des rois Henri VII et Henri

____

(1) Découverte en 1436, par Gutemberg.

VIII d'Angleterre et fondateur du « Collège Royal de médecine de Londres », donna une traduction de Galien, et qu'en France, Gauthier d'Andernach (1497-1574), médecin de Charles IX et d'Henri III, commenta fort judicieusement plusieurs livres d'Hippocrate, traduisant en même temps Paul d'Egine.

A côté d'eux, et pour compléter cette liste des médecins érudits les plus connus, et dont les travaux préparaient, dès cette époque, les réformes médicales qui vont caractériser la fin du quinzième siècle et les siècles suivants, nous devons citer encore Benedetti Manardi, Ficin, Cornarius, et enfin, l'illustre Anuce Foès (1528-1596) qui, modeste médecin de Metz, consacra quarante années de sa vie à traduire les œuvres complètes d'Hippocrate, et employa presque toute sa fortune à publier cette traduction.

D'autre part, l'étude de l'anatomie, depuis longtemps délaissée, commençait à prendre place parmi les autres branches de la médecine.

Depuis Hérophile et Erasistrate, jamais personne, ni dans l'antiquité ni dans le moyen-âge, n'avait disséqué de cadavres humains. Le respect des anciens pour leurs morts avait toujours empêché ce qu'ils considéraient comme une profanation ; et, non moins rigoristes qu'eux sur ce point, les papes à leur tour avaient interdit aux médecins d'ouvrir aucun corps humain sous quel prétexte que ce fût.

Ceux qui voulaient par conséquent, se rendre

un compte exact de la disposition des organes, de leur situation, de leur structure et de leur fonctionnement, étaient obligés, dans cet état de choses, de s'en tenir à la dissection d'animaux, et de conclure de ceux-ci à l'homme. Méthode bien imparfaite, on le conçoit, et qui précisément avait été celle suivie par Galien !

Ce fut donc une véritable révolution médicale qui s'accomplit, le jour où on commença à ouvrir un cadavre humain, dans le but de faire, suivant l'expression de l'époque, une « démonstration anatomique. »

Bien avant la Renaissance, à la vérité, on avait pratiqué, de loin en loin, quelques dissections humaines ; mais ces précédents étaient tout exceptionnels.

Faisant l'application d'une ancienne ordonnance rendue, dès l'année 1250, par Frédéric II, roi des Deux-Siciles, emperereur d'Allemagne, mais à laquelle le Saint-Siège avait toujours opposé son *veto*, Mundimus de Luzzi avait, en 1396, disséqué deux cadavres de femmes. On peut affirmer que, depuis Hérophile et Erasistrate, ce fut la première dissection de ce genre.

Quelques années plus tard, en 1376, Louis d'Anjou ayant accordé aux chirurgiens de Montpellier la permission de prendre une fois par an le cadavre d'un des criminels qu'on aurait exécutés et de le disséquer, l'usage s'introduisit dans cette école, de faire chaque année, et dès cette époque, une démonstration anatomique.

La Faculté de médecine de Paris fut plus lente à suivre ce mouvement.

Pour assister, en effet, à la première dissection humaine en cette ville, il faut attendre jusqu'en 1478.

En cette année, le recteur de l'Université autorisa la Faculté à ouvrir publiquement un cadavre. A partir de ce jour, il est vrai, le même fait se renouvela de temps en temps.

On peut en juger d'après un décret de la Faculté, en date de 1496, lequel arrêtait que tout cadavre ayant servi à l'étude serait inhumé en terre sainte, et qu'on célébrerait une grand'messe en son honneur.

Autres preuves encore, dans une inscription trouvée sur un registre du doyen de la Faculté de médecine, nommé Jean Avis, lequel relate, à la date du 17 janvier 1505, une démonstration anatomique faite par lui, durant trois jours consécutifs, en l'hôtel de Nesle alors sans propriétaire, et aussi, dans cette requête adressée, vingt-et-un ans plus tard, en 1528, par la Faculté de Paris au Parlement, pour lui demander le corps d'un condamné à mort nommé Jehan Despatures « pour faire icelluy aucunes expériences concernant l'art et science de médecine. »

En Italie, d'autre part, l'exemple offert par Mundinus avait été suivi par un certain nombre de médecins, entre autres, par Benedetti, par Benivieni de Florence, et par Bérenger de Carpi.

La pratique de la dissection ne laissait pourtant pas que d'exposer ceux qui s'y adonnaient à d'assez graves désagréments. Si le Saint-Siége usait de tolérance envers les médecins qui ouvraient accidentellement un cadavre humain, il n'avait pas, pour cela, levé l'interdit qui pesait sur ce genre de recherches. Aussi les anatomistes restaient-ils toujours sous le coup de ses arrêts, et bien imprudents étaient ceux qui paraissaient l'avoir oublié ! Nous en avons une preuve avec Bérenger de Carpi, qui dut s'enfuir de Bologne où il exerçait, afin d'échapper au tribunal de l'Inquisition lequel prenait ombrage des trop nombreuses études que faisait cet anatomiste le scalpel à la main.

Malgré toutes ces tracasseries, on ne se découragea pourtant pas, et à partir de la Renaissance, les dissections humaines devinrent, sinon journalières, du moins de plus en plus fréquentes.

En 1556, le chancelier de la Faculté de médecine de Montpellier, Guillaume Rondelet, inaugurait l'amphithéâtre d'anatomie qu'il avait eu l'idée de faire construire dans cette école, en y disséquant le cadavre d'un de ses propres enfants. Ce fut le premier amphithéâtre anatomique qui exista.

La Faculté de médecine de Paris attendit longtemps encore avant que de suivre l'exemple de la Faculté de Montpellier.

Durant bien des années, en cette ville, on dut se contenter du premier local venu. Témoin Jean Avis, lorsqu'il s'était accommodé de l'hôtel de Nesle.

Du reste, les anatomistes passionnés de cette époque n'étaient pas arrêtés pour si peu. Il n'était pas rare, en effet, de les voir, dans leur ardeur pour l'étude, se diriger nuitamment soit vers les cimetières, soit vers les gibets, et y dérober des cadavres qu'ils transportaient avec précautions en leurs propres logis où ils pouvaient les disséquer tout à leur aise. Nous ne prendrons pour exemple que l'illustre André Vésale dont la plupart des biographes décrivent les nombreuses chasses nocturnes d'un genre si particulier.

Dès 1568, cependant, la Faculté de Paris avait songé à avoir, elle aussi, son «théâtre d'anatomie.» On avait décidé qu'elle ferait acquisition d'un terrain situé rue du Fouarre, à côté du vieux bâtiment de l'école et qu'on y élèverait l'édifice en question. Pour couvrir les frais nécessaires pour la mise à exécution de ce dessein, le roi Charles IX avait même ordonné par lettre patente, que tout nouveau docteur, au lieu du banquet qu'il devait, suivant l'usage, offrir au doyen, donnerait cinquante écus lesquels seraient affectés à la construction dudit amphithéâtre.

Mais, malgré tous ces beaux projets, malgré toutes ces décisions, celui-ci ne s'élevait jamais… En 1604, pourtant, on en construisit un provisoire. Mais quel amphithéâtre! Sans toiture, sans vitrage, ouvert à tous les vents, et exposé à toutes les intempéries, il était loin de faire le compte de ceux qui venaient y étudier. Riolan, archidiacre d'anatomie, était le plus mécontent de tous. Son mécontentement devint même de la fureur lorsqu'il eut appris que l'argent recueilli en vue de la construction de l'amphithéâtre tant désiré, avait été détourné de cette destination ! Et on était en 1614...

Lui alors, de réclamer, protester, s'insurger même. Il ne craignit pas, écrit M. Chéreau, « d'avoir à faire aux robes noires, et il assigna bel et bien la Faculté, son *alma mater*, lui enjoignant de tenir ses promesses, et d'obéir aux intentions du roy Charles IX ». Trois ans plus tard, il obtenait pleine satisfaction, et l'Ecole de médecine avait enfin son amphithéâtre d'anatomie.

Parmi les anatomistes les plus remarquables de cette époque, et dont les travaux devaient préparer les découvertes considérables que le dix-septième siècle allaient voir s'opérer, nous citerons particurement Eustachi (1510-1574), lequel a laissé des études assez remarquables sur les os, les muscles, les nerfs et les veines, et décrivit le canal qui fait communiquer l'oreille moyenne avec l'arrière-bouche (1), ainsi que la valvule située dans l'oreillette droite du cœur et qui porte son nom ; — Varole

(1) En anatomie, ce canal porte le nom de trompe d'Eustache.

(1543-1576),médecin du pape Grégoire XIII, et qui,
le premier, fit des dissections méthodiques du cerveau; — Césalpin (1519-1603) qui, dit-on, soup-
çonna, en même temps que Columbo et Servet, la
circulation du sang dans les poumons; — Fallope
(1523-1562), l'élève de Vésale (1), et plus tard professeur d'anatomie et de chirurgie à Padoue; —
Ingrassia (1510-1580), auteur de travaux remarquables sur l'ostéologie, et célèbre aussi par son
désintéressement et son noble dévouement aux pestiférés de Palerme; — Fabrice d'Acquapendente
(1537-1619), le successeur de Fallope dans sa
chaire de chirurgie, et lequel décrivit les valvules
des veines, mais sans en comprendre l'usage; Arantius (1530-1589), lui aussi élève de Vésale; enfin
Vésale et Servet.

André Vésale était né à Bruxelles en 1514. Après
avoir étudié à Louvain, puis à Paris, il devint, à
l'âge de 23 ans, professeur d'anatomie à l'école de
Padoue.

C'est là qu'il publia son célèbre traité « *De cor-
poris humani fabricâ* », véritable chef-d'œuvre
dans lequel on vit signaler, pour la première fois, les
erreurs contenues dans les œuvres de Galien, et aussi

(1) On raconte, qu'attiré par les leçons de Vésale, Fallope,
afin de pouvoir étudier tout à son aise l'anatomie, abandonna
l'état ecclésiastique, bien qu'il possédât le bénéfice d'un
canonicat.

quelques-unes de celles qui avaient cours à cette époque. Ainsi, par exemple, Vésale démontra-t-il que « l'os du cœur », admis jusque-là n'existait pas, pas plus d'ailleurs que « l'os sans poids, incorruptible et incombustible » sur lequel devait s'opérer la ressurrection, suivant l'opinion des théologiens de ce temps.

Après avoir été successivement médecin de Charles-Quint et de Philippe II, Vésale mourut en 1564. Les uns prétendent qu'il fut secrètement empoisonné, par ordre du Tribunal de l'Inquisition. D'autres, au contraire, ont écrit qu'il périt dans un naufrage sur les côtes de l'île de Zanti, au retour d'un pélerinage en Terre-Sainte qu'il aurait été contraint d'accomplir pour expier le crime imaginaire d'avoir disséqué un gentilhomme vivant.

Médecin plein d'érudition, anatomiste distingué, théologien hardi, tel fut à la fois Michel Servet, célèbre aussi par sa fin tragique.

Il était né en 1510, à Villanueva, en Aragon.

Etant venu en France de très bonne heure, il étudia tour à tour le droit, la médecine, la théologie. Adoptant bien vite les nouvelles réformes religieuses, il publiait dès l'année 1531, un ouvrage intitulé « *De trinitatis erroribus* » dans lequel il s'attaquait au dogme de la Trinité.

Chassé de la Faculté de médecine de Paris, sous le prétexte qu'il s'occupait d'astrologie judiciaire et de sciences occultes, il alla séjourner quelque temps à Lyon, et se rendit ensuite à Padoue pour y prendre le grade de docteur en médecine. Puis, il vint s'établir à Vienne dans le Dauphiné.

C'est là qu'il écrivit et fit imprimer clandestinement son fameux livre, plein de hardiesse, « *Restauration du Christianisme* », livre qui, avec son auteur, devait être condamné aux flammes par le Tribunal de l'Inquisition.

Servet, néanmoins, put fuir à temps ; et seuls, son ouvrage et son effigie furent brûlés dans l'exécution solennelle qui eut lieu, en 1553, sur la place Charnève, à Vienne.

Sa destinée devait pourtant s'accomplir sur le bûcher.

Parmi ses nombreux ennemis, figurait Calvin ; Calvin qu'il avait connu autrefois, mais dont il avait combattu plus tard certaines opinions, et qui, à cette époque, était tout-puissant dans Genève.

Or, c'est précisément vers cette dernière ville, qu'en quittant Vienne, Servet commit l'imprudence inqualifiable de se diriger.

Ainsi que le fait remarquer un biographe, après avoir échappé à l'église de Rome, il allait étourdiment se jeter au-devant de l'église calviniste, au-devant de Calvin lui-même, de son ennemi implacable.

Arrêté et jugé par ordre de ce dernier, la sentence suivante fut rendue :

« Toy, Michel Servet, condamnons à debvoir estre

à un pilori attaché et bruslé tout vifz avec ton livre tant escript de ta main que imprimé, jusques à ce que ton corps soit réduit en cendres ; et ainsi finiras tes jours pour donner exemple aux autres qui tel cas vouldroient commettre. »

Cet arrêt reçut son exécution, le 26 octobre 1553, à Genève, au sommet de la colline appelée *Le Champel*. Le supplice fut épouvantable : les fagots qui composaient le bûcher étaient encore humides de la rosée du matin et trop peu nombreux. Servet resta plusieurs heures sans pouvoir mourir et criant : O malheureux que je suis, qui ne peux terminer ma vie ! Les deux cents couronnes que vous m'avez prises, le collier d'or que j'avais au cou, et que vous m'avez arraché, ne suffisaient-ils pas pour acheter le bois nécessaire à me consumer !... O Dieu éternel, prends mon âme !... O Jésus, fils du Dieu éternel, aie pitié de moi !... » Ainsi finit, comme tant d'autres, hélas ! cette victime de l'intolérance.

On ne connaît que deux exemplaires originaux du livre qui fut cause du supplice de Servet. Celui qui est conservé à la bibliothèque nationale porte des traces de brûlures. Sans doute fut-il arraché des flammes du bûcher de la place de Vienne où Servet avait été brûlé en effigie.

On trouve dans cet ouvrage des descriptions anatomiques qui prouvent incontestablement que Michel Servet avait une connaissance à peu près complète de la *circulation pulmonaire* ou *petite circulation*.

§ II. — DE LA RENAISSANCE AU XVIIe SIÈCLE (SUITE).
LES PREMIÈRES RÉFORMES MÉDICALES.
PARACELSE.

Réaction contre l'Arabo-Galénisme. — Les médecins Fernel, Baillou, Argenterio. — Botal et la saignée. — Laurent Joubert et son livre des *Erreurs populaires*. — La médecine et les sciences occultes, pendant le moyen-âge et jusqu'à la renaissance. — La recherche de la pierre philosophale et de la panacée universelle. — Les médecins alchimistes : Gérôme Cardan, Agrippa de Nettesheim. — Paracelse ; sa famille ; ses voyages ; ses recherches en alchimie. — Paracelse à Bâle. — Ses critiques contre les Galénistes. — Ses innovations. — Son système ; les *quintessences chimiques* ; la théorie des *signatures mystiques*. — Détails divers. — Mort de Paracelse ; critique de son œuvre.

L'anatomie et la physiologie ne furent pas les seules branches de la médecine à se ressentir de ce souffle de progrès qui, à partir de la Renaissance, vint animer toutes les sciences.

La pathologie, elle aussi, reçut une impulsion nouvelle de la part de quelques hommes de valeur.

D'abord, c'est Fernel (1406-1550), premier médecin de Henri II, et à la fois astronome et mathémathicien distingué (1), lequel, s'attachant tout particulièrement à la clinique, distingue les mala-

(1) Il a indiqué un moyen de mesurer exactement un degré du méridien.

dies générales des maladies locales, étudie spécialement les causes morbides, et fonde sur la connaissance approfondie de celles-ci, la base même de la
thérapeutique.

Puis, c'est Guillaume Baillou (1538-1616), doyen
de la Faculté de Paris, lequel s'efforce de remettre
en honneur les doctrines hippocratiques défigurées
jusqu'à ce jour par l'arabo-galénisme.

Marchant sur la même voie que Baillou, nous
trouvons encore : Argenterio (1513-1572), successivement professeur de médecine à Pise, Naples,
Rome, Mondovi et Turin, surnommé dans la suite
« le Broussais du seizième siècle », réformateur
bouillant, ennemi acharné des quatre humeurs de
Galien ; Botal, originaire du Piémont comme le précédent, médecin de Charles IX et d'Henri III, et
grand partisan de la *saignée*, méthode qui avait été
l'objet de nombreuses discussions, au sujet desquelles l'empereur Charles-Quint lui-même (1)
avait été invité à prononcer son jugement ; enfin,
Laurent Joubert.

Chancelier de l'Université de Montpellier, médecin
du roi Henri III, Laurent Joubert (1529-1583),

---

(1) Botal était tellement enthousiasmé pour cette méthode,
qu'il soutenait qu'un vieillard infirme doit être saigné de
quatre à six fois par an, et qu'une personne bien portante,
si elle veut conserver la santé, doit se faire ouvrir la veine
tous les six mois.

en réalité, est un éclectique qui, tantôt se rallie à certaines idées de Galien, tantôt combat ses doctrines.

Esprit original, plein de finesse, il a laissé un ouvrage assez remarquable en ce sens que, contrairement aux usages de l'époque, il est entièrement rédigé en langue vulgaire. Ce livre, qui a pour titre « *Erreurs populaires au faict de la médecine et régime de santé, corrigez par M. Laur. Joubert conseiller et Médecin ordinaire du Roy et du Roy de Navarre, premier docteur Régent, chancelier et juge de l'Université en médecine de Montpelier* », et qui est dédié à Marguerite de France, reine de Navarre, eut un immense succès. C'est une sorte de traité de médecine mis à la portée de tous, dans lequel on trouve, à côté des détails passablement graveleux, un certain nombre d'anecdotes assez plaisantes. — A titre de curiosité, voici du reste, un passage où l'auteur en question traite de la manie ridicule des gens qui, sans rien entendre à la médecine, veulent à tout propos donner des conseils. Nous le reproduisons textuellement :

« *Qu'il y a plus de médecins que d'autre sorte de gents.*

« On dit que le duc de Ferrare Alphonse de Este mit quelquefois en propos familiers de quelque mestier qu'il y avoit le plus de gents. L'un disoit de courdouaniers, couturiers, un autre de charpantiers, qui de mariniers, qui de chiquaneux, qui de labou-

reurs. Gouelle, fameux bouffon, dit qu'il y avoit plus
de médecins que d'autres sortes de gents, et gage
contre le duc son maître qui rejetoit cela bien loin,
qu'il le prouveroit dedans vingt-quatre heures. Le
lendemain matin, Gouelle sort de son logis avec un
grand bonnet de nuit et un couvre-chef qui lui bâ-
doit le menton, puis un chapeau par dessus, et son
manteau haussé sur les épaules. En cest équipage,
il prend la route du palais de son Excellence par la
rue des Anges. Le premier qu'il rencontre lui demande ce qu'il a ; il répond une douleur enragée de
dents. Hâ ! mon ami, dit l'autre, je sais la meil-
leure recette du monde contre ce mal là ; et il la lui
dit. Gouelle escrit son nom sur ses tablettes, faisant semblant d'escrire la recette. A un pas de là il
en trouve deux ou trois ensemble, qui font ensemble
la même interrogation, et chacun lui donne un remède. Il escrit leurs noms comme du premier. Et
ainsi poursuivant son chemin tout bellement le
long de cette rue il ne rencontra personne qui ne lui
enseignât quelque recette différente l'une de l'autre
chacun lui disant que la sienne étoit bien esprouvée,
certaine et infaillible. Il escrit les noms de tous.
Parvenu à la basse-cour du palais, le voilà environné
des gents (comme il étoit connu de tous) qui, après
avoir entendu son mal, lui donnèrent recettes à
forces, lesquelles chacun disoit être les meilleures
du monde. Il les remercia et escrit leurs noms
aussi. Quand il entre dans la chambre du duc, son

Excellence lui crie de loin : Eh ! qu'as-tu Gouelle ?
Il répond tout piteusement en marmiteux : Mal de
dents le plus cruel qui fut jamais. A donc son Excellence lui dit : Hé ! Gouelle, je sais une chose qui
te fera passer incontinent la douleur, encore que la
dent fust gastée. Messer Antonio Musa Brassavola
n'en pratique jamais une meilleure. Fais ceci et
cela ; incontinent tu seras guéri. Soudain Gouelle
jette bas sa coiffure et son attirail, criant : Et vous
aussi, monseigneur, estes médecin. Voyez-ci mon
rolle, combien d'autres j'en ai trouvé depuis mon
logis jusques au votre. Il y en a près de deux cents,
et si je n'ai passé que par une rue. Je gage d'en
trouver plus de dix mille en cette ville si je veux
aller partout. Trouvez-moi autant de personnes
d'autres mestiers. — Voilà bien rencontré, et à la
vérité, chacun se mesle de médecine, et y a peu de
gents qui ne pensent y sçavoir beaucoup, voire
même plus que les médecins. Je laisse à part quelques chirurgiens, barbiers, apoticaires, gardes ou
servantes des malades, sages femmes, charlatans,
et autres empiriques : jusque aux marchands, qui
pour faire quelque profession d'une partie de la médecine, sont des maistres aliboron, cuidants sçavoir
plus que maistre mouche, faisant du suffisant et se
meslans de guérir plusieurs maux avec une assurance effrontée, accompagnée de grandes promesses..... Il n'y a personne, qui ne contrerolle sur les
ordonnances des médecins : qui ne veuille toucher

incontinent le poux du malade, et voir son urine : qui n'en die son advis, qui n'ordonne à faire quelque chose au contraire de ce que le médecin aura dit.... Et combien y en a-t-il de si téméraires, qui opineront devant le médecin (mesmes en sa présense) qu'il faut saigner le malade, ou ne le faire pas : et quand on le saigne, qu'il ne faut sortir que tant de sang : qu'il n'est pas bon de le purger, que la saison n'y est propre : qu'il le faut mieux nourrir : qu'il luy faut des restaurans, des tils, consumez, pressis, coulix, orges mondez, amandrez, etc., qu'on permet trop ses aises au malade, ou qu'on le gehenne trop. Brief le grand contreroolleur, voire le premier et principal juge de tout, est le vulgaire ignorant, très-injuste et inique : lequel, comme disoit Térence, n'estime rien bien fait que ce qu'il fait. Et si on ne suit pas son advis, il attribue la mort du malade, ou la longueur du mal, à ce qu'on a fait autrement.... Quelle pitié ! Et autres arts qui sont moins obscurs et difficilles, où l'ont voit presque tout à l'œil, on laisse faire à l'artisan com'il entend. En la médecine, la plus oculte de tous, et où le peuple ne peut voir goutte, chacun veut gouverner comme rats en paillere... » (1)

(1) *Erreurs populaires, etc...* première partie. Livre I. Chap. ix, page ... (Edition de 1686, *Avignon, par Pierre Roux*).

La première édition de cet ouvrage est datée de 1570. Elle

Cependant, à côté des essais de restauration des doctrines hippocratiques, que nous avons mentionnés plus haut, une tentative d'un autre genre allait être effectuée.

A la fin du quinzième siècle, paraissait un homme étrange, fougueux, arrogant, hautain, considéré, par les uns comme un fou, par d'autres comme un être de génie, lequel, plein de mépris pour les doctrines anciennes, entreprenait de leur substituer un système absolument nouveau, reposant sur un alliage bizarre de connaissances alchimique, de théosophie, et de pratiques mystérieuses empruntées à la magie, à la cabale, à l'astrologie, à la sorcellerie et à toutes ces sciences occultes, nées de l'Orient, et que l'Europe avait si favorablement accueillies durant le moyen âge. Cet homme était Paracelse.

A vrai dire, il avait eu des précurseurs.

En même temps qu'ils s'acharnaient à surprendre, le secret de la fabrication de l'or, soit dans les réactions chimiques qui s'opéraient au sein des

fut imprimée à *Bourdeaux, par S. Millanges.* — La seconde partie, éditée seulement en 1580, a pour titre : *Segonde partie des Erreurs populaires et propos vulgaires touchant la médecine et le régime de santé réfutez ou expliquez par M. Laur. Joubert... avec deux catalogues de plusieurs autres erreurs ou propos vulgaires qui n'ont été mancionnez en la première et segonde édition de la première partie. (Paris, par Breyer, 1580).*

creusets et des alambics, soit encore dans l'étude des constellations célestes, des influences sidérales ou des combinaisons des nombres, les alchimistes rêvaient aussi de découvrir cet élixir merveilleux, capable de prolonger indéfiniment l'existence humaine, et *panacée* souveraine de tous les maux.

Depuis Raymond Lulle qui, au douzième siècle, prétendait avoir trouvé la *pierre philosophale*, jusqu'à Nicolas Flamel, Reuchlin et autres alchimistes tout aussi célèbres, il n'y avait pas un adepte de la « Philosophie Hermétique » qui n'eût l'esprit hanté par cette utopie du remède universel.

Bien des médecins, cela va sans dire, avaient partagé cette erreur. Et, si nous voulions rassembler ici les noms de tous ceux d'entre eux qui, du douzième au seizième siècle, poursuivirent le « *Grand OEuvre* », nous obtiendrions assurément une très longue liste, dans laquelle on pourrait voir figurer, à côté du moine allemand Basile Valentin, ce personnage légendaire du treizième siècle auquel on attribue la découverte de l'antimoine, Isaac Hollandus, Nicolas Barnaud, Théobald, Gérôme Cardan, professeur de mathématiques et de médecine à Pavie et à Bologne, Michel Sendivogius, Porta etc.

On y verrait aussi figurer le chevalier Corneille Agrippa de Nettesheim, d'abord secrétaire particulier de l'empereur Maximilien Ier, plus tard jurisconsulte, médecin ensuite, mais avant tout, adepte des plus convaincus de Lulle et de Reuchlin, en dépit du scepticisme qu'il paraît afficher dans un ouvrage signé de lui et intitulé « *De incertitudine et vanitate scientiarum* », ouvrage dans lequel il condamne toutes les branches des connaissances humaines, « ne faisant grâce qu'aux métiers de laboureur et de berger, lesquels nous procurent les choses nécessaires à la vie (1) ».

Tous ceux-là, avant Paracelse, avaient uni leurs voix pour lutter contre le galénisme et introniser en médecine les sciences occultes. Aucun d'eux néanmoins n'était parvenu à se faire écouter. Et, à la vérité, si on consulte leurs écrits, on s'aperçoit que ceux-ci ne renferment qu'un tissu d'absurdités et de conceptions insensées, et que, bien différents en cela des ouvrages de Paracelse, lequel d'ailleurs

(1) Voici un autre passage du même ouvrage, dans lequel Corneille Agrippa exprime son opinion sur les médecins et sur leur savoir. On verra que si elle est peu flatteuse pour eux, elle ne l'est guère davantage pour les jurisconsultes : — « Les jurisconsultes, dit-il, et les médecins se disputant la « préséance, ce procès fut vidé par un magistrat, d'après l'in- « terrogation des parties et sur leur réponse. — Quelle est, « demanda le juge, la coutume de mener les délinquants au « supplice, et dans quel ordre marchent le larron et le bour- « reau ? — Eux ayant répondu que le voleur allait devant et « que le bourreau suivait, le juge fonda là-dessus sa sentence « dit : — Que les légistes doncques précèdent et que les mé- « decins viennent après ; voulant noter par là les grands lar- « cins des uns et les téméraires homicides des autres. » (*Cité d'après Renouard, Hist. de la Médecine, etc., Paris, 1846*).

s'est toujours défendu de rechercher ni la pierre philosophale, ni la panacée universelle, il est impossible d'y découvrir le moindre système d'opinions, ni la moindre suite d'idées.

Philippe Théophraste Bombast Paracelse de Hohenheim naquit, en 1491, à Einsieldeln, près de Zurich. — Son père, Guillaume de Hohenheim, était un médecin distingué. C'est de lui qu'il reçut les premières notions de médecine et d'alchimie.

Il voyagea de bonne heure, parcourut les diverses Universités de l'Europe, celles de l'Allemagne principalement, s'appliquant partout à approfondir les mystères de l'alchimie, à secouer le joug sous lequel Galien et les anciens tenaient la médecine, s'attaquant enfin à l'Université elle-même dont l'autorité quelque peu tyranique excitait sa colère.

Nommé professeur à Bâle, il commence, à sa leçon d'ouverture, par brûler, en présence du public qui se presse autour de sa chaire, les livres de Galien et les livres d'Avicenne « prétendant que les boucles de ses souliers et les poils de son chignon pourraient en enseigner plus que de pareils maîtres ». Rompant en même temps avec les vieilles habitudes universitaires, au lieu d'employer la langue latine seule en usage alors dans les écoles, il s'adresse en allemand à ses auditeurs. Puis, il expose ses idées sur les applications de l'alchimie au traitement des maladies, ne ménageant du reste aucune insolence à l'égard des médecins restés fidèles à la tradition.

.... « Ma médecine, dit-il, a pour bases la philosophie, l'alchimie, l'astronomie et la vertu. Vous les adopterez, et vous me suivrez, toi Avicenne, toi Galien, toi Rhazès, toi Montagnana, toi Mésué, vous de Paris, vous de Montpellier, vous Suèves, vous Mizains, vous de Cologne et de Vienne ; vous que nourrissent le Danube et le Rhin ; vous îles de la mer : Italie, Dalmatie, Athènes, toi Grèce, toi Arabe, Israélite. Je serai votre maître ; vous nettoierez mes fourneaux.... Mon Ecole triomphera de Pline et d'Aristote qu'on appellera à leur tour Caco-Pline et Caco-Aristote..... (1) ...Voilà ce que produira l'art d'extraire les minéraux.... L'alchimie convertira en alcali votre Esculape et votre Galien ; vous serez purgés par le feu ; le soufre et l'antimoine vaudront plus que de l'or.... Que je plains l'âme de Galien ! Ne m'a-t-on pas adressé, de la part de ses mânes, des lettres qu'on a datées de l'enfer ! Qui aurait cru qu'un si grand prince de la médecine pût mourir et s'enrôler.... auprès du diable ?... Ce qui fait un médecin, ce sont les cures, et non pas les empereurs, les papes, les Facultés, les privilèges, les Académies....

(1) Les détracteurs de Paracelse dont un des prénoms était, on s'en souvient, Théophraste, se plaisaient à l'appeler Caco-phraste.

«.... Bientôt, le ciel corrigera ses astronomes, la terre et l'eau auront de nouveaux philosophes, la lumière de la nature retrouvera son alchimiste. Un jour viendra où le ciel produira des médecins qui connaîtront les arcanes, les mystères, les teintures... Quel rang aurez-vous alors (1) ?... »

Cet ennemi acharné de Galien avait cependant le plus grand respect pour Hippocrate. Naturiste, il déclarait que c'est par l'expérience et l'observation seulement que l'on peut découvrir des remèdes, et non pas par les discussions interminables des galénistes sur les quatre humeurs.

Paracelse considérait l'homme comme un véritable *Microcosme*, composé des mêmes éléments chimiques (sel, soufre, mercure) que les autres corps de l'Univers ou *Macrocosme*, et regardait la maladie comme le résultat d'altérations chimiques de ces éléments. De cette première série d'hypothèses, il concluait que, pour combattre la maladie, il faut employer des médicaments empruntés à la chimie, particulièrement les «quintessences» ou «arcanes», c'est-à-dire les principes actifs des substances chimiques.

Il ajoutait encore que par la nature du remède, on peut arriver souvent à déterminer la nature du mal (2).

____

(1) Citations empruntées à l'ouvrage de M. Guibout.
(2) « Paracelse a presque créé la doctrine moderne des *spécifiques ;* il ne croyait pas à une panacée universelle, pas

Ce n'est pas tout. Il admettait aussi que le microcosme est constamment soumis à diverses influences du macrocosme (influences sidérales, par exemple), et que ces influences se font ressentir sur la maladie elle-même. D'où, cette seconde conclusion qu'il faut toujours tenir compte des corrélations qui existent entre les substances auxquelles on emprunte les médicaments et les « différentes sphères célestes » (astres, esprits, etc...) (1).

De là l'introduction dans son système thérapeutique de certaines pratiques de magie, d'astrologie, de nécromancie, etc. De là sa croyance à la puissance des charmes (2), des maléfices, des esprits, des astres, sur le développement des maladies, sur leur marche, sur leur traitement : de là, enfin, sa foi en la théorie des « signatures mystiques », si en honneur alors parmi ceux qui s'occupaient de sciences occultes.

D'après cette théorie, les plantes passaient pour emprunter aux astres sous l'influence desquels elles étaient nées, des propriétés en rapport avec celles de ces astres. De plus, on les considérait comme possédant des vertus médicamenteuses par-

plus qu'à la possibilité de faire de l'or, mais il admettait une panacée pour chaque maladie » (L Hahn).

(1) Mars et le fer ; Saturne et le plomb ; Vénus et le cuivre ; etc.....

(2) Voir encore à ce sujet, chapitre III du présent ouvrage.

ticulières, suivant les ressemblances qu'elles pouvaient présenter avec les organes atteints de maladie.

S'agissait-il de traiter une affection du cœur ; on devait employer le citron lequel, a la forme de cet organe et la couleur du soleil (l'astre du cœur). Avait-on affaire à une maladie des poumons ; l'usage de la pulmonaire, dont les feuilles, par leur disposition, rappellent vaguement cet organe, était aussitôt indiqué, etc...

On a dépeint Paracelse comme étant débauché, ivrogne, bretteur, fréquentant presque exclusivement les bohémiens, les sorciers, les tondeurs de chiens, les bourreaux.

A vrai dire, nous croyons qu'il y a dans tout cela une grande part à faire à la calomnie. Paracelse se fit très certainement une foule d'ennemis. Médecins, chirurgiens, apothicaires même, tous avaient à s'en plaindre ; tous, par conséquent étaient ligués contre lui ; et nul, doute, qu'ils aient employé tous les moyens pour se venger de ses sarcasmes et de ses railleries en même temps que de sa morgue hautaine.

Laissant de côté les histoires plus ou moins authentiques qui ont été répandues sur son compte, nous nous bornerons à rappeler les circonstances par suite desquelles Paracelse quitta Bâle, pour recommencer pendant une dizaine d'années, jusqu'à sa mort du reste, la vie errante qu'il avait menée autrefois.

Un chanoine de Bâle atteint d'une maladie d'estomac, avait fait savoir qu'il donnerait cent florins à celui qui parviendrait à le guérir.

Paracelse accepta le marché, et institua un traitement devant lequel la maladie céda en très peu de jours.

Ayant réclamé au chanoine l'exécution de sa promesse, celui-ci, au lieu de la somme promise, ne voulut plus donner que dix florins.

Muni de l'engagement de son malade, Paracelse s'adressa alors aux juges. Mais, ces derniers, d'accord sans doute avec les autres docteurs qui étaient jaloux du succès de cette cure, donnèrent raison au chanoine.

Indigné, Paracelse s'oublia jusqu'à insulter les magistrats, lesquels, pour ce fait, le condamnèrent à une forte amende.

Plutôt que de se soumettre à ce dernier jugement, il préféra quitter la ville secrètement et à tout jamais.

Paracelse mourut le 24 septembre 1541, à Salzbourg, à l'auberge du Cheval-Blanc.

Par testament, il laissait tous ses biens aux pauvres, et léguait ses manuscrits ainsi que sa bibliothèque, composée uniquement de la Bible, des Evangiles et d'un livre d'Hippocrate, à un chirurgien nommé Wendl.

L'œuvre de Paracelse a été diversement jugée ; et nous devons le dire, de bien sévères appréciations ont été portées sur son compte, non seulement par ses contemporains (1), mais plus tard encore par plusieurs historiens de la médecine.

Sans doute, il eut le tort de faire intervenir dans son système médical, les pratiques des sciences occultes. Mais, l'époque à laquelle il vivait, sa qualité d'alchimiste, ne suffisent-elles pas à le justifier, dans une certaine mesure?

On lui a reproché aussi, avec juste raison, d'avoir proclamé l'inutilité de l'anatomie et de la physiologie, et d'avoir condamné, avec un parti pris excessif, et sans faire aucune exception, toutes les doctrines du passé; sur ce terrain, il faut le reconnaitre, Paracelse n'apparait guère que comme un démolisseur et un révolutionnaire.

On ne peut pourtant pas lui enlever le mérite d'avoir rendu de grands services à la thérapeutique en jetant la défaveur sur la polypharmacie, sur la confection des affreux mélanges, électuaires, etc.)

(1) Parmi ceux-ci, on voit figurer Thomas Eraste, médecin de l'empereur d'Allemagne, Germain Courtin (de Paris), lequel publia un livre contre Paracelse, « cet insolent souffleur de cendres, ce vagabond, ce distillateur impudent ; » le philosophe Bacon ; enfin le secrétaire même de Paracelse, Oporin, lequel nous a dépeint son maître comme un fou furieux : « Il lui arrivait, souvent, dit-il, de se lever au milieu « de la nuit, de tirer son sabre, qu'il se vantait d'avoir eu « d'un bourreau, et de faire le moulinet, frappant à grands « coups le plancher et les murailles, si bien que je tremblais « à chaque instant qu'il me fendît la tête. »

qui étaient alors en vogue, et en substituant à tous ces médicaments des préparations plus simples.

On ne doit pas oublier non plus qu'il fut le premier à appliquer, avec succès, certains médicaments minéraux, tels que le mercure, l'antimoine, etc.

Qu'il ait été, comme on a voulu dire, un mystique, un rêveur, un illuminé même, il n'en est pas moins vrai que Paracelse fut un expérimentateur habile. Et on ne peut s'empêcher d'admirer l'originalité des conceptions de cet homme qui, le premier, eut l'idée d'extraire d'une substance son principe actif, sa « quintessence », comme il disait, et de l'appliquer au traitement de telle ou telle maladie suivant la spécificité de celle-ci.

Pour terminer, enfin, disons avec M. Bouchut qu'on aurait tort de considérer comme un esprit vulgaire, celui qui, au quinzième siècle a pu dire prophétiquement : « *Avant la fin du monde, un grand nombre d'effets, réputés surnaturels, s'expliqueront par des causes toutes physiques.* »

§ III. — LA CHIRURGIE.
RIVALITÉ DES MÉDECINS, CHIRURGIENS.
BARBIERS. — A. PARÉ.

La chirurgie dans l'antiquité et au moyen-âge. — Un décret du concile de Tours.— Vains préjugés empêchant les médecins de pratiquer la chirurgie. — La confrérie de Saint-Côme et de Saint-Damien ou corporation de chirurgiens. — Rapports des chirurgiens avec la Faculté. — Nouveaux détails sur la Faculté de médecine de Paris. — Thèses quodlibétaires et thèses cardinales. — Argumentations.— Réception des nouveaux docteurs par les docteurs-régents. — La Faculté de médecine de Montpellier et la robe de Rabelais. — Premiers démêlés entre la Faculté de Paris et les chirurgiens. — Ambition de ces derniers. — Association de la Faculté avec les barbiers. — Episodes divers. — Action intentée aux médecins par les membres de la Confrérie de Saint-Côme. — Privilèges accordés aux chirurgiens par François Ier. — Mécontentement de la Faculté. — Les hostilités recommencent. — Désordres, scènes de violences, etc. — Union des barbiers et des chirurgiens. — La Faculté en appelle au Parlement. — Détails du procès. — Jugement écrasant pour les chirurgiens, etc.
Ambroise Paré et la chirurgie française. — Notice biographique. Campagnes de Paré. — Paré et le traitement des blessures par armes à feu.— La ligature des artères.— Travaux anatomiques de Paré,ses ouvrages, ses querelles avec la Faculté. — A. Paré et les persécutions religieuses. — Anecdotes. — Mort de Paré.

Dans l'antiquité, presque tous les médecins s'étaient occupés de soigner, en même temps que les troubles organiques ou fonctionnels d'origine interne, les lésions extérieures. Hippocrate, on doit s'en souvenir, avait écrit divers traités sur les fractures, les luxations, les plaies; Celse avait décrit la plupart des grandes opérations, depuis la taille jusqu'à l'opération du trépan; Gallien avait laissé un traité des bandages.

Plus tard encore, les médecins Arabes et les médecins Salernitains avaient marché sur la même trace. La médecine et la chirurgie, en un mot, étaient restées confondues.

Il ne devait pas en être toujours ainsi.

Un décret rendu, en effet, en 1163, dans un concile tenu à Tours, avait interdit aux ecclésiastiques, en vertu de la vieille maxime « l'Eglise a horreur du sang, » de pratiquer aucune opération chirurgicale.

Or, comme à cette époque, presque tous les médecins étaient en même temps gens d'église (1), on conçoit aisément que la chirurgie dût se trouver, du coup, abandonnée aux mains de personnes étrangères à l'art de guérir.

Plus tard, bien que le décret de 1163, ne s'appliquât pas aux médecins laïques devenus, à la longue, de plus en plus nombreux, ceux-ci s'en étaient toutefois très bien accomodés.

Outre qu'ils étaient habitués, à voir la chirurgie pratiquée par des individus qu'ils n'auraient ja-

______

(1) Cela est si vrai que jusqu'en 1452, les médecins étaient tenus au célibat. — Ce fut le cardinal d'Estouteville qui supprima cette obligation.

mais voulu consentir à considérer comme leurs égaux, ils s'étaient laissés peu à peu envahir par les préjugés de toutes sortes qui, durant le moyen-âge, et même dans la suite, tendaient à rabaisser et à rendre humiliant tout exercice manuel.

Abandonnée par les médecins, à des praticiens de bas étage, très souvent incapables et qu'ils regardaient presque comme leurs serviteurs et leurs esclaves, la chirurgie avait donc vu son astre pâlir de jour en jour.

Les nouveaux chirurgiens cependant, s'étaient réunis en une sorte de confrérie, toute rudimentaire au début, placée sous le patronage de Saint-Côme et de Saint-Damien, dont les reliques reposaient dans l'église de Luzarches, petite ville de l'Ile-de-France, actuellement comprise dans le département de Seine-et-Oise. Quatre fois par an, aux fêtes de Saint-Come, Saint-Damien, Saint-Simon et Saint-Jude, un office divin était célébré en cette église à l'intention de la confrérie. Tous les membres de celle-ci étaient tenus d'y assister.

En dépit des prétentions, maintes et maintes fois renouvelées, des chirurgiens de Saint-Côme de faire remonter l'organisation de leur confrérie à l'année 1226, c'est-à-dire jusqu'à Saint Louis dont ils conservaient un portrait dans leur église, il faut arriver néanmoins en l'année 1311, pour voir accorder une première consécration officielle à cette corporation.

Au mois de novembre de cette année, une ordonnance de Philippe-le-Bel reconnaissait la nécessité de la corporation des chirurgiens, conférait à ceux-ci la licence et le privilège de pratiquer les opérations (*licentiam operandi*), et fixait les conditions qu'on devait exiger de ceux qui désiraient faire partie de la corporation.

Depuis, cette ordonnance fut renouvelée et confirmée plusieurs fois : en 1352, par le roi Jean, en 1356 et 1360, par le régent Charles, en 1381, par Charles VI, en 1478, par Louis XI, enfin par presque tous les autres souverains qui vinrent après.

Dans aucune de ces ordonnances, il n'était question, du reste, ni d'école, ni d'enseignement.

Les futurs chirurgiens s'instruisaient où ils pouvaient ; chez des maîtres particuliers, auxquels ils étaient attachés en qualité d'*apprentis* et qu'ils aidaient dans les opérations ; à la Faculté de médecine, quand elle daignait les admettre. Or, on va voir que la Faculté de Paris, particulièrement, n'y était que très médiocrement disposée.

Loin d'être ce qu'est, à notre époque, une Faculté, c'est-à-dire une institution publique où l'instruction est donnée, sous la surveillance de l'Etat, et où l'Etat lui-même vérifie la capacité du candidat, laissant ensuite à ce dernier, lorsqu'il a obtenu le titre nécessaire, une indépendance absolue, et le droit d'exercer son art là où il lui plaira, et comme il l'entendra, les Facultés de médecine anciennes, tout spécialement la Faculté de Paris, n'étaient, en somme, que des corporations de médecins, ayant reçu du roi le privilège d'exercer leur art et de l'enseigner dans une ville déterminée, à la seule condition d'avoir à se conformer à certains règlements imposés par l'Université.

Et la chose est si vraie, que c'était la corporation des médecins qui faisait subir aux candidats les épreuves nécessaires pour l'obtention des grades, et non plus seulement les professeurs, comme cela se passe aujourd'hui. Sous ce rapport, ceux-ci n'avaient pas plus de privilèges que les autres membres de la corporation.

Le jour de l'ouverture des examens, en effet, tous les docteurs se réunissaient, et choisissaient parmi eux, par voie d'élection, six juges, lesquels devaient interroger les candidats. « Tous les docteurs régents devaient assister à ces examens pour donner leur suffrage et apporter plus d'apparât à cette première épreuve : ce n'était pas le petit jeton de présence alloué à chaque docteur régent qui attirait nos aînés à ces réunions. Les statuts d'abord le voulaient ainsi, mais, c'est que les aînés étaient les protecteurs des jeunes, c'est que les jeunes vénéraient les anciens, et que les uns et les autres s'intéressaient au jeune étudiant qui, quelques années plus tard, allait devenir membre de la famille. » (Corlieu).

Les grades accordés étaient : en premier lieu, le baccalauréat; pour l'obtenir, il fallait être âgé de

22 ans, et avoir 48 mois d'études ; après lui, venait la licence : seul, ce dernier titre donnait au candidat le droit d'entrer dans la corporation et aussi d'exercer son art. C'est pour l'obtention de ce grade, que le candidat devait soutenir les fameuses *thèses quodlibétaires* et *cardinales*, pour chacune desquelles, il devait argumenter de six heures du matin à midi, ayant à répondre, d'abord à neuf docteurs, puis à tous les bacheliers. — Enfin, restait le doctorat, auquel les licenciés pouvaient se présenter, six semaines après le jour de leur réception ; c'était un grade complémentaire, permettant à celui qui l'obtenait d'enseigner l'art et de jouir des privilèges complets de la corporation, mais, l'obligeant, en revanche, à siéger aux examens, et à participer à tous les actes de la Faculté.

Les épreuves du doctorat qui toujours constituaient une véritable solennité, comprenaient : la soutenance de deux thèses ; le serment ; l'octroi du bonnet ; enfin, une argumentation que le nouveau docteur, faisant ainsi, pour la première fois, acte de régence, devait soutenir contre un bachelier.

Inutile de dire que, pour toutes ces épreuves, la robe était de rigueur.

A Montpellier, il y avait même une robe spéciale, que tout le monde connaissait sous le nom de « robe de Rabelais, » et qui était ainsi appelée en souvenir du célèbre François Rabelais, bien plus connu assurément comme écrivain que comme médecin.

Né à Chinon, en 1483, Rabelais s'était fait recevoir docteur en médecine à Montpellier.

Cependant la Faculté de cette ville avait vu quelques-uns de ses privilèges lui échapper. Elle résolut de réclamer.

Rabelais fut désigné pour aller plaider sa cause auprès du chancelier Duprat. Il la défendit si bien qu'elle obtint pleine satisfaction (1). La Faculté reconnaissante, décida qu'en souvenir de ce service signalé, tout nouveau médecin se revêtirait à l'avenir, en passant sa thèse, de la robe de Rabelais. Cette robe avait de grandes manches, un grand rochet, et un petit capuchon.

Revenons à la Faculté de Paris et à ses rapports avec les chirurgiens.

Après les détails que nous venons de donner

______

(1) Voici comment un biographe rapporte cette anecdote. « Le chancelier Duprat, venait on ne sait pourquoi, de faire abolir par arrêt les privilèges de la Faculté : Elle députa Rabelais pour en solliciter le rétablissemeut. Celui-ci, ne sachant comment obtenir accès auprès du chancelier, s'avisa d'un expédient fort singulier. S'affublant d'une robe verté et d'une longue barbe grise, il se rendit à l'hôtel du ministre, et s'adressa au portier en latin. Le portier l'aboucha avec un interprète qui voulut continuer la conversation dans la même langue. Rabelais lui répondit en grec. A une autre personne appelée parce qu'elle savait le grec, il parla hébreu, et ainsi de suite, jusqu'à ce qu'enfin le chancelier fort curieux de voir l'homme qui savait tant de langues, l'écouta et fut si charmé de son esprit, qu'il l'admit à sa table, et lui accorda tout ce qu'il était venu lui demander. »

sur son organisation, le lecteur ne s'étonnera plus de ce que les membres qui composaient cette Faculté se soient toujours montrés si jaloux de leurs droits, et qu'avec le temps ils aient encore voulu exagérer leurs prétentions. Ainsi, du reste, peut s'expliquer la lutte qu'ils engagèrent avec les chirurgiens.

Pleine d'arrogance et de superbe dédain pour ces derniers, lesquels tenaient boutique, et dont la corporation relevait du Prévôt des marchands, la Faculté de médecine de Paris les avait cependant tolérés, tant qu'ils s'étaient tenus renfermés dans un rôle tout subalterne, et qu'ils n'avaient rien tenté pour en sortir.

Les médecins les avaient admis à leurs cours : ils les avaient autorisés à disséquer. Ils étaient allés jusqu'à les charger de la préparation des pièces anatomiques sur lesquelles les professeurs faisaient leurs démonstrations.

Car, à l'exception de quelques-uns, restés célèbres pour la plupart, et que n'arrêtait pas un vain préjugé, nul docteur régent n'eût consenti, sous prétexte de faire une leçon d'anatomie, à prendre un scalpel et à toucher au *sujet*. Sa dignité en eût souffert ! Le professeur se contentait donc d'expliquer, tandis qu'un aide disséquait et montrait les organes...

Un moment vint où la Faculté s'aperçut que les chirurgiens, dont l'ambition grandissait chaque jour, prétendaient aux honneurs universitaires, et commençaient, à leur tour, à abandonner à d'autres qu'eux certaines pratiques qu'ils trouvaient humiliantes. Ainsi avaient-ils abandonné à des *lithotomistes*, l'opération de la taille !.... Ainsi, avaient-ils laissé aux barbiers le soin de pratiquer la saignée, et d'appliquer les cataplasmes.

Par une ordonnance datée de 1372, le roi Charles V, en effet, avait conféré aux barbiers le droit de saigner, et aussi, de panser les plaies légères. Ceux-ci s'en étaient toujours tenus exclusivement à ces modestes fonctions. A la vérité, cependant, ils nourrissaient un secret désir : celui de se rapprocher le plus possible des chirurgiens.

La Faculté, qui avait voué une haine mortelle à ces derniers, dès l'instant qu'elle avait deviné leurs visées, et qui, d'autre part, s'était aperçue d'une rivalité naissante entre les barbiers et les chirurgiens, jugea qu'il y avait là pour elle, une excellente occasion d'assouvir sa rancune. Afin d'abaisser les chirurgiens, elle résolut d'élever à elle les barbiers.

A la place des chirurgiens qui, jusqu'alors, avaient tenu l'emploi, les médecins s'adjoignirent les barbiers pour la dissection, « En s'associant, les barbiers dont ils élevèrent ainsi le niveau social, ils portèrent un coup dangereux à la corporation puissante qui était en rivalité avec eux. En agissant ainsi, disaient-ils modestement, ils avaient fait comme le Tout-Puissant, lorsqu'il détourna sa face des Juifs et accorda ses faveurs aux Gentils, poussés par l'ingratitude des chirurgiens, ils avaient adopté les barbiers (1). »

Toutefois, une difficulté tout imprévue, mais qui fut tranchée d'une manière vraiment comique, se présenta.

Une tradition aussi ancienne que l'Université elle-même, voulait que, dans l'Ecole, on ne parlât que latin. Or, les barbiers n'en comprenaient pas un mot. La situation, était tout à fait critique : ou bien, on allait être obligé de s'exprimer en français ; mais alors, c'était violer les usages ; ou bien, il fallait renoncer au concours des barbiers. Grâce à un expédient inouï, les médecins se tirèrent de cet embarras. Ils instituèrent tout simplement un langage spécial, composé de mots français, mais avec désinences latines !.... Avec ce « latin de cuisine » dont, plus tard, Molière devait se souvenir, tout le monde parvint, tant bien que mal, à s'entendre !...

Bientôt, l'alliance des médecins et des barbiers fut complète ; et, en 1505, les barbiers étaient autorisés à prendre le nom de *tonsores chirurgici*. D'après leur convention avec la Faculté, ils ne devaient prescrire aucun médicament pour l'usage interne, ni faire aucune opération chirurgicale sans la surveillance d'un docteur.

(1) L. Thomas *(déjà cité.)*

Dès 1498, cependant, les chirurgiens, furieux, avaient intenté aux médecins un procès, dans lequel ils réclamaient le privilège d'enseigner l'anatomie. Aucune solution satisfaisante pour eux ne s'étant présentée, ils s'adressèrent alors au roi Louis XII, puis, l'année même de son avènement, à François Ier. Mais, pas plus du premier que du second, ils n'obtinrent autre chose que la confirmation pure et simple des ordonnances précédentes concernant la confréric de Saint-Come, et qui, en réalité, ne faisaient que reproduire celle de Philippe le Bel, reconnaissant l'utilité de cette corporation. Or, ce n'était pas précisément ce qu'ils réclamaient.

Grâce enfin à quelques protecteurs puissants qui surent plaider leur cause auprès du roi, les malheureux chirurgiens, virent exaucer, en 1544, une partie de leurs vœux.

Au mois de janvier de cette année, François Ier octroya, en effet, au Collège des chirurgiens, des lettres patentes, par lesquelles il déclarait accorder à ces derniers les mêmes privilèges qu'à tous les autres membres de l'Université. Ces lettres portaient aussi que nul ne pouvait être reçu dans « l'art et science de chirurgie », s'il ne connaissait la langue latine; enfin, elles désignaient comme grades auxquels le candidat pouvait aspirer : le baccalauréat, la licence, et la maîtrise.

Toujours prête, malgré tout, à défendre la Faculté de médecine, l'Université feignit, pendant fort

longtemps, d'ignorer la décision du roi, et, finalement, lorsque les chirurgiens vinrent réclamer
leurs nouveaux droits, elle leur répondit par plusieurs fins de non-recevoir.

Cette fois, on en vint aux coups.

En 1576, une réunion s'étant tenue à l'Université, les chirurgiens s'y présentèrent en foule, récla-
mant leur admission au même titre que les médecins.
Mais ceux-ci, aidés par les membres de la Faculté
des Arts, se précipitèrent à coups de poings sur les
nouveaux venus qui durent se retirer. Les membres
des Facultés de droit et de théologie s'étaient pru-
demment mis à l'écart.

Des scènes violentes du même genre se renouvelèrent fréquemment à partir de ce jour. D'ordinaire, elles prenaient naissance chaque fois que les
chirurgiens, ayant besoin de cadavres, soit pour
l'étude, soit pour les épreuves qu'ils devaient subir,
se les voyaient refuser par la Faculté, qui seule,
avait le droit d'en disposer....

Alors, quand une exécution devait avoir lieu, on
voyait les apprentis chirurgiens se porter près du
gibet, puis, soutenus par les gens du peuple et par
les soldats, s'emparer de vive force du corps du
supplicié.... Ce qui rendit nécessaire l'intervention
du Parlement, lequel interdit aux aspirants chirurgiens de s'assembler aux heures et place où se font
les exécutions, et de prendre des corps ailleurs qu'au
pilori des Halles, lieu désigné à cet effet ; lequel

enfin, fit défense expresse à « tous soldats, laquais, bateliers et autres sortes de gens de les y assister et se joindre à eux, ayant épées, armes à feu, ni autres bâtons, à peine d'être pendus et étranglés sans autre forme ni figure de procès. »

A l'ouverture du cours de Riolan, en 1622, les chirurgiens allèrent même jusqu'à pénétrer en nombre dans l'amphithéâtre, et enlever le cadavre destiné à la démonstration.

En revanche, en 1672, la Faculté envoya des huissiers dans l'amphithéâtre que les chirurgiens avaient fait construire, avec l'autorisation du Parlement, dans un coin du cimetière de Saint-Ouen, pour enlever un cadavre qui y avait été apporté sans sa permission. Une bagarre terrible s'en suivit, et plus de cinquante archers durent intervenir.

Nous n'en finirions pas si nous voulions faire ici le récit complet et détaillé de toutes les scènes violentes qui se produisirent durant cette querelle héroïco-comique qui ne devait prendre fin qu'à la Révolution (1).

(1) Il ne faudrait pas croire, parce que nous nous étendons tout particulièrement sur ces détails concernant la Faculté de médecine de Paris, que celle-ci fût la seule à donner le spectacle de discussions pareillement ridicules.

Pour ne citer qu'un exemple, nous rappellerons qu'une querelle des plus vives devait éclater, en 1688, entre les médecins de Londres et les apothicaires de cette dernière ville, à l'occasion d'un dispensaire qu'on voulait y établir.

Et de même que les travers de la Faculté de Paris devaient

Et puis, il n'y avait pas seulement que des coups échangés ; il y avait aussi de longs et interminables procès, témoin le suivant, dont nous retracerons succinctement les diverses péripéties, bien que nous soyons obligés, pour ce récit, d'empiéter sur l'histoire du dix-septième siècle.

Voici à quelle occasion il avait pris naissance :

Les médecins et les barbiers, après avoir fait très bon ménage pendant quelques années, n'avaient pas tardé à se brouiller quelque peu.

La Faculté en était arrivée à regretter toutes les faveurs qu'elle avait daigné accorder peu à peu à ses humbles alliés. Elle regrettait surtout de les avoir autorisés à soutenir des thèses en « chirurgie tonstrine. »

Elle appela alors le Parlement à son aide ; et, celui-ci, en 1592, rendit un arrêt qui reportait les

exciter la verve de Molière, de même aussi cette querelle d'outre-Manche devait inspirer à Samuel Garth un poème en style burlesque intitulé *The Dispensary*, poëme dont Voltaire a traduit le début de la façon suivante :

Muse, raconte-moi les débats salutaires
Des médecins de Londres et des apothicaires,
Contre le genre humain si longtemps réunis,
Quel dieu, pour nous sauver, les rendit ennemis ?
Comment laissèrent-ils respirer leurs malades,
Pour frapper à grands coups sur leurs chers camarades ?
Comment changèrent-ils leur coiffure en armet,
La seringue en canon, la pilule en boulet ?
Ils connurent la gloire ; acharnés l'un sur l'autre,
Ils prodiguaient leur vie et nous laissaient la nôtre.

(Voltaire. — *Dictionnaire philosophique*).

barbiers bien loin en arrière de l'acte de 1505. Cet arrêt ne reconnaissait, en effet, que les statuts donnés par le roi Charles V, en 1371, lesquels, on se le rappelle, autorisaient simplement les barbiers à soigner les « clous », bosses et playes ouvertes, à l'aide d'emplâtres et oignements nécessaires ».

La chute était grande pour les malheureux *tonsores chirurgici* dont l'ambition avait été un instant surexcitée.

D'autre part, les chirurgiens de robe longue, abandonnés par la Faculté, ruinés par de nombreux procès qu'ils avaient à soutenir contre les barbiers ou chirurgiens de robe courte, (ces derniers toujours soutenus néanmoins par les médecins), en avaient été bientôt réduits à une telle misère, que beaucoup d'entre eux avaient été forcés, pour vivre, d'ouvrir boutique de barbier.

Malgré les protestations indignées de plusieurs de leurs confrères qui ne pouvaient s'habituer à l'idée d'un pareil compromis entre le bistouri et le rasoir, ils résolurent donc de faire la paix avec leurs rivaux, et, dès 1655, après en avoir averti la Faculté, les deux communautés se réunirent.

« La Faculté vit la chose d'un mauvais œil et plaida ; son attaque fut si passionnée qu'elle ne prit même pas la peine d'éviter qu'il y eût entre ses réclamations de choquantes contradictions. Elle demandait au Parlement de déclarer nul l'acte d'union parce qu'il était contraire à un pacte antérieur ; en même temps, elle voulait que les chirurgiens eussent con-tracté envers elles toutes les obligations des bar-biers.... La docte compagnie demandait encore à l'autorité judiciaire d'interdire aux chirurgiens de faire des leçons sur leur art, ni de conférer des grades, et par-dessus tout de porter la robe et le bon-net académiques... Ce mémorable procès commença le 1er février 1657 et dura jusqu'au 7 février 1660 ; il y eût pendant plus de trois ans une scandaleuse exhibition de malignité rancunière. L'Université prit parti pour la Faculté et le Recteur prononça une harangue en latin qui dura jusqu'à minuit. Le Con-seil paraissait spécialement favorable aux docteurs et faisait peu de cas des chirurgiens. Un esprit raison-nable, disait-il, comprend deux choses : la vie sensi-ble et la vie végétative ; ainsi, si la médecine com-prend la chirurgie et la pharmacie, elle a la prédomi-nance sur toutes les deux ; la Faculté est la maî-tresse de toutes les parties de l'art de guérir ; *sic volo, sic jubeo*, telle est la seule explication qu'elle ait à donner des règles qu'elle impose à ses subor-donnés.....

..... « L'avocat général, Omer Talon, prit parti pour les docteurs. Tout en rendant hommage aux mérites des chirurgiens, aux services qu'ils avaient rendus à la science, il conclut par ce redoutable dilemme : — « Ou nous devons annuler l'acte de fusion et repla-cer les barbiers dans leur état de sujétion, ou nous devons l'admettre, et dans ce cas, nous sommes encore obligés de déclarer que la nouvelle corporation doit obéissance à la Faculté, conformément à l'acte de 1517. »

« Le procès se termina par un arrêt écrasant pour les chirurgiens: il n'eût pas été pire, si les médecins eux-mêmes l'avaient libellé ; on leur arracha la robe et le bonnet ; les argumentations leur furent interdites ; il n'y aurait plus dans leurs écoles ni bacheliers, ni licenciés, mais des aspirants à la maîtrise. La communauté unifiée des barbiers et des chirurgiens devait rester à perpétuité sous le joug de la Faculté. La joie des docteurs tint du délire ; 70 d'entre eux allèrent en vêtement d'apparat remercier le Président du Parlement. Ils firent plus pour Omer Talon : ils lui offrirent une magnifique édition d'Hippocrate en cinq volumes in-folio, et une boîte d'argent renfermant un décret transcrit sur vélin et scellé du grand sceau de la Faculté, par ce décret, elle s'engageait à perpétuité à recevoir gratuitement au doctorat Omer Talon lui-même et tous ses descendants (1). »

Mais abandonnons le récit de toutes les querelles mesquines dont la Faculté de médecine de Paris donnait le spectacle, et occupons nous maintenant de cet homme considérable, illustre entre tous les chirurgiens du seizième siècle, Ambroise Paré, à

(1) Thomas. — *Article* « École de médecine » Dictionnaire Encyclopédique des sciences médicales

juste titre surnommé « le Père et le Restaurateur de
la chirurgie française, »

Il était né, en 1510, près de Laval, de parents
huguenots. Son père était coffretier.

Dès son enfance, on le mit en pension chez un
chapelain du nom d'Orsay, afin qu'il pût apprendre
le latin. Ses études terminées, il demeura quelques
temps, en qualité d'apprenti, d'abord chez un chirurgien de Laval, nommé Vialot, puis chez plusieurs
chirurgiens de Paris, parmi lesquels Urbain Lar-
balestier, Rastagne de Binosque, Severin de Pi-
neau, etc. Ceux-ci le firent entrer, comme interne,
à l'Hôtel-Dieu, et, le jeune Paré y demeura jusqu'en
1536.

Grâce à son intelligence, grâce à son génie observateur, ce séjour à l'hôpital lui permit d'apprendre
plus que n'auraient pu lui enseigner n'importe quel
maître chirurgien, n'importe quel docteur-régent.

« Faut sçavoir, dit Paré lui-même, que, par l'espace de trois ans, i'ay résidé en l'Hôtel-Dieu de
Paris, où i'ay eu le moyen de veoir et connoistre
(eu esgard à la grande diversité de malades y gisans
ordinairement) tout ce qui peut estre d'altération et
maladie au corps humain : et ensemble y apprendre
sur une infinité de corps morts tout ce qui se peut
dire et considérer sur l'anatomie, ainsi que souvent
i'en ay fait preuve très suffisante, et cela publiquement, à Paris, anx escholes de médecine. »

En 1536, Paré quitte l'Hôtel-Dieu, et, en qualité

de chirurgien, accompagne le maréchal de Monte-Jan, dans le Piémont, où François Ier avait engagé une campagne, afin de ravitailler Turin et de reprendre les positions dont Charles-Quint s'était emparé.

C'est dans cette campagne qu'il commença à s'illustrer, en modifiant d'une façon absolue, et pour le plus grand bien de tous, le traitement, jusqu'alors usité, des blessures par armes à feu.

Depuis l'apparition de ces dernières armes sur les champs de batailles, les chirurgiens s'étaient toujours figurés (on ne sait pourquoi) que les plaies qu'elles produisaient étaient empoisonnées. Ils en avaient conclu de la nécessité de cautériser ces dernières, et le plus tôt possible, en y versant dessus de l'huile ou de l'eau bouillantes. Paré lui-même s'était toujours conformé à cette pratique.

Un jour cependant, ces deux substances ayant fait défaut, il dut se résigner à panser le plus grand nombre des blessés sans avoir préalablement cautérisé leurs plaies... Son anxiété fut terrible durant toute la nuit : il s'attendait à ne plus retrouver que des mourants. Aussi, quelle ne fut pas sa surprise, le lendemain matin, lorsqu'il s'aperçut que ceux-là mêmes qu'il ne comptait plus revoir vivants se portaient beaucoup mieux que tous les autres malades dont les plaies avaient été brûlées.

« Les autres, dit-il, où l'on avait appliqué ladite
« huile, les trouvay fébricitans, avec grande douleur,
« tumeur et inflammation aux environs de leurs

« plaies ; adonc, je me délibéray de ne jamais plus
« brusler aussi cruellement, les pauvres blessés de
« harquebusade. »

Et, en effet, tirant profit de cette expérience, Paré,
dès ce moment, s'employa à combattre le procédé
aussi barbare qu'inutile auquel tous les autres chirurgiens s'étaient attachés.

L'expédition du Piémont achevée, il se mit au
service d'Henri de Rohan qui commandait une armée
campée à Perpignan.

Ici encore, il accomplit des cures nombreuses et
remarquables ; entre autres, celle du maréchal de
Cossé-Brissac, de l'épaule droite duquel il parvint à
extraire une balle.

Au siège de Guise, en 1544, au siège de Boulogne,
par Henri II, en 1545, à Metz, où il est enfermé
avec Henri de Rohan par les troupes de Charles
Quint (1553), partout enfin, il déploie une activité
remarquable et montre son génie.

Ce fut vers cette époque que Paré imagina la *ligature des artères*, par laquelle il voulait remplacer,
chez les amputés, la cautérisation au fer rouge jusqu'alors employée pour arrêter l'hémorrhagie.

Le premier essai de ce procédé fut fait sur un gentilhomme de M. de Rohan dont un membre avait été
broyé d'un coup de couleuvrine. Le succès le plus
complet couronna cette tentative, et consacra la
nouvelle méthode chirurgicale, une des plus merveilleuses de toutes.

9.

Plein d'admiration pour ce chirurgien, qui, jeune encore, avait rendu tant de services à ses armées, Henri II voulut le récompenser dignement. Il décida que, *sans avoir aucun examen à subir*, Paré serait admis comme Maître, au Collège de chirurgie de Saint-Côme, et deux ans après, il le comptait au nombre de ses chirurgiens ordinaires.

Paré resta attaché en cette qualité à François II ; et, plus tard, Charles IX lui conféra le titre de premier chirurgien du roi, titre qu'il conserva encore sous Henri III.

Pendant les loisirs que lui laissa la paix, Paré s'occupa beaucoup d'anatomie. Il fit de nombreuses dissections publiques, et entretint des relations d'amitié avec le grand Vésale. Il emprunta même à l'ouvrage de celui-ci plusieurs planches qu'il publia à son tour, en 1561, dans le « Traité d'anatomie » qu'il avait écrit à l'usage des chirurgiens.

Par une nouvelle faveur exceptionnelle, en effet, le roi lui avait accordé l'autorisation de publier tout ce qu'il lui plairait tant en anatomie qu'en chirurgie.

Et à ce propos, disons que Paré dut lutter un instant contre la Faculté de médecine.

Jaloux de la gloire de cet homme qui ne sortait pas de son sein ; attribuant, avec juste raison du reste, à la faveur dont il jouissait auprès du roi, la plupart des avantages qui étaient accordés au Collège de Saint-Come, la Faculté cherchait toutes les occasions favorables pour lui causer du désagrément.

Aussi, lorsqu'elle eût connaissance de l'autorisation royale permettant à l'illustre chirurgien d'écrire tout ce qu'il voudrait en anatomie et en chirurgie, s'adressa-t-elle au Parlement et obtint-elle de lui un arrêt qui interdisait à tous libraires et imprimeurs de vendre et imprimer aucun livre de médecine ou de chirurgie sans l'approbation de ladite Faculté (1575).

Or, à cette même époque Paré publiait la première édition de ses « Œuvres complètes ». Et, comme cela va sans dire, il ne s'était nullement conformé à la dernière disposition de cet arrêt, la Faculté lui intenta un procès, demandant que son livre fut brûlé comme contenant des choses impudiques, contraires à la morale publique, et étant écrit par un homme « notamment ignare, ne connaissant ni la grammaire, ni le latin, ni le grec. » — Paré, cependant, sortit victorieux de cette lutte.

La Faculté de médecine ne fut d'ailleurs pas le seul ennemi contre lequel il dût se défendre. Assez souvent, en sa qualité de huguenot, il fut exposé à des dangers plus ou moins graves. En voici une preuve dans le récit suivant que Paré lui-même nous a laissé dans ses œuvres :

« Après la prise de Rouen, dit-il, me trouvay à disner en quelque compagnie où en avaient quelques-uns qui me hayoient à mort pour la religion. On me présenta des choux où il y avait du sublimé ou arsenic. De la première bouchée, n'en apperceu rien ; la seconde, je senti une grande chaleur et cuiseur, et grande attriction en la bouche... Et voilà comment je me garanti de la main de l'empoisonneur, et depuis, ne voulu manger des choux ny autre viande en ladite compagnie. »

A la Saint-Barthélemy, il échappa pourtant au massacre général de ses coreligionnaires. D'après Brantôme, il ne dut son salut qu'à l'intervention personnelle du roi. — « Le roy, écrit Brantôme, incessamment criait : « Tuez ! tuez ! » et n'en voulut jamais sauver aucun, sinon maistre A. Paré, son premier chirurgien, et le premier de la chrestienté ; et l'envoya quérir et venir le soir dans sa chambre et garde-robe, luy commandant de n'en bouger, et disoit qu'il n'estoit pas raisonnable qu'un qui pouvoit servir à tout un petit monde fût aussi massacré. »

Paré mourut à Paris le 20 décembre 1590, à l'âge de 80 ans.

Malgré qu'il appartînt, comme on vient de le voir, à la religion réformée, son corps fut inhumé, deux jours après, dans un caveau de l'église Saint-André-des-Arcs, ainsi qu'il ressort de l'acte suivant :

En ce mesme jour de sabmedi vingt-deuxième de décembre 1590, a esté enterré dans l'église Sainct-André-des-Arcs à Paris, en bas de la nef, proche le cloché, Me Ambroise Paré, premier chirurgien du roy.

§ IV. — LE XVIIe SIÈCLE.
HARVEY ET LA CIRCULATION DU SANG.

Harvey. — Sa naissance. — Ses voyages. — Ses recherches de physiologie expérimentale. — La circulation du sang d'après les Anciens. — Détails sur la découverte de Harvey. — Indignation des Galénistes. — Théories de Galien. — Objections de Primerose, de Parisanus, etc. — La circulation du sang et la Faculté de médecine de Paris. — L'affaire de l'antimoine. — La découverte de Harvey condamnée par Riolan, Guy Patin, Daquin. — Opinions favorables de Descartes, des médecins Walœus et Plempius, de la Faculté de Montpellier. — Dernières années de Harvey. — Critique de son œuvre. — La circulation du sang pressentie par Servet, Columbo, Césalpin. — Conclusions de M. Charles Richet.

Le quinzième et le seizième siècles avaient vu s'opérer d'assez nombreuses réformes médicales.

Vésale, Servet, Fabrice d'Acquapendente, Columbo et Césalpin d'une part, Paracelse, de l'autre, avaient déjà ébranlé quelque peu certains points des doctrines anciennes.

Malgré tout, le vieil édifice restait fièrement debout, paraissant défier tous les progrès du temps, et Galien régnait toujours en maître absolu et à peu près infaillible.

La découverte considérable de la circulation du sang par Harvey, et avec celle-ci, les découvertes pour ainsi dire simultanées et non-moins importantes des vaisseaux chylifères par Aselli et Pecquet, allaient enfin lui porter un coup bien autrement terrible, et dont il ne devait plus se relever.

Guillaume Harvey était né à Folkestone, dans le comté de Kent, en Angleterre le 1er avril 1578.

Il étudia à Cambridge, puis visita la France, l'Allemagne, l'Italie, suivit les leçons de Fabrice d'Acquapendente durant quatre années à Padoue, et revint s'établir à Londres, où il fut bientôt reçu membre du Collége Royal de médecine. — Son éminent savoir lui valut, dans la suite, une telle réputation qu'il devint en outre premier médecin du roi Jacques Ier, et après lui, de son fils Charles.

Dés l'année 1602, époque à laquelle il était retourné en Angleterre, il se livra à des observations patientes sur l'anatomie, et à des recherches minutieuses de physiologie expérimentale, faisant de nombreuses vivisections sur des grenouilles, des reptiles, des poissons, et aussi sur les biches du parc de Windsor que le roi avait laissées à sa disposition.

C'est de ces travaux, auxquels il consacra quinze années de sa vie, que devait sortir la magnifique découverte de la circulation du sang qui a immortalisé son nom.

Les anciens avaient cru tout d'abord que, seules, les veines et les cavités droites du cœur contenaient du sang, les cavités gauches de cet organe, ainsi que les artères, ne renfermant que de l'air. — Telle avait été l'opinion d'Erasistrate ; telle avait été éga-

lement celle d'Hérophile qui, ayant étudié, comme
on l'a vu plus haut, le phénomène du *pouls*, avait
attribué celui-ci à un simple ébranlement des parois
des artères sous l'influence des mouvements con-
tractiles du cœur, ayant pour but précisément de
faire pénétrer dans les artères l'air des poumons.

A la suite d'une expérience absolument fausse, du
reste, Aristote avait déclaré, en effet, que la veine
pulmonaire qui, on le sait, aboutit au cœur gauche (1), amenait dans celui-ci, puis, par son inter-

(1) Pour la facilité de ceux de nos lecteurs auxquels certains détails pourraient échapper, nous croyons devoir rappeler sommairement certains points de l'anatomie du cœur.

Le *cœur*, organe central de la circulation, chargé de mettre
en mouvement, par ses contractions, la masse sanguine, est,
on le sait, un *muscle creux*, entouré d'une membrane séreuse
appelée péricarde. — Situé dans la partie antérieure de la
poitrine, entre les deux poumons, il est comme suspendu aux
gros vaisseaux situés au desssus et en arrière de lui. — Sa
forme est à peu près celle d'un cône ou d'une pyramide ren-
versée.

Divisé en quatre cavités, deux supérieures à parois minces,
oreillettes droite et *gauche*; deux inférieures à parois épaisses,
ventricules droit et *gauche*, la cloison qui sépare les deux
oreillettes, (après la naissance du moins) et, la cloison qui
sépare les deux ventricules sont complètement fermées. Il n'y
a donc aucune communication entre l'oreillette droite et
l'oreillette gauche, non plus qu'entre le ventricule droit et le
ventricule gauche. — Il n'en est pas de même pour les cloi-
sons qui, de chaque côté, séparent l'oreillette du ventricule.
Chacune d'elles, en effet, est percée d'un orifice (orifices
auriculo-ventriculaires droit et gauche) muni lui-même d'une
sorte de soupape ou *valvule* (valvule *tricuspide* à droite, mi-

médiaire, dans l'aorte et dans toutes les autres artères du corps, l'air ou *pneuma*, contenu dans les poumons et destiné, d'après l'idée qu'il s'était faite de la respiration, à rafraîchir le sang et à alimenter *l'esprit animal* siégeant dans les ventricules du cerveau.

Plus tard, Galien avait enseigné que c'était le foie qui fabriquait le sang aux dépens des principes nutritifs des aliments, ou, en d'autres termes, du *chyle*, absorbé, pensait-il, par les veines intestinales,

trale à gauche), laquelle, s'ouvrant de l'oreillette vers le ventricule, permet le passage du sang de la première dans le second, mais, par son jeu au moment des contractions ventriculaires, empêche le liquide de refluer vers les oreillettes.

A *l'oreillette droite* viennent aboutir les deux *veines caves supérieure et inférieure*, lesquelles ramènent au cœur, des différentes parties du corps, le sang *veineux* qui a perdu son oxygène et s'est chargé d'acide carbonique, et aussi la *veine coronaire* (celle-ci provenant du tissu même du cœur ainsi du reste que l'artère du même nom et dont nous n'avons pas à nous occuper). — A *l'oreillette gauche*, aboutissent les deux *veines pulmonaires*, lesquelles conduisent du poumon au cœur le sang qui, par la fixation de l'oxygène sur ses globules, à travers les capillaires pulmonaires, est devenu artériel.

Du *ventricule droit*, part *l'artère pulmonaire* qui, à son embouchure dans celui-ci, est munie de valvules destinées à empêcher le reflux du sang dans le ventricule, après sa contraction, et est destinée à conduire au poumon le sang veineux venu de l'oreillette droite. — Enfin, du *ventricule gauche* part *l'artère aorte* qui, garnie elle aussi de valvules à son orifice ventriculaire, a pour fonction de lancer dans toutes les autres artères du corps, le sang artériel provenant de l'oreillette gauche.

puis transporté de celles-ci au foie à travers la veine
porte. — Ainsi élaboré, le sang, d'après le premier
point de la théorie galénique, sortait du foie par
deux troncs veineux : l'un, inférieur, donnant naissance aux diverses veines des membres ; l'autre, supérieur (*veine cave*), communiquant avec les cavités
droites du cœur et la *veine artérielle*, appelée depuis artère pulmonaire ; le sang qui suivait cette
dernière voie étant destiné à nourrir le poumon et
le cœur ; celui qui passait par le tronc veineux infé-

En réalité, il y a donc, chez l'homme, deux cœurs : un
cœur droit, renfermant du sang *veineux*, un *cœur gauche*,
contenant du *sang artériel*.

Enfin, si nous rappelons que les *dernières ramifications des
branches artérielles* fournies, par l'aorte aux différentes parties du corps, ou aux poumons, par l'artère pulmonaire, et
les *premières origines des veines*, qui par leur confluence,
aboutissent aux veines caves ou pulmonaires, sont réunies
dans la profondur des tissus par les *vaisseaux capillaires*, nous
aurons donné une idée presque complète du *système circulatoire*.

Avec ces détails, croyons-nous, chacun pourra se remettre
en mémoire le mécanisme fondamental que tout le monde
connaît, soit de la *petite circulation* ou *circulation pulmonaire*,
par laquelle le sang se rend de l'oreillette droite du cœur à
l'oreillette gauche, en passant par le ventricule droit, l'artère
pulmonaire, les capillaires des poumons, où il devient artériel, et enfin par les veines pulmonaires, soit de la *grande
circulation*, par laquelle le sang se rend de l'oreillette gauche
à l'oreillette droite, en passant par le ventricule gauche, l'artère aorte et toutes les branches artérielles du corps, les
capillaires généraux, où il devient veineux, toutes les veines,
et finalement les veines caves.

Aussi nous n'insisterons pas d'avantage.

rieur servant à la nutrition de tous les autres viscères et des membres.

Le foie et les veines, tels étaient, on le voit, les
organes essentiels de la circulation. Quant au cœur,
quant aux artères, on ne les regardait que comme
des dépendances de l'appareil respiratoire.

Toutefois, Galien avait démontré expérimentale-
ment la présence du sang dans les artères et dans
le cœur gauche : il avait même vu les anastomoses
qui font communiquer les veines et les artères. —
C'étaient là deux indications fort importantes.

Galien n'avait, en effet, qu'à se rendre compte
que la veine pulmonaire, au lieu de contenir de l'air,
ne renferme que du sang, pour arriver peut-être à
une notion exacte du phénomène de la circulation.

Il est vrai qu'il eût dû, pour cela, contester l'opinion d'Aristote. — Il n'y songea même pas.

Et, non seulement il admit, lui aussi, le passage de
l'air à travers la veine pulmonaire, mais encore il
s'attacha à concilier avec cette hypothèse qui avait
force de dogme, les résultats de ses propres observations sur la présence du sang dans les artères.

Sans preuve aucune, il imagina donc que la cloison qui sépare les ventricules droit et gauche du cœur
devait être perforée ; que par suite de cette perforation, une petite quantité du sang envoyé par le foie
au cœur droit et aux poumons suintait dans le ventricule gauche et de là dans l'aorte, où il se mélan-
geait avec l'air ; qu'en même temps enfin, une autre

portion du sang venu du foie dans les veines des membres, pénétrait, elle aussi, dans les diverses ramifications des artères, grâce aux anastomoses.qui relient les deux systèmes vasculaires.

Pour Galien, il y avait donc deux espèces de sang : l'un, fabriqué par le foie et contenu dans toutes les veines, y compris le cœur droit et destiné à nourrir les tissus ; celui-là était le sang alimentaire, le véritable sang ; l'autre résultant du mélange dans le cœur gauche et dans les artères d'une partie du sang alimentaire avec l'air fourni par la respiration, sang chargé de *pneuma*, « plus ténu, plus subtil » que le précédent et destiné à rafraîchir et purifier les organes.

Telle était la théorie vague, confuse et absolument erronée qui avait fait loi depuis quinze siècles, et qui allait être dénoncée par Harvey.

Dans le cours de ses expériences, Harvey remarqua trois grandes séries de faits :

1°. — En ouvrant la poitrine d'animaux vivant encore, il vit d'abord que le cœur est tantôt en mouvement, tantôt immobile, ayant ainsi un moment d'action et un moment de repos, et qu'à chaque mouvement, cet organe se contracte dans toutes ses parties, en se redressant contre la paroi thoracique où se produit un *choc* facilement appréciable.

2°. — Il observa aussi, que les pulsations des différentes artères du corps et aussi les pulsations de la veine artérielle ou artère pulmonaire, correspondent précisément, les unes aux contractions du ventricule gauche, les autres aux contractions du ventricule droit, et que, lorsque ces contractions cessent, le pouls artériel cesse également. — De plus, il remarqua, que si une artère quelconque est coupée ou perforée, le sang, au moment de la contraction ventriculaire, est chassé avec force au dehors, et que, lorsqu'on lie une artère, le sang afflue dans l'espace compris entre la ligature et le cœur, tandis que celui-ci se vide quand on lie les grosses veines qui y aboutissent.

De ces deux premières séries d'observations, Harvey tira d'abord les deux conclusions suivantes : la première, qu'au moment où le cœur se contracte, les cavités ventriculaires se resserrent et chassent le sang qu'elles contenaient ; la seconde, que le pouls artériel résulte de l'impulsion donnée au sang par la contraction ventriculaire.

3°. — Passant ensuite à l'étude des contractions des oreillettes, il s'aperçut que ces contractions précèdent immédiatement celles des ventricules, et que le sang qui afflue des veines dans les oreillettes, passe aussitôt de celles-ci dans les ventricules.

Alors, réfléchissant au mécanisme des valvules situées aux orifices auriculo-ventriculaires du cœur ainsi qu'à l'orifice des artères aorte et pulmonaire, valvules dont le rôle est de s'opposer au reflux du sang ; réfléchissant encore à l'imperméabilité de la cloison inter-ventriculaire, à l'abondance du sang mis en mouvement, et à la rapidité de ce mouvement, Harvey comprit *que les veines seraient vidées et épuisées, et que d'autre part, les artères se rompraient par cet afflux continuel du sang, si celui-ci ne retournait par quelque voie, des artères dans les veines, et ne revenait dans le ventricule droit du cœur.*

« Je me suis donc d'abord demandé, écrit-il, si
« le sang avait un mouvement circulaire, ce dont
« j'ai plus tard reconnu la vérité. J'ai reconnu que
« le sang sortant du cœur était lancé par la contrac-
« tion du ventricule gauche du cœur dans les artères
« et dans toutes les parties du corps, comme par la
« contraction du ventricule droit, dans l'artère pul-
« monaire et dans les poumons. — De même pas-
« sant par les veines, il revient dans la veine cave
« et jusque dans l'oreillette droite, et passant par les
« veines pulmonaires, il revient dans l'oreillette
« gauche. (1). »

La découverte du cours du sang date de 1613.

Dès cette époque, Harvey commença à exposer dans ses leçons sa théorie nouvelle.

Quatre ans plus tard il en fit la démonstration expérimentale à ses collègues du Collège de médecine de Londres.

---

(1) Harvey. — Traité anatomique sur les mouvements du cœur et du sang chez les animaux. — Chap. VII. — (Traduction française du professeur Ch. Richet. — Edition 1879, p. 108.)

Mais, comme il le dit lui-même, telle était sa crainte « d'être taxé d'arrogance » le jour où il publierait une théorie si opposée aux idées adoptées par tous les savants, qu'il attendit encore plusieurs années, malgré son amour de la vérité, avant que de rien écrire sur sa découverte.

Encouragé cependant par ses amis, enhardi par le résultat de nouvelles expériences plusieurs fois répétées et destinées à vérifier l'exactitude des précédentes, il se décida enfin, en 1628, à livrer à la presse l'ouvrage dans lequel il avait consigné ses recherches.

Ce livre magnifique, intitulé : *Exercitatio anatomica de motu cordis et sanguinis circulatione*, et dédié au roi Charles et à Argent, président du Collège de médecine de Londres, parut, l'année même, à Francfort.

Dans un style clair, facile, élégant, Harvey traite son sujet avec une méthode parfaite, analysant à fond ses expériences et ses observations, en déduisant rigoureusement toutes les conséquences logiques, et réfutant, en outre, une à une, les objections qui ont pu lui être faites.

Pénétré de l'importance considérable des fonctions du cœur, fonctions qu'il a mises en lumière, parfois même il va jusqu'à l'enthousiasme, ainsi qu'on peut en juger par sa dédicace au roi, que nous reproduisons ici entièrement, d'après la traduction de M. Charles Richet.

« *Au sérénissime et invincible*
CHARLES
Roi de Grande-Bretagne, de France et d'Hybernie,
défenseur de la foi.

« O Roi sérénissime,

« Le cœur des animaux est le principe de la vie,
« le directeur de toutes les parties, le soleil du mi-
« croscosme, l'organe d'où dépendent l'existence,
« la vigueur et la force de l'être. Pareillement le roi
« est le soutien de ses royaumes, le soleil de son
« microscosme, le cœur de l'État, celui de qui vient
« toute puissance, de qui émane toute grâce. Ce
« livre qui traite des mouvements du cœur, j'oserai
« donc, comme c'est la coutume aujourd'hui, l'offrir
« à Votre Majesté : car les institutions humaines
« sont faites à l'image de l'organisme de l'homme,
« et le roi est à l'État ce que le cœur est à la vie
« humaine. Il n'est pas inutile à un roi de connaître
« son propre cœur, car son cœur est comme un
« modèle divin de sa puissance, si du moins il est
« permis de comparer les grandes choses aux pe-
« tites. Ainsi vous pourrez, Sire, vous qui êtes placé
« au faîte des choses de ce monde, en connaissant
« le souverain principe du corps, admirer en lui
« l'image de votre pouvoir. Accueillez donc, je vous
« en prie humblement, roi sérénissime, avec votre

« bienveillance accoutumée, ce travail nouveau sur
« les fonctions du cœur, vous, la splendeur nouvelle
« et vraiment le cœur de ce siècle, prince plein de
« vertu et de bonté, vous à qui nous reportons à
« bon droit tout ce que notre Angleterre a de gloire,
« tout ce que notre vie a d'utile.

              « De votre auguste Majesté,
                  le très dévoué serviteur,
                          « Guillaume HARVEY. »

Il est difficile de se faire une idée de l'émotion qui
s'empara de la plupart des médecins contemporains de Harvey, à la nouvelle de cette découverte
si imprévue, dont la première conséquence était
d'enlever au foie une partie des hautes fonctions
qui, de tout temps, lui avaient été dévolues.

Et quoi, le foie serait dépossédé au profit du
cœur ; au profit de cet organe auquel les Anciens
n'avait attribué qu'un rôle tout secondaire !

Mais Galien n'avait-il pas dit que la veine pulmonaire ne contient que de l'air ?

N'avait-il pas enseigné, et n'enseignait-on pas
toujours, d'après lui, que la cloison interventriculaire du cœur était perforée, et que c'est grâce à
cette perforation que le sang alimentaire pouvait
venir se *pneumatiser* dans les artères ? Pour Galien,
enfin, le foie n'était-il pas l'organe central de la sanguification et le point de départ de toutes les veines
chargées de la distribution du sang dans tout le corps?

Telles furent les objections que firent à Harvey ses nombreux adversaires. — En vain opposa-t-il à chacune d'elles les raisonnements les plus rigoureux, les expériences les plus irréfutables, qui démontraient combien les opinions de ceux qui le combattaient étaient grosses d'erreurs.... Jamais ceux-ci ne voulaient se tenir pour convaincus. Et Dieu sait pourtant quelle logique il y avait dans leurs arguments !

Parmi les premiers qui protestèrent contre la doctrine de la circulation du sang, se trouvaient Parisanus, de Padoue, et Primerose, médecin du Yorkshire.

Le premier ayant objecté que la veine pulmonaire devait contenir de l'air, Harvey multiplia les preuves qui démontrent que ce vaisseau ne peut contenir que du sang (1). Rappelant d'abord qu'il a la structure d'une veine et non de la trachée-artère. — Pourquoi, dit-il, si la veine pulmonaire contenait de l'air, aurait-elle reçu de la nature la constitution d'une veine ? — A quoi Parisanus, ne trouvant sans doute rien de mieux : — « C'est, dit-il, parce que la nature l'a voulu ainsi ! »

Poussant plus loin sa démonstration, Harvey rappelle qu'en insufflant de l'air dans la trachée-artère, on ne peut parvenir à en faire passer ni dans le

____

(1) Ces détails sont empruntés aux *Notes et observations* qui font suite à la traduction du livre de Harvey par M. Richet.

cœur, ni dans la veine pulmonaire. — « Ne cherchons pas, répond alors Parisanus, à mettre la nature en contradiction avec elle-même. Sur un chien mort, l'air, ayant horreur du vide (1), quitte les vaisseaux et le cœur pour aller dans les poumons. Aussi, quand on fait une autopsie, ne trouve-t-on pas d'air dans la veine artérielle, etc.... »

Entre autres preuves invoquées par lui, pour démontrer que le sang circule dans les veines, de la périphérie au cœur, Harvey indiquait la présence, dans ces vaisseaux, des valvules qui, par leur disposition, permettent au sang de cheminer vers le cœur, mais non de rétrograder.

Veut-on avoir une idée de ce qu'objectait à ce sujet, encore le même Parisanus? — « Quant aux valvules, disait-il, leur présence n'a aucune valeur pour indiquer la direction du sang. En effet, deux valvules dans chaque veine, devraient suffire, or, il y en a un bien plus grand nombre ; donc elles sont inutiles. De plus, ou le sang revient au cœur, comme le pense Harvey, et alors elles ne servent à rien, ou elles servent à quelque chose, à empêcher le sang des veines de revenir du cœur ; alors la circulation dans les veines n'existe plus, comme le pense Harvey ! »

(1) On sait qu'avant les expériences de Torricelli sur la pesanteur de l'air, on admettait comme un axiome, que la *nature a horreur du vide*. Ainsi du reste s'expliquait-on faussement certains phénomènes.

Et dire que c'est un professeur à la Faculté de médecine de Padoue, qui raisonnait de la sorte !

Les objections de Primerose ne valaient guère davantage. En revanche, quel défenseur d'Aristote !

— « Tu as, écrit-il à Harvey, observé une sorte de cœur pulsatile chez les limaçons, les mouches, les abeilles et même chez les squilles. Nous te félicitons de ton zèle ; que Dieu te conserve des yeux si perspicaces. Mais pourquoi dis-tu qu'Aristote a refusé un cœur aux petits animaux ? Aurais-tu voulu faire entendre par là que tu sais ce qu'Aristote ignorait ? Ceux qui voient dans tes écrits les noms de tant d'animaux divers, te prendront pour le souverain investigateur de la nature et croiront que tu es un oracle dictant du haut d'un trépied ses décisions. Je parle de ceux qui ne sont pas médecins et qui n'ont qu'une teinture de cette science. Mais en lisant les vrais anatomistes, Galien, Vésale, l'illustre Fabrice et Cassérius, on voit qu'ils ont donné des planches gravées où sont représentés les animaux disséqués par eux. Quant à Aristote, il a tout observé, et personne ne doit oser venir après lui. »

Mais où Harvey trouva les adversaires les plus acharnés, ce fut assurément dans la Faculté de Paris.

Si, en effet, la docte Faculté n'était pas précisément opposée à toute idée de progrès, voulait-elle du moins qu'il vînt d'elle (1). — Plusieurs fois déjà elle l'avait bien fait voir ; et tout récemment encore, elle en avait donné une preuve dans le fameux *procès de l'antimoine.*

Paracelse, on s'en souvient, avait recommandé à ses disciples l'usage de cette substance découverte par le moine Basile Valentin, lui attribuant des propriétés merveilleuses. Celle-ci malheureusement, assez délicate à manier, n'était pas toujours très bien connue de ceux qui l'employaient. Il arriva donc qu'on l'administra un peu à tort et à travers ; et quelques accidents, paraît-il, se produisirent.

Aussitôt, la Faculté s'émut ; et, dès 1566, tous les docteurs ayant été entendus, elle rendit un premier arrêt solennel qui déclarait l'antimoine substance délétère, le classait parmi les matières vénéneuses, et en interdisait l'usage.

Malgré tout, quelques empiriques, non seulement en France, mais encore en Italie et en Allemagne, continuèrent à administrer le remède prohibé. — On apprit même, en 1606, qu'un médecin du nom de Besnier, osait s'en servir.

Nouvelle réunion solennelle des docteurs, nouvel arrêt confirmant le premier, et par dessus tout cela, exclusion définitive du coupable hors de la Faculté.

Dès ce moment toutefois, l'opinion commençait à se partager dans le docte corps lui-même. Bientôt,

(1) Maurice Raynaud.— Les Médecins au temps de Molière.

il y eut deux camps : l'un, qui voulait à tout prix faire respecter les décrets de la Faculté ; l'autre au contraire qui demandait qu'on autorisât l'usage de l'antimoine.

A la tête du premier était Guy Patin, doyen de la Faculté, routinier, entêté, irascible et égoïste ; à la tête du second, se trouvait Théophraste Renaudot, docteur en médecine de la Faculté de Montpellier, médecin du roi, adversaire dangereux par son esprit mordant, pamphlétaire habile, et avec tout cela, plein de philanthropie. Disons en passant, que c'est lui qui, le premier, introduisit en France la presse périodique et imagina les Monts-de-Piété (1).

Une guerre terrible à coups de brochures, de satires, de pamphlets et de livres, éclata donc entre les deux partis qui, finalement, portèrent la cause devant le Parlement.

Pour tout jugement, celui-ci se contenta de décider qu'il serait permis de faire usage de l'antimoine, « d'en écrire et d'en disputer », mais seulement sur l'avis des médecins de la Faculté. — C'était fort sagement jugé, on le voit ; mais.....la question n'en était pas moins à résoudre.

La dispute recommença donc de plus belle.

Sur ces entrefaites, un incident qui devait changer la face des choses se produisit.

____

(1) Voir aux *Notes et documents complémentaires* du présent ouvrage les détails sur les démêlés personnels de Théophraste Renaudot avec la Faculté de médecine.

Le jeune roi était tombé malade à Calais, atteint d'une fièvre maligne, et son état paraissait désespéré. — Le cardinal Mazarin conseilla d'essayer l'antimoine. — Le roi en prit à deux reprises. Et, la guérison étant survenue peu de jours après, celle-ci fut naturellement attribuée à l'antimoine...

Guy-Patin eut beau écrire que « ce qui avait sauvé le roi, c'était son innocence, son âge fort et robuste, neuf *bonnes saignées*, et les prières des gens de bien », la fortune de l'antimoine fut, dès ce jour, un fait accompli, et ses partisans triomphèrent.

Quant au doyen de la Faculté, jamais il ne pardonna ni à l'antimoine, ni.... au cardinal !

Animée d'un pareil esprit, la Faculté de médecine de Paris ne pouvait manquer de susciter à Harvey de nombreux détracteurs.

D'abord, ce fut Riolan le fils, anatomiste lui-même, qui lui écrivit :

« J'admire ton invention de la circulation du « sang, l'industrie et la subtilité ingénieuse que tu « as déployées pour la démontrer ; mais je te dirai « pour ta gouverne, que tu as cherché à prouver « beaucoup de choses absurdes et un plus grand « nombre de fausses. » (1)

Puis, ce fut le tour de Guy-Patin, le doyen, lequel

----

(1) « Laudo tuum inventum de circulatione sanguinis, « tuam industriam, et ingenii subtilitatem in eo probando : « sed pace tuâ dicam, multa te proposuisse absurda, plura « que falsa. »

détestant, comme on l'a pu voir, toutes les nou-
veautés, déclara la circulation « fausse, impossible,
absurde, inutile, nuisible à la vie de l'homme, etc. » ;
de Blondel, l'ennemi acharné du quinquina récemm-
ment importé (1) ; de Courtois, partisan de la saignée à outrance, de la *saignée à blanc*, pour employer
une expression consacrée depuis Botal ; d'Antoine
Daquin (2), premier médecin du roi ; etc....

(1) Voir plus loin la note de la page 198.

(2) C'est ce même Antoine Daquin qui, avec ses deux confrères Vallot et Fagon, écrivait jour par jour le célèbre
« Journal de la Santé du Roy Louis XIV. » Journal bien curieux à consulter, et qui donne une idée des médecins et de
la médecine de cette époque... On y voit, par exemple, que
le Roi-Soleil, de 1667 à 1715, avait été saigné quarante-huit
fois ; qu'il avait pris deux mille purgations ; avait reçu plusieurs centaines de clystères ; enfin, usé une quantité énorme
de quinquina, etc., etc...

Ce Journal, d'ailleurs n'était pas le premier du même
genre.

Jean Héroard, premier médecin de Louis XIII, en avait
écrit un à peu près analogue sur ce dernier monarque.. — Il
différait néanmoins du précédent, en ce que l'auteur non
seulement y avait consigné, jour par jour, l'état de santé
de son client couronné, mais y avait encore relaté, une
foule de détails de toutes sortes concernant la vie de ce
prince, pendant près de vingt-huit années. — Nous signalerons tout particulièrement le récit qu'il a laissé du
mariage de Louis XIII, à peine âgé de quinze ans, avec la
jeune princesse, qui, elle-même, n'en avait pas plus de treize...
Ce livre a pour titre « *Histoire particulière du roi Louis XIII,
depuis le moment de sa naissance jusqu'au 27 janvier 1628,
par messire Jean Héroard, seigneur de Vaugrigneuse, premier
médecin du roi.* »

Riolan fut le seul membre de la Faculté de médecine de Paris à qui l'illustre physiologiste daigna répondre.

Harvey n'avait pas tardé, du reste, à rencontrer des partisans qui lui firent bien vite oublier les attaques de tous les Primerose, Parisanus, et Guy-Patin du monde.

Descartes, le célèbre philosophe, fut un des premiers à adopter sa manière de voir.

Jean Wallœus, d'autre part, professeur à l'Université de Leyde, ayant entrepris des expériences qui toutes, vinrent confirmer celle du savant médecin de Londres, Plempius de Louvain, et après lui, beaucoup d'autres, qui jusque là avaient figuré au nombre des adversaires déclarés de la nouvelle doctrine, acceptèrent aussitôt celle-ci.

Enfin, moins obstinée que la Faculté de Paris, la Faculté de Montpellier qui, d'abord, s'était rangée du côté des *anti-circulateurs*, ne tarda pas elle non plus à reconnaître ses torts.

Harvey mourut en 1657.

Ses dernières années avaient été attristées par la lutte de Charles Ier, son bienfaiteur, avec le Parlement.

Loin d'abandonner le roi dans le malheur, il s'attacha à lui encore d'avantage, et l'accompagna après la bataille d'Hidge-Hill, livrée en 1642 contre les Parlementaires.

Mais ce dévouement à la cause royale ayant excité contre Harvey le mécontentement populaire, sa maison de Londres fut livrée au pillage ; ses livres furent brûlés ou dispersés, et la plupart des manuscrits dans lesquels il avait consigné de nombreuses observations complètement détruits.

Et maintenant, nous devons à la vérité de faire la part exacte qui doit revenir à Harvey dans la découverte de la circulation du sang.

Sans vouloir diminuer la gloire de ce grand homme, nous devons rappeler que cette découverte n'a pas été faite tout entière et d'emblée par lui seul, bien qu'à lui seulement on s'accorde à en attribuer l'honneur.

Près de cent ans avant Harvey, Michel Servet, le même dont nous avons raconté plus haut le supplice affreux, avait écrit dans son ouvrage « Restauration du Christianisme » que la cloison du cœur n'est pas perforée et, qu'à cause de son imperméabilité, le sang doit passer par l'artère pulmonaire dans le poumon pour revenir dans l'oreillette gauche par la veine pulmonaire. C'était indiquer fort nettement *la circulation pulmonaire* ou *petite circulation*.

Vésale, à son tour, deux ans après, avait fait voir que la cloison interventriculaire du cœur, en raison de sa structure ne pouvait permettre le passage de la moindre quantité de sang. Mais, soit par crainte de blesser la susceptibilité des Galénistes, soit plutôt par crainte d'être poursuivi par l'Inquisition pour avoir osé soutenir les doctrines d'un hérétique comme Servet (1), il avait cru prudent toutefois d'écrire, quoique sans y croire (2) et seulement « pour s'accommoder aux dogmes de Galien » que cette cloison était percée.

Quelques années plus tard, Colombo de Padoue avait décrit lui aussi la petite circulation découverte par Servet, mais qu'il ne citait pas, bien que les expressions qu'il employait fussent précisément celles de cet auteur. (Colombo. De re anatomicâ, 1559).

Enfin, à peu près vers la même époque, André Césalpin, professeur d'anatomie à Pise (1569), et Fabrice d'Acquapendente, (1574), avaient découvert celui-ci que les veines possèdent des valvules, celui-là le cours du sang dans les veines vers le cœur. — « Le sang, avait écrit Césalpin, conduit au cœur par les veines, y reçoit sa dernière perfection, et cette perfection acquise, il est porté par les artères dans tout le corps. » (3) C'était bien là un pressentiment du phénomène de la circulation, mais ce n'était pas encore une réalité.

Tels avaient été les prédécesseurs de Harvey. — Doit-on conclure que celui-ci n'eut plus qu'un rôle secondaire dans la découverte à laquelle son nom est si étroitement attaché ? Certes non.

---

(1) Charles Richel. Ouvrage cité : Introduction historique.
(2) Bouchut. Histoire de la médecine. Tome II, page 323.
(3) Circulation du sang dans les artères.

— « Il n'y a, écrit M. Charles Richet, que bien peu de découvertes jaillissant tout entières du cerveau d'un seul homme, comme Minerve sortit tout armée du front de Jupiter. Elles sont préparées, mûries, pressenties depuis longtemps ; puis un homme arrive, qui réunit les faits épars, reprend, discute, éclaircit les idées confuses de ses prédécesseurs inconscients et enfin établit la vérité. Tel a été le rôle d'Harvey. Certes, parmi les élèves de Fabrice à Padoue, plus d'un, qui connaissait les valvules et la circulation pulmonaire, qui avait lu Servet, Colombo, Césalpin, a dû penser à la circulation, imaginer cette chose magnifique, le circuit perpétuel du sang, des artères aux veines, des veines au cœur, du cœur au poumon, du poumon au cœur et aux artères. Nul n'a fait le livre que Harvey a écrit en 1629...... Servet, Colombo, Césalpin ont conçu la circulation. Harvey l'a démontrée. »

§ V. — LE XVIIᵉ SIÈCLE (SUITE). — NOUVELLES DÉCOUVERTES ANATOMIQUES ET PHYSIOLOGIQUES D'ASELLI ET PECQUET : LES VAISSEAUX CHYLIFÈRES. — DÉFAITE DÉFINITIVE DU GALÉNISME. — LA CLINIQUE ET LES DIVERS SYSTÈMES MÉDICAUX.

L'absorption du chyle et la sanguification, d'après Galien : rôle attribué aux veines intestinales et au foie. — Découvertes des chylifères, par Aselli et par Pecquet. — Conséquences de cette découverte. — Les « obsèques du foie » ; l'arrêt burlesque de Boileau. — Dernières protestations des Galénistes. — La chaire d'anatomie du Jardin des Plantes. — La doctrine de la circulation, officiellement enseignée dans la plupart des Facultés de médecine, est enfin acceptée par la Faculté de Paris. — Recherches anatomiques nouvelles ; application du microscope à l'étude des tissus. — Leuwenhoeck et les globules du sang ; — travaux de Malpighi, Stenon, Glisson, etc. — La pathologie et la thérapeutique. — Les systèmes médicaux. — Iatro-chimie : Van Helmont, Sylvius de le Boë. — Iatro-mécanisme : Sanctorius, Borelli, Baglivi. — Les cliniciens. — Sydenham.

Après la découverte de Harvey, deux choses seulement restaient debout de l'ancien système de Galien : la théorie de l'absorption du chyle par les veines intestinales, et la théorie du transport de ce chyle dans le foie a travers ces mêmes veines, c'est-à-dire, la sanguification par le foie.

Or, à peu d'années d'intervalle, ces deux théories allaient encore être anéanties par les découvertes successives d'un anatomiste italien du nom d'Aselli, et d'un anatomiste de la Faculté de Montpellier, nommé Pecquet.

Le premier était né à Crémone, en 1581. Il avait étudié d'abord à Pavie, puis à Padoue, où il était devenu plus tard professeur d'anatomie. — C'est en cette dernière ville qu'il fit, en 1622, la découverte qui devait l'illustrer.

Examinant, un jour, sur un chien qu'il avait ouvert vivant, les mouvements du diaphragme, il vit tout à coup, sur le mésentère (1) et sur les intestins, un magnifique réseau de vaisseaux très ténus et très blancs qui n'avaient jamais été décrits.

Etonné de cette apparition inattendue, Aselli pique l'un de ces vaisseaux, et en voit sortir quelques gouttes d'un liquide blanc comme du lait. — Il court aussitôt chez ses amis Tadinus et Septalius, tous deux membres du Collège médical de la ville de Padoue, pour les inviter à venir constater le nouveau phénomène. Ceux-ci se rendent chez Aselli. Mais, à leur arrivée le chien était mort et les vaisseaux annoncés avaient disparu.

Le lendemain, on ouvre un second chien : cette fois, on ne constate rien d'analogue à ce qu'Aselli avait vu.

Se souvenant alors que l'animal ouvert la veille avait mangé assez copieusement avant l'expé-

---

(1) Portion de la séreuse péritonéale ou *péritoine*, donnant attache à l'intestin grêle.

rience, tandis que le dernier était à jeun, Aselli crut pouvoir attribuer à cette différence d'état des deux animaux l'insuccès actuel.

Prenant donc un autre chien, il le fit manger d'abord, puis l'ouvrit aussitôt après. — Alors, le résultat fut conforme à son attente : les vaisseaux blancs apparurent.

Aselli leur donna le nom de « *venæ albæ et lacteæ* » (depuis, *vaisseaux chylifères*), et il leur attribua le double rôle réservé jusque là aux veines intestinales, à savoir : 1° d'absorber le chyle dans l'intestin ; 2ᵉ de le transporter au foie.

Il va sans dire que malgré qu'il eût renouvelé, fort souvent depuis, la même expérience obtenant constamment les mêmes résultats, chaque fois qu'il ouvrait les animaux pendant le travail de la digestion, Aselli rencontra de fort nombreux contradicteurs. Parmi eux nous trouvons Riolan ; et, on aura peine à le croire, Harvey lui-même !

Aselli n'était du reste qu'à moitié chemin de la vérité. S'il avait bien décrit, en effet, l'origine des vaisseaux chylifères, il en avait méconnu entièrement la terminaison, et il avait commis une très grosse erreur, quand, sans preuve aucune, il leur avait assigné le foie comme débouché.

A un simple étudiant de Montpellier, originaire de Dieppe, et qui plus tard, devait entrer à l'Académie des Sciences, à Jean Pecquet, était réservé de compléter, en 1648, cette découverte, et de donner aux faits entrevus par Aselli une juste interprétation, en montrant la véritable route du chyle, et son réel aboutissant, non plus dans le foie mais dans un réservoir spécial se déversant lui-même dans la veine sous-clavière gauche.

Un jour qu'il disséquait des chiens en digestion, il s'aperçut que la veine cave (1) était remplie d'un liquide blanchâtre. Il crut au premier abord que c'était du pus.

Mais, poussant plus loin ses investigations, il reconnut qu'il n'y avait là qu'un liquide en tous points analogue à celui qu'on trouve dans les vaisseaux chylifères, au chyle en un mot.

Il poursuivit alors celui-ci et il ne tarda pas à voir que le chyle qu'il venait de trouver dans la veine cave, provenait de la veine sous-clavière gauche, (laquelle, ainsi que la sous-clavière droite, aboutit à la veine cave), et qu'il avait été conduit dans cette veine par un canal commun, renflé en certain point et formé par la réunion d'une foule de vaisseaux chylifères.

Ce dernier canal était le *canal thoracique* ; le renflement était la *citerne* ou *réservoir de Pecquet*. (2)

---

(1) Voyez une note précédente.

(2) Le canal *thoracique* est un gros tronc lymphatique qui réunit tous les vaisseaux lymphatiques des membres inférieurs, de l'abdomen, de la partie gauche, du thorax et des organes qui sont contenus dans cette partie, enfin de la moitié

D'autre part, Pecquet ne put découvrir aucun vaisseau chylifère se rendant directement au foie.

Il conclut donc que le chyle, absorbé dans l'intestin par les vaisseaux chylifères, ne passe pas par le foie, mais qu'il arrive directement dans le torrent circulatoire en passant par la veine sous-clavière.

Pecquet publia sa découverte l'année suivante ; et, comme bon nombre d'anatomistes, parmi eux, Rolfinck, Sulzberger, Gassendi, Bartholin, etc., avaient depuis assez longtemps déjà contrôlé expémentalement les observations d'Aselli, on adopta bientôt la théorie nouvelle, qui était la condamnation complète des doctrines anciennes.

[Après le coup bien sérieux que déjà Harvey avait porté à ces doctrines, Aselli avait dépouillé les veines de l'intestin de leurs fonctions absorbantes ; à son tour, Pecquet enlevait au foie ses fonctions de sanguification. Ainsi s'écroulait l'édifice galénique !

Thomas Bartholin écrivit alors « les obsèques du foie », de ce pauvre foie « réduit désormais à ne

gauche du cou et de la tête. — La *citerne de Pecquet* n'est autre chose que le confluent à l'origine du canal thoracique des divers vaisseaux lymphatiques qui s'y rendent. Le canal thoracique se jette dans la veine sous-clavière gauche ; tous les autres lymphatiques qui ne sont pas reçus par le canal thoracique se jettent dans la *grande veine lymphatique* découverte par Stenon, laquelle aboutit à la veine sous-clavière droite.

plus fabriquer que de la bile » ! (1) — et Boileau publia son fameux :

« *Arrest burlesque donné en la Grande Chambre*
« *du Parnasse, en faveur des Maîtres-ès-Arts, méde-*
« *cins et Professeurs de l'Université de Stagire, au*
« *Pays des chimères, pour le maintien de la doctrine*
« *d'Aristote* » lequel arrest :

« Enjoint au cœur de continuer d'être le principe
« des nerfs et à toutes personnes de quelque con-
« dition et profession qu'elles soient, de le croire
« tel, nonobstant toute expérience à ce contraire.
« Ordonne pareillement au chyle d'aller droit au foie
« sans plus passer au cœur et au foie de le rece-
« voir. Fait défenses au sang d'être plus vagabond,
« errer, ni circuler dans le corps sous peine d'être
« entièrement livré et abandonné à la Faculté de
« médecine...

« ... Enfin, bannit à perpétuité la Raison des
« Écoles de la dite Université, lui fait défenses d'y
« entrer, troubler ni inquiéter ledit Aristote en la pos-
« session et jouissance d'icelle. » (2).

Peu de temps après ces découvertes importantes, Louis XIV, envers et contre la Faculté, créait au Jardin des Plantes une chaire d'anatomie qu'il confiait au chirurgien Dionis, avec mission de propager la nouvelle doctrine de la circulation.

(1) Suivant Galien, en effet, le foie fabriquait et le sang et la bile.
(2) Boileau. OEuvres complètes.

Enfin, dès la fin du dix-septième siècle, malgré tous les Guy-Patin et tous les « Diafoirus » de l'époque, la Faculté de médecine de Paris, suivant l'exemple offert depuis plusieurs années par la plupart des Facultés de France et de l'étranger (1), se rendait elle-même à l'évidence.

Ce siècle là du reste devait se terminer assez brillamment pour l'anatomie.

Faisant, en effet une application heureuse du microscope, inventé, dit-on, dès 1590, par Zaccharias Jansen, opticien de Middelbourg, Leuwenhoeck (1632-1723) découvre les *globules sanguins* :

A l'aide du même instrument, Malpighi (1638-

(1) A côté des deux Facultés célèbres de Paris et de Montpellier, il y avait dans d'autres villes universitaires de notre pays des écoles de médecine. Mais les titres qui y étaient conférés étaient assez peu appréciés. — En outre il y avait deux autres Facultés de médecine qui, bien que situées dans un pays non encore annexé à la France au moment où on les avait créées, méritent cependant d'être mentionnées ; c'étaient : la Faculté de médecine de Strasbourg, fondé en 1556, par l'Empereur Maximilien II, et la Faculté de Pont-à-Mousson, créée en 1592 ; Faculté « minuscule », suivant l'expression de M. Thomas, et qui, en 1764, devait être transférée à Nancy.

A l'étranger, les centres médicaux les plus célèbres étaient : en Hollande, la Faculté de médecine de Leyde, illustrée plus tard par Boerhaave ; en Angleterre, les écoles d'Oxford, de Cambridge, enfin la Faculté naissante d'Edimbourg ; en Italie, les Facultés de Padoue, Bologne, Pavie, etc... ; en Espagne, celles de Valence et de Salamanque ; en Autriche, celle de Vienne, etc.

1731) recherche la structure de la peau, des reins, des poumons, etc...

En même temps qu'eux, nous trouvons Sténon, Warthon, Glisson qui étudient les glandes salivaires et le foie ; Ruysch, qui prépare des pièces anatomiques admirables ; Peyer, Brunner, qui découvrent les glandes de l'intestin ; Valsalva, Sylvius de la Boë, sur lequel nous aurons à revenir, et Pacchioni, qui appartiennent aussi au dix-huitième siècle et qui étudient le système nerveux, enfin, Tulpius que Rembrandt a rendu à jamais célèbre par son tableau « La leçon d'anatomie », Régnier de Graaff, Clopton Havers, Raymond de Vieussens, etc...

Tandis que l'anatomie et la physiologie subissaient toutes les transformations auxquelles on vient d'assister, la médecine proprement dite ou pathologie se modifiait elle aussi, et, au galénisme des anciens des théories nouvelles tendaient à se substituer de toutes parts.

On avait hâte, en effet, d'en finir avec le passé et de rompre définitivement avec les anciennes hypothèses maintenant reconnues stériles.

Mais on éprouvait aussi le besoin de remplacer celles-ci par de nouvelles plus conformes aux connaissances scientifiques du jour. Et, comme l'esprit de théorie loin d'avoir disparu, n'avait fait au contraire que se développer d'avantage en présence de toutes les découvertes récentes qui s'opéraient dans les diverses sciences, sciences naturelles, chimie, physique, mathématiques, etc., il en était résulté de nouvelles doctrines qui, en s'appuyant d'une manière trop exclusive et trop absolue sur telle ou telle de ces dernières, devaient entraver les progrès de la pathologie et de la thérapeutique.

Ainsi avaient pris naissance et s'étaient développés les deux systèmes médicaux de l'iatro-chimie et de l'iatro-mécanisme.

Le premier de ces systèmes, connu également sous le nom de chimiatrie, avait été inauguré dès le seizième siècle par Paracelse, et même, bien avant lui, par tous ceux qui, comme les Arabes, avaient eu l'idée d'appliquer la chimie à la médecine.

Ce ne fut toutefois, qu'au siècle suivant que cette doctrine fut définitivement constituée par Van Helmont, Sylvius de la Boë et Thomas Willis, qui, tous trois, la formulèrent, en rapportant tous les phénomènes physiologiques et morbides à des réactions chimiques.

Afin de donner une idée de ce que fut l'iatro-chimie, nous dirons quelques mots sur Van Helmont lequel fut presque aussi étrange que Paracelse dont il s'était inspiré.

Nous ne nous occuperons du reste que de lui seul. Bien qu'en effet, Sylvius de la Boë soit considéré, comme un des fondateurs de l'iatro-mécanisme, et que Thomas Willis figure parmi les représentants les plus connus de ce système, nous négligerons pourtant de parler d'eux, convaincu que nous sommes que les détails dans lesquels nous entraînerait l'analyse la plus succincte de leurs théories, seraient au moins fastidieux pour bien des lecteurs (1).

Né à Bruxelles, en 1557, d'une famille noble et riche, van Helmont n'était âgé que de trois ans, lorsqu'il perdit son père.

Il fut élevé par les Jésuites de Louvain sous la direction desquels il fit ses humanités, et étudia la langue latine, grecque et arabe, ainsi que la philosophie. Plus tard même, l'un d'eux, appelé Martin del Rio, l'initia aux mystères de la magie.

D'une foi religieuse excessivement vive, et en même temps, doué d'une imagination tellement ardente qu'il eut des extases et des visions fréquentes, une entre autres dans laquelle il crut un jour apercevoir son âme sous la forme d'un cristal

---

(1) *Sylvius de la Boë*, naquit dans la Hesse, en 1614. — Après avoir exercé à Amsterdam, il devint professeur de médecine à Leyde, et devint recteur de l'Université de cette ville. Partisan des idées de Van Helmont, il en modifia quelque peu le système. C'est lui qui le premier employa l'expression « âcreté des humeurs » laquelle d'ailleurs ne répond abolument à rien. Sylvius de la Boë fut un des chauds défenseurs de l'antimoine, et un des premiers à admettre la doctrine de la circulation. Il mourut en 1672.

Thomas Willis (1622-1666), professeur à l'Université d'Oxford, puis membre de la Société royale de Londres, fut un des principaux représentants de l'iatrochimie, en Angleterre. Ses idées furent combattues en ce pays par Robert Bayle, puis par Sydenham.

resplendissant ; avec cela, plein d'ardeur pour la science, mais dédaigneux à l'excès pour tout ce que les anciens avaient enseigné, Van Helmont, après avoir étudié à fond les sciences naturelles et médicales et la chimie, conçut l'idée de renouveler complètement la médecine.

« J'entre dans une maison déserte, dit-il ; il me faut balayer les immondices qu'on y a laissées, rechercher ce qui est inconnu, écarter les mauvaises traditions, et vérifier exactement chaque objet en détail. » (1)

Il commence d'abord par combattre l'opinion d'Aristote qui admettait que tout corps se compose de quatre éléments, et réduit ceux-ci à deux: *l'archée* ou *agent*, c'est-à-dire l'ouvrier, le Vulcain, l'architecte intérieur, et la *matière* qui est l'élément corporel à l'aide duquel *l'agent* se développe. Appliquant ces vues à l'organisme humain, il imagine que celui-ci est constitué par la matière et par une archée principale, ayant sous ses ordres autant *d'archées secondaires* ou *ferments* qu'il existe d'organes.

Considérant ensuite que tous les phénomènes physiologiques ne sont que des opérations chimiques distinctes s'accomplissant, chacune sous la direction d'un *ferment* particulier surveillé par l'archée principale, dans les divers organes (estomac, intestin, fiel, foie, cœur, enfin dans les cuisines particulières des

____

(1) Citation d'après Bouchut.

membres *in culinis singulis membrorum*), il conclut que la santé résulte précisément de l'obéissance des archées secondaires à l'archée principale et de l'harmonie parfaite entre ces diverses archées.

Mais cette harmonie, continue-t-il, n'existe pas toujours. — Il peut arriver, en effet : ou bien, que les archées secondaires désobéissent à l'archée principale ; ou bien, qu'une archée quelconque commette une erreur dans ses opérations ; ou bien enfin, qu'un ferment virulent pénètre de l'extérieur. — Alors, c'est la maladie.

Il faut donc, dit van Helmont, traiter les maladies *surtout dans leurs causes,* le vrai remède étant celui qui détruit le ferment virulent, et non pas les saignées et les purgatifs qui affaiblissent les malades. — Les quintessences chimiques, comme l'enseignait Paracelse, voilà les véritables médicaments. « Tant que les médecins ont ignoré la pyrotechnie (chimie), ils ont pu dire qu'ils ne faisaient que traiter les malades ; mais depuis que Paracelse a mis sur la voie des Arcanes, ils peuvent se flatter de les guérir. » (1).

Des opinions aussi franchement opposées à

(1) Van Helmont, quoique préconisant l'emploi des médicaments empruntés à la chimie, avait recours quelquefois aussi à des remèdes assez étranges. — Lui-même prétend, en effet, avoir guéri un paysan atteint d'hydropisie rénale, en lui faisant placer autour des reins une ceinture de serpents (!). Et, non seulement il avoue le fait, mais encore il l'explique : — « La colère de l'archée rénal, dit-il, fut dissipée par la peur. »

celles de Galien et d'Aristote ne pouvaient manquer de causer à van Helmont de nombreux ennuis.

On raconte en effet, que les galénistes le dénoncèrent à l'Inquisition ; et, « la persécution exercée contre lui fut telle, qu'il ne lui fut même pas permis de soigner ses enfants à leur lit de mort. » (1).

Il mourut d'une pneumonie en 1664. — Guy-Patin ne manqua pas de dire qu'il était mort pour ne pas avoir voulu se laisser saigner.

Les principaux ouvrages de Van Helmont sont *l'Ortus médicinæ*, la « Doctrine des fièvres », et le « Traité de la guérison magnétique des blessures ». Disons, à propos de ce dernier ouvrage, qu'on a prétendu que Van Helmont connaissait quelques-uns des faits dont la première découverte est attribuée à Mesmer.

Telles sont, très imparfaitement, résumées en quelques lignes les doctrines métaphysiques et médicales de Van Helmont. — Nous n'entreprendrons pas ici de les discuter. — Qu'on nous permette seulement de dire qu'on trouve dans son œuvre des aperçus pleins d'originalité, et qui sont comme le pressentiment de certaines découvertes modernes.

« L'animal, disait Descartes (2), est semblable à une horloge qui, composée de roues et de ressorts plus ou moins compliqués, ne marche que lorsqu'elle

(1) Bouillet. Précis d'histoire de la médecine.
(2) René Descartes, philosophe français (1596-1650).

a été montée, et ne produit tel ou tel mouvement qu'autant que tel ou tel ressort a été poussé. »

De cette idée de l'auteur du « Discours de la Méthode » de ne considérer l'organisme humain que comme une *machine* soumise aux lois qui régissent la matière inerte, devait naître l'iatro-mécanisme, cet autre système médical que l'on voit fleurir au dix-septième siècle.

Nous avons montré les iatro-chimistes rapportant tous les phénomènes de l'organisme à des réactions chimiques.

On va voir à présent les iatro-mécanistes ou, comme on les appelle encore, les iatro-mathématiciens, rapporter les mêmes phénomènes à de simples actions mécaniques. Et, c'est à l'aide des lois de la physique et de la mécanique, à l'aide aussi de calculs mathématiques, que ces derniers prétendront expliquer la plupart des faits qu'on observe, soit dans l'état de santé, soit dans l'état de maladie.

Tandis que c'est particulièrement en Allemagne, principal foyer de l'alchimie au moyen-âge, et ensuite en Angleterre, que l'iatro-chimie avait trouvé le plus de vogue, c'est surtout en Italie, pays de Galilée l'auteur immortel de la découverte des lois de la pesanteur, l'inventeur de la balance hydrostatique, du thermomètre, du télescope, etc... que l'iatro-mécanisme atteignit son plus grand développement.

Du reste, de même que le premier de ces systèmes avait eu à Bâle, en la personne de Paracelse, un précurseur, de même aussi le second avait eu le sien à Padoue, avec Sanctorius.

Ce Sanctorius était né, en 1561, à Capo d'Istria. Après avoir fait ses études à Padoue, et être allé exercer son art pendant quelque temps à Venise, il revint dans la première ville en qualité de professeur de médecine théorique à l'Université. — Il était doué d'un génie inventif remarquable; à tel point que c'est à lui qu'on doit l'invention de l'hygromètre, du thermomètre médical, de divers instruments de chirurgie, et enfin du premier appareil destiné à l'étude de pouls ou *pulsilogium*, ainsi qu'il l'avait dénommé lui-même.

Mais là ou Sanctorius apparaît réellement comme le précurseur de l'iatro-mécanisme, c'est dans les recherches que nous allons indiquer.

Parti de cette idée que la transpiration ou perspiration insensible (c'est-à-dire l'ensemble des exhalations et des sécrétions cutanées), doit avoir un rôle important dans le fonctionnement de l'organisme, il résolut d'en faire l'évaluation exacte.

Pour cela, il se fit construire un fauteuil en bois, supporté par quatre colonnes, et suspendu à une balance *romaine*.

Passant dès lors la plus grande partie de son existence sur cet appareil, il s'appliqua pendant près de quarante années, à peser régulièrement chaque jour, ses aliments, ses boissons, ses excréments, et à comparer ces différents poids aux variations de poids de son propre corps à divers moments.

Ainsi, il parvint à établir, que la transpiration insensible à elle seule est ordinairement plus abondante que toutes les évacuations sensibles réunies ; qu'en vingt-quatre heures, par exemple on perd par la transpiration insensible environ cinq livres du poids du corps ; et enfin que cette transpiration varie suivant l'âge, suivant que l'on est à l'état de veille ou à l'état de sommeil, suivant les dispositions de l'âme, etc.

Bref, Sanctorius attacha une telle importance à ce genre de recherches, qu'il en arriva à croire que si une transpiration insensible régulière est l'indice d'une bonne santé, en revanche, *toutes les maladies* sont dues à une irrégularité de cette transpiration, soit à une transpiration trop faible, soit à une transpiration trop considérable !

De sorte que, pour nous servir de l'expression d'un auteur « grâce à sa chaise suspendue, la médecine devenait nulle. »

Les recherches de Sanctorius, et aussi, les déductions pratiques (?) qu'il avait cru pouvoir en tirer ont été consignées par lui-même dans 466 *aphorismes*, groupés en sept *sections* réunies en un livre intitulé « Médecine statique » et publié pour la première fois, à Venise en 1614.

C'est en cette dernière ville qu'il mourut douze ans plus tard.

A l'histoire de l'iatro-mécanisme au dix-septième

siècle, se rattachent les noms de Borelli (1608-1679), professeur de médecine, à Pise d'abord, à Florence ensuite ; de Bellini (1643-1703), connu particulièment pour ses travaux anatomiques sur le rein ; de Baglivi, de Ramazzini, de Modeni, etc., en Italie ; enfin de W. Cole et d'Archibald Pitcairn, en Angleterre.

De tous ces noms, nous retiendrons surtout celui de Borelli que l'on considère comme le véritable fondateur du système iatro-mécaniste, et à qui on doit des recherches expérimentales assez bien faites sur les mouvements des articulations et sur la contraction musculaire.

En pathologie, malheureusement, il n'a laissé que des théories tout à fait erronées. — On a de lui plusieurs ouvrages assez importants, dont un surtout, intitulé « De motu *animalium.* »

Cependant, à côté de ces théoriciens toujours trop prompts à ériger des doctrines sur des observations et des expériences incomplètes, et toujours mal interprétées, se trouvaient quelques esprits plus froids et plus calmes qui, tout en empruntant aux autres sciences ce qui pouvait être utile à la médecine, prenaient bien garde néanmoins que celle-ci se laissât envahir par celles-là.

C'étaient de vrais *cliniciens,* lesquels savaient se limiter presque exclusivement dans l'étude patiente, attentive et judicieuse des maladies, depuis leurs causes jusque dans leurs effets, en ne s'égarant pas dans des détails minutieux pouvant faire perdre de vue le phénomène capital, et en évitant surtout les hypothèses vaines et creuses.

A ce groupe se rattachent quelques personnages assez remarquables, par exemple, Lusitanus, Diemerbroeck, Morton, enfin l'illustre Sydenham sur lequel nous nous arrêterons pour finir, et que Boerhaave surnomma plus tard « l'Hippocrate Anglais.

Thomas Sydenham naquit, en 1624, à Windfor-Eagle, dans le comté de Dorshire.

Après avoir étudié à Oxford et à Cambridge, il revint à Londres où il pratiqua avec un grand succès. « Vivant à une époque où régnaient les théories chimiques, mécaniques, géométriques, etc., né avec un esprit droit, un jugement sain, doué d'un talent remarquable d'observation, Sydenham employa toute sa vie à chercher à constituer la médecine en un corps de science, ramenant les esprits, autant que possible, vers la clinique, vers l'observation et l'expérience. » (*Art. Sydenham, in dictionnaire encyclopédique des sciences médicales.*) — « Je n'ambitionne pas le nom de philosophe, disait-il ; et quant à ceux qui se flattent de mériter ce titre et qui me blâmeront peut-être de n'avoir pas essayé de pénétrer dans ces mystères, je les prie de vouloir bien, avant de condamner les autres, m'expliquer certaines opérations de la nature qui sont communes et ordinaires. Par exemple, je leur demanderais volontiers d'où vient qu'un cheval arrive à sept ans à son plus grand accroissement et un homme à vingt-et-un ans?... »

Dans l'observation des maladies, il ne négligeait rien. S'occupant, par exemple, de leurs causes occasionnelles, il avait toujours soin de noter toutes les circonstances qui avaient précédé ou accompagné leur éclosion : température, pluies, vents, orages, etc....

Comme thérapeutiste, il fut le premier qui sut appliquer avec succès l'écorce de quinquina (1) au traitement de la fièvre intermittente, en administrant ce remède non pas pendant la fièvre, mais dans l'intervalle des accès. C'est lui également qui, à l'aide de l'opium, composa le laudanum qui porte son nom, etc...

Sydenham mourut à Londres, en 1689, à l'âge de

(1) Le quinquina (du mot indien *Kina-Kina*, c'est-à-dire, écorce par excellence) est fourni par des arbres ou arbustes toujours verts, lesquels ne croissent spontanément que dans l'Amérique du Sud, à une altitude moyenne de 1,500 à 2,500 mètres. — Dès le dix-septième siècle, les Européens fixés au Pérou, avaient reconnu les vertus curatives de cette écorce dans les fièvres opiniâtres. Ainsi, par exemple, la comtesse d'El. Cinchon, femme du vice-roi de Lima avait été guérie d'une affection de ce genre. Aussi, dès 1648, cette dame introduisit-elle en Europe cette substance merveilleuse. Mais, peu apprécié tout d'abord, ce remède ne prit de vogue qu'à partir de l'année 1676, époque à laquelle il fut indiqué à Louis XIV, par un Anglais du nom de Talbot, suivant les uns, par un jésuite suivant d'autres.

soixante-cinq ans, après avoir écrit plusieurs ouvrages, entre autres, une « Histoire des maladies
Aiguës », un « Traité de l'hydropisie », un
« Traité de la goutte » (maladie dont il souffrait lui-
même), et des « Lettres » sur l'affection hystérique,
sur les maladies épidémiques et autres questions
encore.

§ VI. — LE XVIIIᵉ SIÈCLE.

Nouvelles recherches anatomiques et physiologiques. — Travaux de Haller, Vicq d'Azyr, Sœmmering, Spallanzani, etc.
— L'anatomie et la physiologie comparées. — Galvani et l'électricité dynamique. — Étude des phénomènes chimiques de la
respiration. — Exposé rapide des diverses opinions émises sur
cette question, depuis Galien jusqu'à Lavoisier. — Théorie de
Lavoisier.

Les progrès que nous venons de voir réalisés
dans les diverses branches de la médecine de-
viennent de plus en plus manifestes au dix-huitième
siècle.

L'anatomie et la physiologie s'enrichissent d'une
foule de connaissances nouvelles. Grâce à la méthode d'observation récemment remise en honneur
en pathologie médicale par les Sydenham, par les
Morton, par les Dimerbroeck, la clinique réalise de
nombreux progrès, et bien que diverses doctrines
succèdent tour à tour à la chimiatrie et à l'iatro-mécanisme du dix-septième siècle, la médecine parvient cependant à secouer le joug des systematistes

et à recouvrer son indépendance. L'hygiène et la thérapeutique mettent à profit les recherches des physiciens, des chimistes et des naturalistes. Enfin, la chirurgie elle aussi étend considérablement son domaine.

Parmi les anatomistes et les physiologistes les plus remarquables nous distinguons : Haller, Cotugno (1736-1818), Malacarne, Reil, (1579-1813), Sabatier (1732-1811), Vicq d'Azyr (1748-1794), Scarpa (1747-1842), Sœmmering (1755-1830) lesquels dirigèrent principalement leurs recherches sur le système musculaire et sur le système nerveux ; Mascagni (1752-1815), qui étudie le système circulatoire et les vaisseaux lymphatiques ; Tenon (1754-1816, qui fait de nombreuses recherches sur les organes des sens, notamment sur l'appareil de la vision ; Spallanzani, qui expérimente sur la digestion et se rend compte de l'action du suc gastrique ; Camper, Darwin, remarquables par leurs études d'anatomie et de physiologie comparées, etc...

A cette liste nous devons ajouter encore Galvani (1737-1795), professeur d'anatomie à l'Université de Bologne, et qui découvrit, par un hasard d'expérience que tout le monde connaît, *l'électricité dynamique* (1).

(1) C'est en 1786 que Galvani fit cette découverte. Voulant étudier l'influence que peuvent exercer sur le système nerveux les décharges électriques qui s'effectuent entre des nuages orageux, il avait pendu à un balcon de fer, par un

Enfin, au nombre des découvertes physiologiques les plus importantes que le dix-huitième siècle a le droit de revendiquer, figure celle des phénomènes chimiques de la respiration, découverte qui allait être le couronnement de l'œuvre de Harvey.

On nous permettra de nous y arrêter un instant.

On avait remarqué depuis longtemps que le sang veineux diffère par sa coloration du sang artériel, et que tandis que ce dernier est rouge vif, le premier au contraire est presque noir. Après la découverte de Harvey, on avait constaté aussi que le sang veineux, noir, devient rouge dans le poumon. Mais personne ne savait à quelle cause attribuer ces faits.

Depuis Galien qui croyait que le sang allait se rafraîchir et se *pneumatiser* dans le cœur au contact de l'air on n'avait guère considéré les poumons que comme étant de simples réservoirs où celui-ci venait s'accumuler.

Quoiqu'ayant admirablement indiqué la circulation du sang, Harvey lui-même n'en avait cependant pas bien compris le but. — Pour lui, la principale conséquence du mouvement circulatoire était

crochet de cuivre, les corps de plusieurs grenouilles dont les nerfs lombaires avaient été mis à nu. Or, contre toute attente, Galvani vit les membres postérieurs de ces grenouilles s'agiter, en l'absence de tout orage, chaque fois que le vent les amenait au contact des barreaux de fer du balcon... On sait que c'est en reproduisant cette expérience de Galvani que Volta fut conduit à imaginer sa *théorie du contact des métaux différents* et par suite la *pile* qui porte son nom.

la production de la chaleur animale ; mais il ne concevait nullement comment celle-ci se produisait (1).

Plus tard, Sylvius de la Boë avait attribué la teinte rouge vif du sang artériel, à son « rafraîchissement par l'air » (2).

Bien différente était la théorie des iatro-mécanistes qui, comme Borelli, pensaient que l'air pénétrant des poumons dans la masse du sang, n'avait d'autre rôle que d'entretenir la fluidité de ce dernier, par suite de l'élasticité des particules gazeuses aériennes toujours en mouvement; ou bien, comme Boerhaave (1668-1730), admettaient que dans la respiration, l'air ne faisait qu'assurer, par sa propre

(1) « C'est ainsi vraisemblablement que, grâce au mouve-
« ment du sang, toutes les parties de notre corps sont alimen-
« tées, réchauffées, vivifiées par l'afflux d'un sang plus chaud,
« d'un sang complet, chargé de vapeur et de vitalité, d'un
« sang pour ainsi dire nutritif. Arrivé aux différentes parties
« du corps, le sang se refroidit, se coagule, devient inactif.
« Il retourne alors à son principe, c'est-à-dire au cœur,
« comme au dieu créateur et protecteur du corps, pour y re-
« prendre toute sa perfection. Là, il trouve une chaleur natu-
« relle, puissante, qui est le trésor de la vie, qui est riche
« en esprits vitaux, riche, si je puis m'exprimer ainsi, en
« parfums, puis il est de nouveau envoyé dans tous les
« organes » (Harvey, chap. VII).

(2) Suivant l'opinion de ce célèbre iatro-chimiste, l'air introduit dans le corps tempérait la chaleur produite par l'effervescence du sang dans l'oreillette droite, et l'expiration avait pour but d'éliminer les vapeurs nées de cette effervescence.

pression sur les vésicules pulmonaires, le mélange plus parfait du chyle et du sang.

Cependant, dès la fin du dix-septième siècle, le chimiste Boyle, utilisant dans ses recherches la machine pneumatique, récemment découverte par Otto, avait fait voir que l'air n'est pas toujours pur, mais qu'il s'y mêle des effluves provenant du sol et des exhalaisons produites par les différents êtres animés.

Sept ans plus tard, (1667) un médecin anglais nommé John Mayow, à la suite d'expériences remarquables sur les sels de nitre, avait établi que l'air n'est pas, comme on le croyait, un corps simple, mais qu'il renferme une partie plus active, l'*esprit vital igné* ou *igno-aérien*, lequel excite la fermentation et entretient la flamme par la combustion, et la vie des animaux par la respiration.

S'appuyant sur cette nouvelle notion, un autre médecin anglais, Richard Lower, connu surtout par ses recherches expérimentales sur la « transfusion du sang, » avait alors avancé que le changement de coloration du sang veineux dans le poumon pouvait bien être dû, non pas à un simple rafraichissement comme l'avait dit Sylvius de la Boë, mais à l'*incorporation* intime avec le sang de ce principe spécial contenu dans l'air.

On ne s'arrêta pas néanmoins à cette idée, et un siècle devait s'écouler avant qu'on parvînt à se rendre compte du phénomène de la respiration et de l'action de l'air sur le sang, en un mot, de ce qu'on appelle aujourd'hui l'*hématose*.

En 1774 cependant, Priestley chauffant du précipité rouge de mercure avait isolé un gaz qu'il reconnaissait propre à activer la combustion des corps enflammés, et, que, pour ce motif, il appelait *air déphlogistiqué*, se conformant à une théorie alors en faveur auprès des chimistes, la théorie du « phlogistique » émise par Stahl (1).

L'année suivante, le même savant constatait qu'une souris pouvait, sans danger aucun, respirer le gaz qu'il venait de découvrir, et lequel n'était autre que l'oxygène. Bien au contraire, il croyait s'apercevoir que la respiration était plus active chez cet animal placé dans une cloche remplie du nouveau

______

(1) Stahl, l'auteur même de cette doctrine de l'*animisme* dont nous parlons plus loin. Il était né à Anspach, en 1660. Professeur de médecine à Iéna, puis à Halle en 1694, il obtint une très grande réputation, et devint en 1734, médecin particulier du roi de Prusse. Il mourut à Berlin en 1734.

En même temps chimiste distingué, Stahl avait imaginé que tous les corps de la nature sont composés d'une matière particulière, propre à chacun d'eux, et d'un principe idéal, toujours identique, non saisissable par les sens, tant qu'il est à l'état de combinaison, mais susceptible d'être mis en liberté, et se manifestant alors sous forme de *feu*. Ce principe ou *feu latent*, Stahl l'avait appelé *phlogistique*. Toute combustion, selon lui, n'était donc qu'un dégagement du phlogistique ; et, il considérait que les corps les plus inflammables sont ceux-là précisément qui en contiennent le plus (huiles, graisses, phosphore, charbon, etc.).

De même du reste pour tous les métaux qu'il regardait

gaz, que chez le même animal placé dans une cloche renfermant de l'air ordinaire... Lui-même alors, en respire ; et, bien qu'il n'éprouve aucune sensation différente de « celle que cause l'air commun », il ressent toutefois un certain bien aise !

Ces faits, en eux-mêmes curieux et intéressants n'avaient pas pourtant encore une très grande portée physiologique.

A un chimiste français, à l'illustre Lavoisier, était réservé de tirer les conséquences les plus considérables de la découverte et des observations de Priestley. Il le fit l'année même.

Combattant tout d'abord la théorie Stahlienne du « phlogistique. » Lavoisier, par des expériences irréfutables, fait voir : 1° que l'oxydation, ou combustion

*

comme le résultat d'une combinaison, en proportion variable, d'une matière terreuse d'une part, et d'autre part, de phlogistique, ce dernier pouvant être mis en liberté par la *calcination* : d'où le nom de *chaux* donné par lui à cette matière terreuse : *chaux* de fer (rouille), *chaux* de zinc, etc... Stahl montrait en outre, qu'en chauffant cette chaux avec des corps riches en phlogistique, on pouvait le leur rendre et reconstituer ainsi le métal.

C'était une erreur. — La balance à la main, Lavoisier, on le sait, fit voir que les métaux, tandis qu'ils *augmentent* de poids par la calcination, *perdent* au contraire le même poids, si on les chauffe en présence d'un corps réducteur, comme le charbon. Le *métal* est donc un corps *simple ;* et la *chaux* du métal ou *l'oxyde,* comme on a dit depuis, est une *combinaison.*

La théorie de Stahl, on le voit, était juste l'inverse de la réalité.

comme disait Stahl, est une *synthèse*; 2° que la *réduction* est une *décomposition* (1).

Reprenant ensuite l'idée que l'air n'est pas un corps simple, il en fait la démonstration, et prouve, par des expériences mémorables, qu'il se compose effectivement de deux gaz : l'un, qui est l'oxygène, l'autre qui est l'azote, dans les rapports de 1|6 du premier et de 5|6 du second (2).

En même temps, il démontre : 1° que si un animal enfermé dans un vase contenant de l'oxygène, peut y vivre et y respirer, et qu'il y respire même plus activement que dans l'air, le même animal, périt promptement dans un vase contenant du gaz azote ; 2° qu'un autre animal, placé vivant dans un vase

(1) Voir la note précédente et aussi la suivante.

(2) Pendant douze jours et douze nuits, Lavoisier chauffa 120 grammes de mercure, dans une cornue dont le col recourbé aboutissait sous une cloche à mercure, et cela, après avoir mesuré exactement le volume d'air contenu dans l'appareil. A partir du deuxième jour il vit le mercure se transformer en pellicules rouges. Cette transformation paraissant achevée au bout du douzième jour, Lavoisier éteignit le feu, et, une fois l'appareil refroidi, mesura de nouveau l'air restant. Or, il vit que celui-ci qui était devenu impropre à la combustion et à la respiration (azote) n'occupait plus que les 5/6 du volume de l'air primitif. L'air dans lequel le mercure avait été calciné avait donc perdu à peu près 1/6 de son poids. Lavoisier recueillit alors et pesa les grains rouges obtenus par la calcination du mercure. Puis, les chauffant dans une petite cornue, il recueillit un gaz, (oxygène) ayant les propriétés que n'avait pas le précédent, et dont le volume était précisément le 1/6 de l'air primitif.

rempli d'air dont on a intercepté toute communication avec l'extérieur, après y avoir vécu un temps plus ou moins long, finit par périr asphyxié, et qu'alors, l'air qui l'entoure a perdu la plus grande partie de son oxygène.

De cette première série de faits, l'habile chimiste conclut *que c'est bien à l'oxygène seul que l'air doit ses propriétés vitales.*

Ce n'est pas tout. Lavoisier s'aperçoit en outre que l'oxygène qui a disparu dans la dernière expérience, est remplacé par de l'acide carbonique.

D'où, cette seconde conclusion, que dans la respiration, il y a deux phénomènes bien distincts : *absorption d'oxygène ; exhalation d'acide carbonique.*

Néanmoins, une question importante restait à élucider : c'était de savoir où passe l'oxygène ainsi absorbé, et d'où vient l'acide carbonique exhalé.

Lavoisier avait observé que lorsqu'on fait brûler du charbon dans un espace clos plein d'air, l'oxygène disparaît et est remplacé par un volume égal d'acide carbonique, en même temps qu'il se dégage une quantité considérable de chaleur ; tous phénomènes semblables précisément à ceux qui se produisent dans l'acte respiratoire.

Sur cette analogie des deux faits, l'illustre chimiste établit alors la *théorie de la respiration* que tout le monde connaît.

Il établit que l'oxygène de l'air entraîné par l'inspiration presque dans les poumons, vient s'y combiner avec du carbone provenant du sang, et que de cette combinaison résulte l'acide carbonique exhalé.

En dernière analyse, la respiration ne serait donc autre chose qu'une simple *combustion* du carbone contenu dans le sang ; et, à cette combustion serait due, par suite du dégagement de calorique qui accompagne toute combinaison chimique, la chaleur animale.

Telle fut la sublime découverte de Lavoisier (1). Telle est sa théorie de la respiration, qui, sauf quelques détails, a été adopté depuis par tous les physiologistes.

Disons en effet que les recherches modernes, tout en confirmant la réalité, dans la respiration, de l'échange gazeux auquel est due, sous l'influence de l'oxygène, la transformation du sang noir en sang rouge, ont démontré que les *combustions respiratoires* ne se font pas au niveau de la surface pulmonaire, comme on l'avait pensé tout d'abord, *mais dans l'intimité de tous les tissus* ainsi que le prouve l'étude expérimentale de la chaleur animale (2).

(1) Antoine Laurent Lavoisier était né à Paris en 1743. A l'âge de 25 ans, il faisait partie de l'Académie des sciences. Nommé, quelques années plus tard, fermier général, on sait, qu'à la Révolution, il périt sur l'échafaud (mai 1794).

(2 A ce sujet nous signalerons tout particulièrement les expériences remarquables de Cl. Bernard.

§ VII. — LE XVIIIe SIÈCLE (SUITE).

La pathologie médicale et la thérapeutique. — Hoffmann;
Boerhaave. — Nouvelles doctrines médicales. — Stahl et
l' « animisme ». — L'École de Montpellier et le « vitalisme »
de de Bordeu et de Barthez. — Haller et Glisson, et la doctrine
de l' « irritabilité ». — Cullen et le « nervosisme ». — L' « incitabilité » de Brown et de Rasori. — Analyse succincte de ces
doctrines. — Les cliniciens : Huxham, Sauvages, Astruc, etc.—
L'École de Vienne. — Morgagni et l'anatomie pathologique. —
Auenbrugger et la « percussion ». — Découvertes thérapeutiques du xviiie siècle : la digitale, l'aconit, l'ipécacuanha, etc.
— Currie, de Liverpool, et l'hydrothérapie. — Lady Montague
et l'inoculation variolique. — La vaccine. — Détails divers.

Si nous jetons maintenant un coup d'œil sur la
pathologie médicale au dix-huitième siècle, nous
voyons qu'elle aussi prend un essor remarquable.

Certes, l'esprit de théorie auquel nous avons vu
jouer un si grand rôle dans le siècle précédent, n'a
pas disparu ; on en a la preuve dans les diverses
doctrines médicales qu'on voit édifier de toutes
parts.

C'est tout d'abord une doctrine éclectique dans
laquelle on retrouve un mélange d'hippocratisme,
d'iatro-mécanisme et de chimiatrie. Elle est représentée par Hoffmann (1660-1742) et surtout par le
célèbre professeur de Leyde, Hermann Boerhaave (1),

(1) Boerhaave, né en 1668 à Woorhout, près de Leyde,
docteur (1693), puis professeur de médecine à l'Université de
cette ville ; mort en 1738 ; était correspondant de l'Académie

si célèbre, qu'un mandarin chinois qui voulait le consulter put écrire simplement : « A M. Boerhaave, en Eur o, » et que la lettre parvint à destination ; si renommé par son enseignement qu'on fut obligé, tant était grande la foule des auditeurs venus de tous pays pour suivre ses leçons, de reculer les remparts de la ville afin de pouvoir construire de nouvelles maisons ; si populaire enfin, qu'à la suite d'une maladie grave qui avait fait craindre pour ses jours, la ville tout entière illumina, lorsqu'on eût appris qu'il était convalescent...

C'est ensuite la doctrine de l'*animisme*, fondée par Stahl (1668-1734), médecin d'Iéna, chimiste bien connu par sa théorie du « Phlogistique, » et qui, réagissant contre les diverses doctrines organicistes lesquelles attribuaient la plupart des phénomènes physiologiques ou pathologiques à des causes purement matérielles, fait dépendre toutes les fonctions de la vie d'un principe unique, immatériel et intelligent, qui n'est autre que l'*âme*.

A côté de cette doctrine, c'est le *vitalisme* de Théophile de Bordeu (1722-1776), professeur à la faculté de médecine de Montpellier, à celle de Paris plus tard, et de Barthez, de Montpellier (1734-1806), lesquels combattent également les doctrines organicistes et attribuent les différentes fonctions

des sciences de Paris, et de la Société royale de Londres. Il a laissé un assez grand nombre d'ouvrages remarquables, sur la médecine, la chimie, la botanique, etc.

physiologiques et les divers phénomènes morbides à un principe particulier, qui n'est pas l'âme parce qu'il est inconscient : le *principe vital* ou la *force vitale*.

Ici, c'est la théorie de l'*irritabilité* de Glisson (1) et de Haller (2), transformée par Cullen (3) en *nervosisme*, et d'après laquelle, la force qui préside au fonctionnement des organes est considérée comme inhérente à la matière elle-même, et comme en constituant sa propriété : *irritabilité* ou *contractilité musculaire, sensibilité nerveuse*.

Là, avec Brown (4) (1735-1788) et Rasori (5) (1766-1837), c'est la doctrine de l'*incitabilité* qui attribue aux organes vivants une propriété indéterminée, appelée *incitabilité*, leur permettant d'être affectés par les choses extérieures ou *stimulants*, et rapporte l'état de santé à un équilibre parfait entre cette incitabilité et le stimulant, et l'état de maladie, au contraire, à un défaut de cet équilibre.

(1) Glisson (1596-1677) savant médecin anglais connu également par ses recherches sur l'anatomie du foie.

(2) Albert de Haller, né à Berne en 1708, mort en la même ville, en 1777. Véritable encyclopédiste, il a laissé d'innombrables travaux non seulement sur la médecine, mais encore sur une foule d'autres matières.

(3) Cullen (1712-1780), professeur à Glascow et à Edimbourg, auteur de différents ouvrages, entre autres un « Traité de matière médicale » qui eut un très grand succès.

(4) Brown, médecin écossais comme le précédent (1735-1788).

(5) Giovanni Rasori, (1766-1837), médecin italien. Sa doctrine thérapeutique, analogue à celle de Broussais, fit fureur.

Il va sans dire qu'avec chacune de ces doctrines la méthode thérapeutique varie.

Comme d'après l'*animisme*, par exemple, l'âme veille à la conservation de la santé, le rôle du médecin se borne à seconder les efforts de la nature médicatrice ; il doit même respecter certains phénomènes salutaires (hémorrhagies spontanées, fièvres).

Le *vitalisme* admettant que la plupart des affections sont dues à l'affaiblissement du principe vital, le médecin, suivant cette doctrine, doit solliciter cette force vitale, soit en essayant de provoquer certains des phénomènes qui précèdent ou accompagnent la guérison (méthode imitative) soit en provoquant des réactions plus ou moins violentes (méthode pertubatrice), soit, dans certains cas, en employant quelques remèdes spécifiques (méthode spécifique).

Quant à la doctrine de l'*incitabilité*, elle entraîne des conséquences thérapeutiques qui varient tout à fait, avec Brown et Rasori.

Tandis que Brown considère les maladies comme étant le résultat d'une *insuffisance* soit de l'incitabilité, soit des stimulants, et préconise conséquemment l'emploi d'une médication stimulante (vin, alcool, etc.), Rasori lui, admet tout le contraire. Selon lui, en effet, les maladies sont dues, non pas à une insuffisance mais à un excès de l'incitabilité ou des stimulants ; aussi, indique-t-il une médication contro-stimulante (saignées, purgations, etc.).

Telles sont résumées en quelques lignes les principales doctrines médicales qui règnent à l'époque que nous esquissons à grands traits.

Cependant, on se livre généralement à l'observation positive des phénomènes pathologiques ; on invente même, dans ce but, des procédés d'investigation ; on accumule un peu partout des matériaux nouveaux ; et, à tous ces faits, réunis ou pris isolément, on cherche une interprétation naturelle.

La clinique, en un mot, prend de fortes positions ; et les systématistes eux-mêmes sont en même temps cliniciens.

A ce titre, nous signalerons donc encore Borsieri, en Italie ; Huxham, de Plymouth, Heberden d'Abercronbie, en Angleterre ; Sauvages, Astruc, en France ; enfin, Van Swieten, Antoine de Haen, Maximilien Stoll qui, tous trois illustrèrent l'Ecole de Vienne.

Nous devons surtout mentionner d'une façon spéciale, les magnifiques recherches nécroscopiques de l'élève de Valsalva, Morgagni devenu plus tard professeur d'anatomie à Padoue, et qui, étudiant méthodiquement sur le cadavre les altérations que la maladie produit dans les organes, et comparant à ces altérations les symptômes présentés pendant la vie, créa l'*anatomie pathologique* (1), montra son

______

(1) Appelée aussi *Anatomie morbide*. — L'*Anatomie pathologique* est cette branche des sciences médicales qui a pour objet la connaissance des altérations produites par la maladie dans les solides et les fluides du corps humain : elle étudie

utilité pour éclairer le diagnostic, le pronostic et le traitement, et détermina la place qu'elle doit occuper dans les sciences médicales. Œuvre considérable qui devait ouvrir la voie aux Bichat, aux Laennec, et à l'Ecole anatomo-pathologiste moderne !

Morgagni avait vu le jour à Forli, en Romagne, en 1689. Lorsqu'il mourut, sa ville natale fit frapper des médailles commémoratives en son honneur.

Enfin, nous saluerons Auenbrugger, né à Graetz (Styrie), docteur de la Faculté de médecine de Vienne, médecin d'un des hôpitaux de cette ville, et inventeur de la *percussion*, méthode d'exploration qui permet de reconnaître l'état des poumons

les changements que les organes subissent dans leurs rapports, leur forme, leurs dimensions et autres caractères physiques, les modifications de leur structure, les métamorphoses de leurs éléments constitutifs et les produits nouveaux développés au sein de l'économie. Elle a pour complément et pour but pratique, d'en déduire les notions capables d'éclairer le diagnostic, le pronostic et le traitement. (Barth).

Pendant toute l'antiquité et le moyen âge, on ne s'était pas occupé, vu l'impossibilité pour les médecins d'ouvrir les cadavres, de l'étude des lésions diverses que la maladie produit dans les organes ; ce n'était donc qu'accidentellement, qu'on avait eu l'occasion de voir sur des animaux quelques altérations des organes internes.

A partir de la Renaissance, lorsqu'on eût commencé à pratiquer des dissections, on observa, un peu de tous côtés, certaines lésions organiques ; et, au fur et à mesure, que l'on connût mieux la structure normale des diverses parties constituantes du corps, on put mieux se rendre compte de leurs altérations, lorsqu'il s'en présentait et du cœur, par le son que rend la poitrine lorsqu'on percute celle-ci, et qui, combinée plus tard par Laennec à « l'auscultation », devait fournir à la clinique un des moyens de diagnostic les plus puissants.

Cette éminente découverte publiée en 1761, resta dans l'oubli pendant de longues années, et Auenbrugger mourut en 1788, à peu près ignoré de tous.

Ce ne fut qu'au bout de trente-huit ans, que Corvisart ayant traduit et commenté le livre du médecin de Vienne, fit entrer dans la pratique courante la méthode que celui-ci avait imaginée (1).

En même temps que les diverses branches des sciences médicales que nous venons de passer rapi-

---

Les cas d'anatomie pathologique se multiplièrent donc peu à peu ; et, à la fin du dix-septième siècle, un médecin nommé Théophile Bonet (1620-1689), essaya de réunir tous les faits observés en un ouvrage qu'il intitula *Sepulchretum*.

En réalité, ce n'était qu'une œuvre de patience et de compilation, dans laquelle les observations publiées isolément jusqu'alors avaient été simplement rassemblées, sans que les rapports des altérations constatées après la mort avec les troubles fonctionnels observés pendant la vie, fussent nettement et méthodiquement indiqués, comme le fit ensuite Morgagni, le véritable fondateur de l'anatomie pathologique.

Morgagni publia toutes ses observations (personnelles) en 1702 dans un ouvrage ayant pour titre : *Du siège et des causes des maladies étudiés par l'anatomie.* Vers 1820, cet ouvrage écrit d'abord en latin, fut traduit en français, en anglais et en allemand. Il n'y a pas très longtemps encore, c'était le plus complet traité d'anatomie pathologique qui existât.

(1) Voir note sur la découverte de *l'auscultation.*

dement en revue, la thérapeutique et l'hygiène bénéficient elles aussi de découvertes importantes.

Withering, en 1721, met en lumière les propriétés diurétiques de la digitale (1) que Parkinson, avait déjà tenté d'introduire en médecine dès 1640.

En 1762, Antoine de Stoerck découvre les vertus médicinales de l'aconit (2), et Dower trouve de nouvelles applications thérapeutiques à l'ipécacuanha, prescrit pour la première fois, en 1746, par Guillaume Pison (3).

Odier, en 1778, utilise comme purgatif, l'huile de

(1) Genre de plantes dicotylédones de la famille des Scrofulariées. Sa fleur ressemble à un doigt de gant; d'où les noms vulgaires de « Gantelée, Doigtier, Gant de Notre-Dame, Doigt de la Vierge », etc., qu'on lui a donnés. Commune en Europe, la digitale, diminue le nombre des battements du cœur, abaisse la température dans la fièvre, etc.

(2) L'aconit est aussi une plante dicotylédone, appartenant à la famille des Renonculacées. Elle croît dans les régions froides et élevées. Ses racines sont très vénéneuses. On distingue plusieurs variétés d'aconit. Nous n'en citerons qu'une l'aconit napel, cultivé quelquefois dans nos jardins, et dont tout le monde connaît la jolie fleur bleue en forme de casque. En thérapeutique, on emploie les fleurs, les feuilles ou les racines de l'aconit. Utile comme calmant.

(3) Voici à ce sujet, ce que nous trouvons dans « l'Histoire de la médecine » du professeur Bouchut :

« Guillaume Pison est le premier qui ait fait connaître l'ipécacuanha en Europe, comme étant utile contre la diarrhée et la dyssenterie. C'était en 1648, mais cette première communication n'eût pas de retentissement. Il fallut que le charlatanisme s'en mêlât pour que la science y fît attention, et cherchât à extraire de ce moyen empirique, dont ricin, connue de Dioscoride dès l'antiquité, mais jusqu'alors employée seulement à l'extérieur.

Currie, de Liverpool, médecin de l'Université d'Edimbourg, indique nettement en 1790, le part qu'on peut tirer, au point de vue thérapeutique, de *la réaction* qui suit une affusion d'eau froide, et jette ainsi les premiers fondements de *l'hydrothérapie*. (1)

Pour terminer enfin cette énumération nous di-

la nature était inconnue de ceux qui la vantaient ce qu'il pouvait avoir de bon et d'utile.

« Il paraît, dit Eloy (tome II, article *Helvétius*), qu'un étudiant en médecine, Adrien Helvétius, et son maître Afforty donnèrent des soins à un pharmacien nommé Garnier qu'ils guérirent. Celui-ci par reconnaissance leur offrit un paquet de plusieurs livres de racine d'un nouveau remède contre la dyssenterie. Afforty dédaigna le cadeau et l'abandonna à son élève qui le fit prendre à quelques personnes atteintes de dyssenterie. L'essai ayant bien réussi, le remède fut aussitôt affiché sur les murs de Paris, mais Helvétius n'en donnait pas la composition. Sur ces entrefaites, le Dauphin, fils de Louis XIV, eut la dyssenterie. On voulait essayer le nouveau médicament, mais on n'osait guère. D'Aquin, médecin du roi, ne consentit à s'en servir qu'après l'avoir employé avec succès à l'Hôtel-Dieu. Trouvant le remède utile, il proposa d'en acheter le secret au prix de 1,000 louis d'or, ce qui fut fait sans retard, et Helvétius fut en outre nommé écuyer, conseiller du roi, inspecteur des établissements de médecine de la Flandre française, ayant ainsi tous les honneurs que les habiles intrigants savent obtenir de l'autorité, au détriment des hommes de science, honnêtes et laborieux... »

(1) A l'histoire de l'*hydrothérapie* se rattache le nom de Priessnitz, simple paysan de Grœfenberg (Silésie), qui, vers

rons quelques mots de l'*inoculation variolique* et de la *découverte de la vaccine*, la plus admirable et la la plus précieuse de toutes les découvertes thérapeutiques du dix-huitième siècle,

En 1717, lady Whortly Montague, femme de l'ambassadeur d'Angleterre à Constantinople, de retour à Londres, racontait qu'il existait en Orient une pratique très répandue dans le peuple, et grâce à laquelle ceux qui s'y soumettaient étaient à l'abri des terribles atteintes de la variole. Cette pratique consistait à donner la variole à des individus bien portants, en leur introduisant sous la peau, à l'aide d'aiguilles, le virus pris dans les pustules varioliques; la maladie ainsi provoquée, étant toujours bénigne, et assurant en retour, à ceux qui l'avaient eue une fois, une *immunité* à peu près absolue pour l'avenir.

C'était l'*inoculation variolique*. A Constantinople, cette inoculation était pratiquée par une vieille Thessalienne qui prétendait en avoir reçu la révélation de la vierge.

1835, imagina de traiter les malades d'une façon toute particulière : les faisant manger copieusement, les obligeant à scier du bois, les soumettant à de fortes sudations, les plongeant dans l'eau froide, leur appliquant des douches, et, par dessus tout cela, leur faisant boire vingt ou trente verres d'eau froide par jour... Cette méthode tout empirique fit tant de bruit que l'on vint à Græfenberg de tous les côtés, et que pendant plus de trente ans la foule ne cessa de remplir l'établissement que Priessnitz avait établi... Désormais l'hydrothérapie était vulgarisée. — Priessnitz mourut en 1852.

Lady Montague ajoutait que, frappée des bons résultats dont elle avait été témoin, elle n'avait pas craint de faire inoculer par cette vieille son propre fils, alors âgé de six ans, et qu'elle n'avait eu qu'à se féliciter des heureux effets de cette méthode.

A vrai dire, tous les faits racontés par cette dame étaient déjà connus. D'autres voyageurs, et parmi eux plusieurs médecins, avaient déjà parlé de cette pratique fort usitée depuis longtemps dans tout l'Orient et empruntée, disait-on, à la Chine et à la Perse. On savait que la variole était inoculée dans les Indes par les Brahmes, et que, dans la Géorgie, dans la Circassie, dans la Grèce, cette opération était habituellement pratiquée par des vieilles femmes, comme à Constantinople. Néanmoins, tout le monde s'était accordé à ne voir en cela qu'une pratique purement empirique, et nul n'y avait attaché la moindre importance.

Par ses récits merveilleux, lady Montague avait pourtant arrêté l'attention d'un certain nombre de personnes.

Elle finit par en convaincre quelques-unes, lorsqu'en 1722, à Londres même, et publiquement, elle eut fait inoculer sa fille par Maitland, médecin de l'ambassade, et que chacun put constater ensuite les résultats absolument inoffensifs de cette opération.

Les plus convaincus se risquèrent et suivirent cet exemple.

A son tour, le gouvernement autorisa Maitland à inoculer six prisonniers de Newgate et quelques orphelins.

Toutes ces expériences réussirent admirablement. Plusieurs personnages de la famille royale s'étant soumis alors à la même opération, l'élan fut imprimé, et l'inoculation, adoptée par toute l'Angleterre, s'y vulgarisa très rapidement, malgré l'opposition d'une partie du clergé anglais (1).

L'année même, elle était importée en Amérique.

Trois ans plus tard, elle était introduite en Allemagne et en Russie.

Vers la même époque, enfin, de la Coste essayait de la faire pénétrer en France.

Mais ici, cette pratique nouvelle devait rencontrer des obstacles des plus sérieux.

En vain, Astruc, Dodart, Chirac, de la Coste, Helvétius, J.-J. Rousseau, Voltaire l'accueillent-ils favorablement ; en vain élèvent-ils la voix pour la défendre contre les protestations qui surgissent de tous côtés. L'inoculation est rigoureusement prohibée.

(1) « Tandis que l'évêque de Salisbury et plusieurs casuistes soumettaient leurs enfants à l'inoculation, d'autres théologiens prétendaient qu'elle attirait la colère céleste. Quelques-uns portèrent l'absurdité jusqu'à citer, pour le prouver, le grand nombre de ceux qu'emportait la petite vérole, et l'un d'eux eut le front de prêcher dans un sermon, à Londres, *que le diable avait donné lui-même la petite vérole à Job par ce moyen infernal. (De la Condamine, p. 11. 1722.)*

Dès ce jour, et pendant plus de 33 ans, c'est entre les partisans de cette méthode et ses ennemis en tête desquels figure, cela va sans dire, la Faculté de médecine, une lutte acharnée (1), au cours de laquelle le Parlement, la Faculté et la Sorbonne rendent arrêts sur arrêts, tous proscrivant l'inoculation.

Dès 1756, le duc d'Orléans avait pourtant fait inoculer ses enfants. Malgré l'avis des corps constitués que nous venons d'énumérer, on vit alors se produire en France quelque chose d'analogue à ce qui s'était passé en Angleterre. Chacun s'empressa de suivre cet exemple parti de haut, et l'inoculation variolique, malgré les plus vives oppositions, finit par être acceptée et pratiquée dans notre pays jusqu'au jour où la vaccine vint remplacer définitivement ce premier moyen prophylactique de la variole.

On attribue généralement à Jenner la découverte de la *vaccine*.

(1) « Est-ce encore le coadjuteur, écrivait Voltaire au comte d'Argental, qui a fait rendre ce bel arrêt contre la petite vérole ? *Messieurs* ont apparemment voulu fournir des pratiques à Genève. Depuis l'arrêt contre l'émétique on n'avait rien vu de pareil. Il me semble que la philosophie a donné de l'ardeur aux Gilles. Plus la raison se fortifie, plus la grave folie établit ses tréteaux..... Il manquait un Omer, et vous l'avez trouvé. Ce sont là de ces pièces qui sont sifflées dans le parterre de toutes les nations qui pensent. A vous dire le vrai, je ne suis pas fâché de cette équipée ; j'en ferai mention en temps et lieu, pour égayer mes œuvres posthumes. » (Lettre du 18 juin 1863.)

Cette opinion n'est pas rigoureusement exacte.

Si le mérite d'avoir démontré, par des recherches méthodiques et patientes, l'efficacité et l'utilité pratique de la vaccine, et aussi d'avoir vulgarisé en Europe ce puissant préservatif, revient incontestablement à Jenner, il ne lui appartient pas toutefois de l'avoir imaginé le premier.

Et d'abord, disons ce qu'est la *vaccine*.

La vaccine, désignée aussi sous le nom de *cow-pox* (de *cow* vache, et *pox*, variole), est la variole ou *picote* de la vache.

Cette maladie est caractérisée par une éruption pustuleuse qui se produit sur les trayons de cet animal. Elle est d'ailleurs de la même nature que cette autre affection que les vétérinaires appellent *eaux-aux-jambes* ou encore horse-pox (de *horse* cheval, et *pox* variole) laquelle s'observe chez les chevaux et consiste également en une éruption pustuleuse apparaissant surtout au pied.

Bien que le cow-pox et le horse-pox ne soient pas, ainsi que l'a démontré Chauveau, la même maladie que la variole de l'homme (on en a la preuve en ce fait que la variole inoculée au cheval ou à la vache, donne à ces animaux une maladie qui, inoculée de nouveau à l'homme, donne à celui-ci non pas la vaccine mais la variole), il n'en est pas moins vrai que l'inoculation à l'homme du virus de la vaccine, *vaccin*, après avoir provoqué une éruption, le plus souvent locale (*boutons de vaccine*), ou plus rarement générale (*vaccinide*), préserve ce dernier de la variole, ou du moins atténue singulièrement les effets de cette maladie.

De là l'utilité de la *vaccination*, opération par laquelle on inocule le *virus vaccin* recueilli soit directement sur l'animal (cow-pox de génisse, horse-pox de cheval) soit sur un enfant ou un adulte récemment vacciné et porteur de boutons.

On voit donc quelle différence existe entre la vaccination et l'inoculation variolique. Dans celle-ci on inocule le virus de la variole humaine ; dans celle-là on inocule un virus spécial, différent du virus variolique à proprement parler, et par conséquent bien moins dangereux à manier,

Ceci étant dit, reprenons notre historique un moment interrompu.

Les anciens médecins hindous connaissaient la vaccine et pratiquaient même la vaccination. C'est ce qu'a démontré, en 1747, le docteur M'chéa, en s'appuyant sur un extrait du *Suteya Gratham*, livre sacré attribué à Dhanvantari lui-même. Ainsi également pour les Perses qui, dès la plus haute antiquité, vaccinaient.

En Europe on connaissait aussi, depuis assez longtemps, la variole de la vache.

Sulger, en 1713, Sutton et Fewster, en 1765, l'avaient parfaitement bien décrite. Même ils en avaient indiqué, sommairement il est vrai, les propriétés préservatrices.

Dans le midi de la France, on avait remarqué que les filles de ferme occupées à traire les vaches atteintes de *picote* étaient préservées de la petite vérole lorsque, par suite suite d'excoriations accidentelles des mains permettant la pénétration du virus dans l'organisme, elles avaient contracté la première maladie.

Rabaut-Pommier, ministre protestant à Montpellier avait communiqué ces faits, en 1781, au docteur Pew, ami de Jenner précisément, et avait beaucoup insisté, dit-on, sur l'importance qu'il y aurait à les utiliser en médecine.

Avant Jenner, on était allé encore plus loin. On avait vacciné en Europe !

C'est ainsi qu'en 1774, un cultivateur du Gloucestershire, nommé Benjamin Jesty, avait inoculé le cow-pox à sa femme et à ses deux fils afin de les préserver de la variole. La tentative avait parfaitement réussi.

En 1791, dans le Holstein, un maître d'école, nommé Plett, avait également vacciné avec succès ses deux fils.

Mais ce n'étaient là que des faits isolés.

Il s'agissait d'abord d'en vérifier l'exactitude par des observations méthodiques ; et, une fois les propriétés du vaccin nettement établies, il restait à introduire son usage régulier dans la pratique médicale, et à le propager.

Ce fut l'œuvre de Jenner ; ce fut là son véritable mérite.

Nous n'entreprendrons pas de faire la biographie complète de Jenner, biographie que tout le monde connaît. —Nous dirons seulement qu'il était né en 1749 à Berkeley, qu'après avoir fait ses études médicales sous la direction de Hunter, il revint exercer son art dans sa ville natale, et que c'est là, qu'ayant entendu parler des propriétés particulières du virus contenu dans les pustules du cow-pox, et le hasard lui ayant fait rencontrer une fille d'étable, nommée Sarah Metmess, atteinte de cette affection, il entreprit, à son tour, au mois de mai 1796, d'inoculer le vaccin qu'elle portait aux mains sur un enfant de huit ans, James Phips. C'est de ce jour seulement que datent ses premières recherches, et ce n'est qu'en 1798 qu'il en publia les résultats.

De nombreux préjugés combattirent d'abord la vaccination, en France principalement. Pourtant, elle ne tarda pas être généralement acceptée comme étant un des plus puissants moyens préservatifs que l'homme ait à sa disposition pour se prémunir contre la maladie.

Jenner mourut en 1823, à l'âge de soixante-quatre ans, après avoir été comblé d'honneurs par son propre pays et aussi par l'Europe entière.

§ VIII. — LE XVIII° SIÈCLE (Fin).

La chirurgie en France et à l'étranger, depuis A. Paré. — État
précaire des chirurgiens français, depuis l'arrêt de 1655. —
Réaction favorable sous Louis XIV. — Généreux efforts des chirurgiens Bienaise, Roberdeau, de la Peyronnie. — Ordonnance
de 1743 annulant la décision du Parlement. — Fondation de
l'Académie royale de Chirurgie. —Création d'Éco'es de chirurgie à Rouen, Montpellier, Bordeaux, Toulon.— Les chirurgiens
J.-L. Petit, Louis, Desault. — Éclat de la chirurgie française à
la fin du xviii° siècle. — Les dernières prétentions de la Faculté
de Médecine de Paris. — La Société royale de Médecine. —
Décret de la Convention.

Si pendant le dix-septième siècle, presque tous les
anatomistes étrangers dont il a été déjà question,
Fallope, Colombo, Aranzi, Fabrice d'Acquapendente,
en Italie, et d'autres encore tels que Fabrice de Hil-
dan, Scultet, en Suisse et en Allemagne, Pierre
Forrest, Jean de Horn, dans les Pays-Bas, s'étaient
occupés également de chirurgie, et avaient jeté quelque éclat sur celle-ci, il n'en avait malheureusement
pas été de même en France.

Après Paré, la chirurgie avait en effet beaucoup
décliné dans notre pays.

Le mémorable arrêt de 1655 que la Faculté de
Médecine de Paris avait arraché au Parlement, et
qui avait décidé la réunion des barbiers et des chirurgiens en une seule corporation, et en même temps
avait exclu la hirurgie de l'Université, n'avait pas

peu contribué, non seulement à Paris mais aussi dans toute la France, à ramener sur cette science, pourtant si intéressante et si utile, le discrédit dont elle avait souffert par le passé.

Cependant, dès la fin du dix-septième siècle, une nouvelle réaction favorable s'était produite.

C'est ainsi que Louis XIV avait confié à un chirurgien, Dionis, la nouvelle chaire créée au Jardin du Roi pour l'enseignement de la circulation du sang que la Faculté se refusait à reconnaître.

Après Dionis, la même chaire avait été encore accordée à un chirurgien, Pierre Duverney (1679-1730).

D'autre part, grâce à l'initiative privée et à la générosité des chirurgiens Bienaise et Roberdeau, qui avaient payé de leurs deniers deux charges de démonstrateurs au Collège des Chirurgiens de Saint-Come, et du premier chirurgien de Louis XV, François Gigot de la Peyronnie (1), qui au siècle suivant, non seulement dotait ce Collège d'une nouvelle chaire, mais encore envoyait et entretenait à ses frais à Montpellier, sa ville natale, quatre professeurs de chirurgie, l'enseignement de cette science avait été assuré.

En même temps qu'elle réalisait ainsi de nombreux progrès, la chirurgie regagnait très rapidement la considération un instant perdue pour elle.

____

(1) Né à Montpellier en 1678 ; mort en 1747.

Ainsi, en 1743, le roi rendait-il une ordonnance qui, remettant les chirurgiens de Saint-Come dans l'état où ils étaient avant leur réunion avec les barbiers, annulait l'arrêt de 1655.

Mais ce n'était pas tout.

Les maîtres-chirurgiens de Paris, La Peyronnie à leur tête, avaient fondé, vers 1731, une sorte de société savante, tenant des réunions périodiques dans lesquelles chacun communiquait les observations nouvelles qu'il pouvait avoir recueillies, et où on discutait avec fruit sur telle ou telle question concernant la chirurgie.

En 1749, le roi reconnut cette société ; et, après avoir limité le nombre des membres qui, par leurs titres scientifiques, méritaient d'en faire partie, il lui donna le nom d'« Académie royale de Chirurgie».

Enfin en 1751, une école pratique d'anatomie pour les dissections journalières fut établie au Collège de Chirurgie, et on créa une chaire ophtalmologique dont Gendron de Hans fut le premier titulaire.

En même temps la province suivait l'exemple de Paris, et des écoles de chirurgie s'élevaient tour à tour à Rouen, à Montpellier, à Bordeaux et à Toulon.

Dès lors la chirurgie française tint le premier rang. Si en effet l'étranger comptait au dix-huitième siècle, quelques chirurgiens éminents tels que Percival Pott, Hunter, Antoine Nuck, la France put lui opposer avec un légitime orgueil, Beaulieu connu sous le nom de frère Jacques, célèbre par ses procédés d'opération de la taille (1651-1720) ; Daviel (1696-1762) auteur d'un procédé d'extraction de la cataracte ; enfin Jean-Louis Petit (1674-1750), Louis (1723-1792), Desault (1744-1795) et bien d'autres encore presque aussi célèbres.

La Faculté de Paris, cette fois, ne put rien contre la chirurgie devenue elle-même une véritable puissance.

Bon gré mal gré, elle fut donc obligée de la supporter.

Du reste, le temps était proche où cette superbe Faculté devait en rabattre de ses anciennes prétentions à l'omnipotence.

Elle le vit bien effectivement en 1776, lorsque le roi eut créée la *Société royale de Médecine*.

Bien que, dès l'année 1756, le duc d'Orléans eût fait inoculer ses enfants avec un succès complet, et qu'à partir de ce jour, presque tout le monde se fût empressé en France de suivre cet exemple, la Faculté toujours fidèle à son habitude de rejeter systématiquement toute découverte nouvelle, avait continué à faire une guerre à outrance à l'inoculation et aux inoculateurs.

Or, un hasard des plus malheureux pour la Faculté, fit que, sur ces entrefaites, le roi Louis XV, lequel n'avait pas été inoculé, mourut précisément de la petite vérole (1774).

C'était déjà une mauvaise affaire.

Mais ce qui fut encore plus fâcheux pour la Faculté, c'est que Louis XVI, à peine monté sur le trône, se fit inoculer, lui et ses deux frères, les comtes d'Artois et de Provence, et qu'afin de vulgariser d'avantage cette pratique, il voulut que le fait fût officiellement publié dans le royaume.

Fatigué en outre des réclamations constantes de la Faculté, qui voulait interdire à Paris l'exercice de la médecine à tout docteur d'une autre Faculté (1), de son hostilité aveugle contre toute nouveauté et tout médicament d'invention récente ; cédant aussi aux instances d'un assez grand nombre d'esprits indépendants, le roi décida de créer un corps nouveau, sans attache aucune avec la Faculté, quoique recruté parmi les docteurs en médecine, et ayant pour mission de représenter la science médicale et d'en surveiller les progrés.

Un arrêt du Conseil d'Etat, en date du 9 avril 1776, nomma effectivement une commission chargée de dresser la liste des membres qui devaient composer la nouvelle Société. Cette commission comprenait six docteurs en médecine, un commissaire général, et un directeur qui était de Lassonne, premier médecin du roi.

De Lassonne se mit d'abord en rapport avec la Faculté. Mais celle-ci fit la sourde oreille ou à peu près.

(1) Voir à ce sujet la note complémentaire de la page 323.

En revanche, ceux des médecins qui sentaient la nécessité d'une réforme dans l'enseignement comme dans les usages de l'Ecole, s'étaient bientôt rapprochés de cette commission.

En moins de deux ans, en effet, vingt-quatre docteurs de Montpellier, quarante-deux docteurs appartenant à diverses Facultés de France, soixante médecins étrangers avaient envoyé leur adhésion. Enfin, vingt-huit docteurs de la Faculté de Paris, « enfants ingrats et rebelles » avaient osé faire partie de cette association.

La Faculté vit alors le danger qui la menaçait. Aussi, le 11 avril 1778, rendit-elle un arrêt par lequel elle ordonnait la dissolution de la nouvelle Société.

Or, cruelle ironie, presqu'en même temps, le roi lui faisait mander de donner son avis sur les lettres patentes à accorder à la Société de médecine.

« Le jour n'était pas pris encore où la Faculté devait être convoquée pour répondre à la demande du roi, écrit Sabatier (1), lorsque le 22 juin 1778, à l'assemblée ordinaire des professeurs et des régents de l'école, un d'eux déposa sur la table une lettre imprimée par laquelle la société de médecine envoyait ses invitations à une séance publique qu'elle annonçait pour le 30 du même mois. Oubliant alors la prudence, et n'écoutant que l'impulsion du moment, la

(1) Sabatier, d'Orléans.

Faculté, séance tenante, rendit un décret par lequel elle déclarait déchus de leurs grades et de leurs privilèges tous ceux de ses membres qui, avant le 30 juin, ne seraient pas venu abjurer leurs erreurs auprès du doyen, et promettre de renoncer à la prétendue Société de médecine. Défense fut faite à cette société de tenir sa séance, et, chose remarquable, la séance en effet, n'eut pas lieu. Après avoir publié le décret, la Faculté écrivit au garde des sceaux pour qu'il lui fût permis de poursuivre juridiquement les auteurs et distributeurs des lettres d'invitation. Elle croyait avoir triomphé déjà. Trois jours après, elle reçut cette réponse adressée à Desessarts, doyen, par M. de Miroménil : « J'ai reçu, monsieur, votre lettre du 24 de ce mois ; il est fâcheux que l'aigreur de quelques jeunes docteurs ait échauffé les esprits de la Faculté. Elle n'aurait pas dû se laisser animer au point de faire un décret attentatoire à l'autorité du roi, et contre lequel Sa Majesté ne peut se dispenser de sévir, etc... » En effet, presque en même temps, un huissier vint apporter à la Faculté, signification d'un arrêt du Conseil d'Etat, en date de Versailles, le 26 juin 1778, d'après lequel le roi cassait le décret rendu contre les docteurs, membres de la Société de Médecine, ordonnait à l'huissier chargé de la signification de le biffer sur les registres de la Faculté, faisait défense d'y donner suite ou d'en produire de pareils; enjoignait à la Faculté de ne troubler aucunement les assemblées soit privées, soit publiques de la Société royale ; lui intimait l'ordre de donner incessamment ses observations sur le projet des lettres patentes concernant cette société, et rendait le doyen personnellement responsable de l'exécution dudit arrêté. »

Au mois d'août de la même année, la Société royale de Médecine recevait ses lettres patentes...

Elle fonctionna jusqu'au 8 août 1793, époque à laquelle la Convention supprima l'Académie de Chirurgie, la Société de Médecine, ainsi que toutes les Facultés, rendant libre l'exercice de la médecine.

§ IX. — APPENDICE A L'HISTOIRE DU XVIIIᵉ SIÈCLE. — LE MAGNÉTISME OU MESMÉRISME ET L'HOMŒOPATHIE.

Nous ne saurions terminer l'histoire de la médecine pendant le dix-huitième siècle, sans dire quelques mots de deux soi-disant systèmes médicaux, qui, l'un et l'autre, prirent naissance vers la même époque, et firent beaucoup parler d'eux : le *magnétisme* ou *mesmérisme* et l'*homœopathie*.

I. — LE MAGNÉTISME.

Les précurseurs de Mesmer. — Paracelse, Goclenius, Van Helmont, Helimontius, Robert Fludd. — L'onguent des armes; le traitement des maladies par transplantation. — La « médecine magnétique ». — Recherches du P. Kircher et du P. Hell sur l'emploi thérapeutique de l'aimant. — Gassner et ses exorcismes. — Mesmer : ses débuts ; ses recherches avec le P. Hell. — La théorie du « fluide magnétique animal ». — Premiers exploits. — Mesmer à Paris. — Détails divers. — Procédés de magnétisation; effets obtenus. — Le baquet de santé.—L'arbre magnétisé. — Incidents. — Le magnétisme animal et les Sociétés savantes. — Mesmer et le docteur Deslon. — La Société de l'Harmonie. — Découverte du somnambulisme artificiel, par le marquis de Puységur. — Départ de Mesmer. — Sa mort. — Épilogue et conclusions sur le magnétisme animal.

Paracelse avait prétendu que l'homme est soumis à cinq ordres d'influences, parmi lesquelles il distinguait l'influence des astres (*ens astrale*), et l'influence spirite (*ens spiritale*) (1). A l'aide de cette dernière influence qu'il rapportait soit à une substance invisible, impalpable, *esprit*, *fluide*, soit à une émanation de la volonté pouvant agir à distance, le célèbre professeur de Bâle expliquait les *charmes*, *philtres* et *sorts* auxquels le moyen âge avait ajouté tant de croyance.

Ainsi expliquait-il ce prétendu pouvoir des sorc:ers consistant à rendre malade une personne quelconque

(1) Les trois autres influences étaient : l'influence du régime (*ens veneni*), l'influence de la nature (*ens naturale*) et l'influence divine (*ens Dei*).

par la seule puissance de la vérité. « Un nécromancien, dit-il, n'a qu'à fabriquer une figure de cire à
votre intention ; vous souffrirez de tout ce qu'on fera à
cette image, non par votre corps, qui est sain en
soi, mais par votre esprit. Alors, tous les remèdes
qui s'adressent à votre corps sont inutiles, et c'est
ainsi qu'il arrive que par la force de la volonté on
peut rendre quelqu'un boiteux ou aveugle. Telle est
la force de la malédiction. Et ne t'amuse pas de tout
ceci, ô médecin, tu ne sais pas quelle est la puissance de la volonté (1). »

Ainsi également croyait-il pouvoir se rendre
compte de l'action merveilleuse qu'on attribuait aux
talismans, *aux onguents sympathiques*, comme
l'onguent vulnéraire à l'aide duquel on pouvait guérir les plaies sans qu'on ait besoin d'y toucher ; il
suffisait d'avoir du sang du malade, d'en imbiber un
morceau de bois et d'en toucher l'onguent conservé
dans une boîte !

Plus tard, Goclenius, médecin de Marbourg, Van
Helmont, Hélimontius, le chimiste anglais Robert
Fludd, et d'autres encore, avaient repris et déve-
loppé ces idées.

Et comme on avait cru retrouver cette influence
spéciale, cet *esprit, ce fluide*, cette *émanation*, dans
les propriétés attractives et répulsives de l'aimant
(en grec μαγνες), on avait donné le nom de *médecine*

(1) Traduction Bouchut.

magnétique à l'ensemble de tous les prétendus remèdes sympathiques analogues à l'onguent vulnéraire de Paracelse (1).

Dans cette catégorie entrait aussi *l'onguent des armes*, dont il suffisait de frotter le fer qui avait produit la blessure, pour que celle-ci fût guérie...

Enfin, à la médecine magnétique appartenait encore le traitement des maladies « par transplantation ».

Paracelse avait indiqué comment un nécromancien peut rendre une personne malade, par la seule action de la volonté. Hélimontius donnait une recette du même genre pour obtenir la guérison d'une maladie. — Rien de plus simple, par exemple, que de guérir un hydropique. Il suffit de mettre du

(1) « Un des premiers, le premier de tous peut-être,
« Paracelse crut reconnaître dans l'aimant le principe qu'il
« cherchait. Il lui semblait voir dans les êtres animés une
« vertu secrète semblable à celle de ce minéral, c'est-à-dire
« une qualité attractive qu'ils tiraient des astres : c'est ce
« qu'il appelait *magnale*. Dès lors, on ne vit plus que magné-
« tisme et attraction dans la nature. Par là s'expliquait le
« mouvement de certaines plantes qui semblent suivre le
« cours du soleil, le *sympathéisme* et l'*antipathéisme* observés
« dans quelques êtres, et surtout dans les animaux. Tous ces
« phénomènes et mille autres, aussi peu compris jusque-là,
« allaient reconnaître pour cause le *grand principe* ou *fluide*
« *vital*, qui, émané des régions célestes, y retournait par un
« perpétuel mouvement de flux et de reflux, qui mettait en
« communication les êtres entre eux, et tous avec le soleil et
« les astres » (Lonis Figuier : *Histoire du Merveilleux*, t. III,
p. 104.)

sang du malade dans une coquille d'œuf, de faire chauffer ensuite celle-ci et de la donner à manger avec de la viande à un chien affamé. Le chien prend aussitôt la maladie pour son propre compte !

Robert Fludd montrait à son tour qu'on pouvait, par un procédé analogue, faire passer telle ou telle maladie du corps d'un homme dans le corps d'un arbre, etc... !

Se basant enfin sur l'analogie qu'on supposait exister entre le fluide magnétique de l'aimant et le fluide magnétique qui, emplissant la nature tout entière, était contenu dans l'homme, on avait bientôt eu l'idée d'utiliser l'aimant naturel ou artificiel pour le traitement des maladies (1).

Un jésuite allemand, le P. Kircher (1602-1680) un des plus grands physiciens de son temps, s'était beaucoup étendu sur cette question.

Après lui, bien des médecins et bien des savants avaient dirigé leurs investigations de ce côté et avaient imaginé de construire, à l'aide de pièces aimantées, divers appareils tels que colliers, anneaux, etc, qu'ils faisaient porter aux malades, soit pour guérir les douleurs, soit pour calmer les convulsions nerveuses. Parmi ces derniers nous retiendrons seulement le nom du P. Hell, qui vivait à Vienne au dix-huitième siècle, et dont nous aurons à reparler.

----

(1) Les Égyptiens croyaient déjà aux vertus thérapeutiques de l'aimant.

La médecine *magnétique* en était donc à cet état, lorsque vers l'année 1774, le bruit se répandit tout à coup qu'en Allemagne, deux hommes, l'un prêtre, l'autre médecin, originaires de la Souabe, venaient de trouver une panacée universelle, et qu'ils guérissaient toutes les maladies à l'aide de procédés merveilleux.

Le premier était Gassner, né à Bratz en 1724, et curé à Klœsterle (pays des Grisons). Plein de foi en cette croyance si répandue pendant tout le moyen-âge de la possession démoniaque, et attribuant la plupart des maladies à cette possession, il avait entrepris de les guérir à l'aide d'exorcismes, c'est-à-dire, en sommant le démon d'avoir à quitter ceux qui avaient, suivant l'expression de M. Figuier, « la foi dans l'esprit et le diable dans le corps ».

Dès 1773, il s'était mis à parcourir la Suisse et une partie de l'Allemagne, suivi d'une foule de malades atteints, pour la plupart, d'affections nerveuses, et venus de tous les pays.

A la fin cependant l'autorité ecclésiastique et l'empereur Joseph II s'étant émus de ces faits, Gassner fut invité à cesser ses exorcismes et à s'exiler dans un couvent de Ratisbonne.

La méthode à l'aide de laquelle le médecin prétendait guérir toutes les maladies de nerfs et, en même temps presque toutes les autres maladies n'était pas moins merveilleuse que le procédé employé par Gassner. Seulement, au lieu de chasser du corps des malades le démon auteur de tous les maux, ainsi que faisait le curé de Klœsterle, il cherchait à y faire pénétrer à l'aide de pratiques attrayantes et de douces caresses, un agent capable de guérir les maladies, et qu'il appelait *esprit du monde, âme de l'univers, aimant, fluide,* etc... On revenait, on le voit, à Paracelse.

Ce médecin nommé Frédéric-Antoine Mesmer était né à Itzmang (Souabe) en 1734.

Reçu docteur en médecine à Vienne, il avait fait paraître, comme thèse inaugurale, une dissertation intitulée *De l'influence des planètes sur le corps humain,* dissertation dans laquelle il prétendait que les astres, par le moyen d'un fluide subtil répandu dans tout l'Univers, influent sur les êtres animés.

Or, à cette époque, on s'occupait beaucoup à Vienne, de l'emploi thérapeutique des aimants. Le P. Hell tout particulièrement, celui-là même dont il a été déjà question, se livrait fort à ce genre de recherches.

Mesmer qui avait fait sa connaissance, et qui même, de concert avec lui, avait fait quelques expériences sur des malades, fut frappé des résultats obtenus et des effets de la méthode sur les affections nerveuses.

Aussi, dès 1773, établit-il à Vienne une maison de santé où il traitait exclusivement les malades par les aimants.

Ce que voyant, le P. Hell avait revendiqué pour lui-même le mérite de la découverte.

Pour se débarrasser de ces prétentions un peu gênantes, Mesmer n'hésita pas. Il déclara qu'il venait de faire une découverte bien plus merveilleuse que la première, et qu'il était parvenu à obtenir les mêmes effets que le P. Hell et lui avaient déjà obtenus, mais cette fois, sans le secours d'aucun aimant, n'utilisant pour cela que la seule puissance magnétique que tous les êtres animés possèdent, et le pouvoir qu'il avait de fixer où il voulait le fluide qu'il regardait comme le grand agent universel.

Ce fluide il l'appelait *fluide magnétique animal*. D'où le nom de *magnétisme* donné à sa doctrine qu'il serait plus logique d'appeler *mesmérisme* attendu qu'elle admettait le magnétisme sans aimant.

« J'ai rendu magnétiques, écrivait-il, du papier, du pain, de la soie. du cuir, des pierres, du verre, l'eau, différents métaux, du bois, des hommes, des chiens, en un mot, tout ce que je touchais, au point que ces substances produisaient sur les malades les mêmes effets que l'aimant. J'ai rempli des flacons de matière magnétique de la même façon qu'on la pratique avec le fluide électrique... »

Mesmer commença à opérer à Vienne.

Mais, à la suite d'un scandale qui se produisit au sujet d'une demoiselle Paradis qu'il prétendait avoir guérie d'une cécité, il reçut l'ordre, de la part de l'empereur, de « cesser cette supercherie », et de quitter Vienne.

A la suite de cette disgrâce, Mesmer se mit à voyager à travers l'Europe.

Enfin, après un séjour de quelque temps en Suisse, il arrive à Paris, au mois de février 1778, précédé d'une immense réputation.

Il descend d'abord à l'hôtel des frères Bourret, dans un carrefour situé sur l'emplacement actuel de la place Vendôme, et qui portait déjà ce nom. Là, il affecte de vouloir vivre ignoré, et ne consent à donner ses soins qu'à des malades pauvres, soi-disant incurables, et abandonnés par la médecine.... Moyen fort habile pour attirer davantage l'attention.

Cependant quelques cures merveilleuses, contes- tées il est vrai par la plupart des médecins, sont annoncées.... Une vive émotion s'empare du pu- blic.... Bientôt la foule des oisifs et des curieux ac- court vers le domicile de Mesmer.

Malgré les espiègleries de la Faculté, une entre autres, racontée par le médecin de Vienne lui-même et dont il fut victime (1), malgré les quolibets et les

____

(1) « Un jour que j'avais du monde chez moi, l'on m'an-
« nonça un président d'une cour souveraine. Je vis entrer
« une personne dans le costume des gens de robe, qui, sans
« égard pour le reste de la compagnie, s'empara de moi, me
« consulta sur ses maladies et m'accabla de questions, en par-
« lant à outrance et avec une familiarité que je trouvai dépla-
« cée dans un homme bien né. C'était M. Portal, médecin à
« Paris, qui, très satisfait de sa gentillesse, se hâta d'en tirer

diffamations des journaux parisiens, Mesmer n'en passait pas moins pour être, aux yeux du public, un grand homme.

« L'hôtel des frères Bourret se remplissait d'une foule, chaque jour plus nombreuse. La robe, l'armée et la finance fournissaient à l'envi leur tribut de clients et de croyants au magnétisme à son aurore. Des personnes de la plus haute noblesse, des gens de cour, arrivaient dans leurs voitures armoriées, qu'ils faisaient stationner sur le carrefour et dans les rues adjacentes. Ceux qui, non moins curieux, n'avaient pas au même degré le courage de leur curiosité, venaient dans des équipages d'emprunt, ou même attendaient la nuit, pour se glisser furtivement dans le temple où s'accomplissaient de si étranges, et disait-on, de si délicieux mystères. » (1)

Spirituel, élégant, beau, Mesmer fascinait dès l'abord ses clients, surtout ses clientes.

Il commençait à se *mettre en rapport* avec son sujet, en le faisant asseoir en face de lui, *le dos*

« vanité dans le monde. Il était prouvé sans réplique, selon
« lui, que je n'avais aucun des talents dont je me vantais,
« puisque, sur sa parole, je l'avais cru malade, quoiqu'il n'en
« fût rien, puisque j'avais ajouté foi à l'assurance qu'il me
« donna d'éprouver des sensations que, dans le fait, il n'é-
« prouvait pas, et puisque enfin, dupe de l'habit, je n'avais
« pas su distinguer le *Pantalon* du président. » (*Précis histo-
rique de faits relatifs au magnétisme animal, par M. Mesmer, etc.
Londres, 1781.)

(1) Louis Figuier, ouvrage cité, p. 17, t. III.

tourné au nord, pieds contre pieds, genoux contre genoux. Portant alors doucement les deux pouces sur les plexus nerveux qui se réunissent au creux de l'estomac, il effleurait de ses autres doigts auxquels il faisait décrire une parabole, mais sans bouger les pouces, les côtes inférieures et les hypochondres. — C'étaient les *passes préliminaires*, dont Mesmer augmentait l'efficacité par la fixation de son regard pénétrant sur les yeux du malade, en même temps qu'une musique suave se faisait entendre. Ces passes duraient un quart d'heure, quelquefois plus.

C'étaient en quelque sorte des passes *d'essai* à la suite desquelles le magnétiseur pouvait voir si le malade était susceptible d'être efficacement magnétisé.

Dans le premier cas, le consultant ne tardait pas à éprouver, dans la partie malade, tantôt du froid, tantôt de la chaleur, tantôt une douleur, etc....

Alors, Mesmer changeait la direction des passes. — Pour une affection des yeux, il portait une main sur chaque tempe, en promenant les pouces vers la racine du nez et tout autour de l'orbite ; s'il s'agissait d'une migraine, il plaçait un pouce sur le front, l'autre pouce derrière la tête... Car, c'était une condition essentielle que le magnétiseur eût une main d'un côté, et l'autre du côté opposé, c'est-à-dire aux deux *pôles* (1) afin que le fluide injecté par la pre-

----

(1) Pour Mesmer, en effet, le « fluide universel » qui pénètre les animaux, y détermine deux pôles opposés, comme le magnétisme terrestre dans les aimants.

mière pût être soutiré par la seconde. — Voilà pour les affections locales.

S'agissait-il d'une maladie générale, Mesmer effectuait la *magnétisation à grands courants*, en procédant, à l'aide des doigts réunis en pyramide, à de *longues passes* sur tout le corps, depuis la tête jusqu'aux pieds, et ainsi de suite, jusqu'à ce que le magnétisé se pamât de douleur ou de plaisir.

Alors, les attouchements devenaient inutiles, et, à distance, tantôt à l'aide d'une baguette de fer ou de verre, tantôt seulement avec les doigts rassemblés en pointe, il lançait devant lui le fluide dont il disposait à son gré...

Bientôt, ce n'était plus que hoquets, sanglots, éclats de rire, soupirs, cris de douleur, attaques convulsives, etc. Mais la musique d'un piano, et surtout les sons d'un nouvel instrument que Mesmer venait d'importer d'Allemagne, l'*harmonica*, modéraient et dirigeaient toutes ces crises.

Peu à peu les malades reprenaient leurs sens, et beaucoup, à peine revenus à eux demandaient à être plongés de nouveau dans le même état !...

Disons le tout de suite. De toutes les personnes qui accouraient à ces « représentations », un quart à peine étaient sensibles à l'action des passes. Les trois quarts n'éprouvaient absolument rien.

Tout dépendait, en effet, de la plus ou moins grande exaltation nerveuse du sujet.

Cependant, la foule était devenue si grande que

Mesmer ne pouvait plus magnétiser chacun en particulier. C'est alors qu'il imagina le *baquet*.

Au milieu d'une vaste salle, il établit une caisse circulaire, en chêne, d'un pied et demi de hauteur sur six pieds de diamètre, et recouverte d'un couvercle. Au fond de cette cuve, à demi remplie d'eau, se trouvait du verre pilé, de la limaille de fer, et par-dessus, deux lits de bouteilles pleines d'eau, et rangées de telle sorte que celles qui étaient dessous avaient leurs goulots convergents vers le centre, tandis que celles qui étaient dessus avaient les goulots divergents. A travers le couvercle percé d'un certain nombre de trous, passaient des baguettes de verre ou de fer plus ou moins longues, lesquelles plongeaient par une extrémité dans le liquide, tandis que l'autre extrémité terminée en pointe et coudée, devait-être tenue par les malades ou appliquée sur le siège du mal.

C'est dans ce *baquet* ainsi préparé que le fluide vital était condensé, pour s'épancher ensuite dans les corps de ceux qui venaient, par groupes, se soumettre à son action bienfaisante.

Assis en rond autour de cet appareil charlatanesque, réunis les uns aux autres par une corde servant à établir la communication magnétique, les malades étaient envahis d'abord par l'ennui, puis par du malaise, des frissons, des sueurs, et enfin par le sommeil... Souvent aussi, apparaissaient des crises nerveuses convulsives.

14.

Et pendant ce temps, l'harmonica se faisait entendre ; et Mesmer, debout, vêtu de magnifiques habits lilas, avec jabot de Malines, promenait sur ses sujets des regards fascinateurs, aidant ainsi à la pénétration du fluide. Puis, lorsqu'une trop violente attaque convulsive se produisait, il emportait le sujet dans une salle soigneusement matelassée, et là, tempérait la crise à l'aide de *passes* effectuées, soit avec les mains, soit avec la baguette de verre...

D'un autre côté, afin de pouvoir mettre sa bienfaisante découverte à la portée des pauvres, Mesmer avait, de ses propres mains, *magnétisé un arbre*, faubourg du Temple. Et, c'était un curieux spectacle de voir se presser autour de cet arbre enchanté des milliers de malades attendant avec foi leur guérison !

Nous n'en finirions pas, si nous voulions raconter, même sans aucun détail, les divers incidents qui marquèrent le séjour de Mesmer à Paris, et toutes les péripéties par lesquelles passa le magnétiseur.

Avant que de quitter Vienne, Mesmer avait adressé à presque toutes les Sociétés savantes de l'Europe, entre autres à l'Académie des sciences de Paris et à l'Académie de Berlin, un mémoire dans lequel il exposait les résultats de sa prétendue découverte. Mais, à l'exception de l'Académie de Berlin, qui lui répondit qu'il était dans l'erreur, aucune de ces Sociétés n'avait fait cas de sa communication.

Cependant dès son arrivée à Paris, Mesmer s'était mis en relation avec quelques membres de la Faculté de médecine. Plusieurs d'entre eux avaient même assisté à ses séances. Et bien que la plupart eussent rejeté, de parti pris, et sans examen aucun, le magnétisme, quelques uns, entre autres le docteur Le Roy, alors président de l'Académie des sciences, avaient été frappés de certains effets, tels par exemple, que les phénomènes d'extase qui accompagnaient assez fréquemment les crises convulsives.

Le Roy offrit donc à Mesmer sa médiation auprès de l'Académie, et se fit remettre par lui quelques « propositions » qu'il se chargea de présenter à la Compagnie. Mais telle était la prévention de celle-ci contre le magnétiseur, que, lorsqu'au jour convenu, Le Roy lut son rapport, personne ne voulut l'écouter.

Des faits à peu près analogues se produisirent tour à tour avec la Faculté, et avec la Société royale de Médecine.

A la suite de ces déconvenues, Mesmer, qui sentait bien que l'opinion publique était pour lui, et qui surtout, savait que la reine Marie-Antoinette lui était favorable, fit offrir au gouvernement de lui vendre son secret.

Et alors, chose inouïe, on vit le roi lui faire proposer 30,000 livres de rentes viagères !

Mais, le médecin de Vienne, dont la cupidité

n'avait d'égale que son charlatanisme, et qui, avec son fameux *baquet de santé*, gagnait plus de 8,000 livres par mois (1), sans compter les consultations qu'on lui demandait de tous côtés, Mesmer, disons-nous, fit répondre au roi par Maurepas, qu'il n'accepterait l'offre qui lui était faite qu'à la condition qu'on lui donnerait, en outre de la rente viagère offerte, une terre et un château. De plus, il laissa entendre que si sa demande ne recevait pas une entière satisfaction, il se verrait obligé de quitter la France et de porter sa découverte dans un autre pays...

Mais, cette fois, Mesmer se trompa. Il en fut pour

(1) « La merveilleuse invention du baquet servit au delà de « toute mesure les intérêts du docteur magnétisant. Ne pou-« vant plus magnétiser chacun individuellement, Mesmer « plaçait ses malades par groupes de dix à quinze personnes, « auxquelles il administrait collectivement la panacée de ses « gesticulations salutaires. L'affluence fut, dès lors, très con-« sidérable à l'hôtel de la place Vendôme. On n'était jamais « certain d'y trouver place qu'autant qu'on avait eu la pré-« caution de faire retenir d'avance un baquet pour soi et ses « amis. La location préalable de ce baquet avait un autre « avantage. On choisissait d'avance ses partenaires et ses vis-« à-vis pour la béatification magnétique ; et cette circonstance « de se trouver en compagnie d'amis ou de personnes sympa-« thiques, ne pouvait d'ailleurs que seconder l'action bien-« faisante du fluide collectivement distribué. Quand on avait « ainsi retenu sa place pour la séance magnétique, on allait « trouver ses amis et on leur disait : « Serez-vous des nôtres « ce soir ? *J'ai mon baquet.* » A peu près comme on dit « aujourd'hui : « Viendrez-vous lundi à l'Opéra ? J'ai ma « loge. » (L. Figuier, déjà cité, p. 50.)

son refus des 30,000 livres viagères. De dépit, il quitta Paris, et se retira à Spa, suivi de quelques malades, parmi lesquels se trouvait un avocat nommé Bergasse (1781).

Il n'y resta pourtant pas bien longtemps.

Un médecin de la Faculté de Paris, Deslon, qui s'était fait le disciple de Mesmer (ce qui, disons-le en passant, lui avait valu d'être rayé par la Faculté de la liste des docteurs régents), avait entrepris à son tour, et pour son propre compte le traitement magnétique.

Se disant possesseur du secret de Mesmer, il s'était substitué peu à peu à celui-ci, et avait même demandé, en son propre nom, à la Faculté d'abord, au Parlement ensuite, qu'on examinât sérieusement le magnétisme animal.

A cette nouvelle, Mesmer se sentit ruiné, perdu pour jamais. Rassemblant aussitôt les personnes qui l'avaient accompagné, il leur exposa, qu'il était faux que Deslon possédât la connaissance du magné-tisme ; que si son ancien disciple en imposait au public, c'était à l'aide de quelques procédés qu'il lui avait dérobés ; mais, que ces procédés lui permettant de produire des effets, Deslon allait probablement retirer toute la gloire et tous les profits d'une science nouvelle, dont le véritable inventeur, après avoir reçu outrages sur outrages, irait mourir dénué de tout, dans quelque coin ignoré !

L'auditoire fut vivement touché de la douleur de

Mesmer. On décida qu'il fallait immédiatement se défendre contre Deslon; et l'avocat Bergasse fut chargé de ce soin.

Au nom de Mesmer, Bergasse écrivit alors au doyen de la Faculté de Paris une lettre dans laquelle le docteur Mesmer désavouait le docteur Deslon, comme s'étant faussement déclaré possesseur de la doctrine et de la découverte du magnétisme animal.

En même temps, et sur l'avis de quelques chauds *Mesmériens,* parmi lesquels figurait le banquier Karman, Bergasse imagina le plan d'une souscription ayant pour objet d'assurer la fortune du docteur Mesmer et de le mettre en état de publier le plus tôt possible sa doctrine et ses découvertes. Après quoi, Mesmer et ses amis revinrent à Paris (1782).

Là on s'occupa immédiatement de réaliser le projet de Bergasse.

Il fut convenu qu'on émettrait cent actions à cent louis chacune, ce qui représenterait 240,000 fr. Les cent actions couvertes et leur prix acquitté, Mesmer s'engageait à convoquer tous les souscripteurs en une assemblée générale et à leur révéler le secret de sa découverte.

Bientôt les cent actions furent couvertes; elles le furent même bien au delà, si bien que cette vente par souscription rapporta à Mesmer plus de 340,000 francs.

La Société des actionnaires avait pris le nom de

« Société de l'Harmonie ». Elle comptait des personnages du plus haut rang et aussi quelques savants distingués : la Fayette, le duc de Choiseul, le marquis de Puységur, le médecin Cabanis, le chimiste Berthollet, etc...

Pourtant le roi s'était ému à nouveau de tout le bruit qui se faisait autour du magnétisme. Il voulut savoir définitivement à quoi s'en tenir. Le 12 mars 1784, il chargea donc deux commissions d'examiner, chacune de son côté les procédés de Mesmer.

La première commission se composait de neuf membres dont cinq, Le Roy, Bailly, Bory. Lavoisier et Franklin, étant pris dans l'Académie des Sciences, et quatre, d'Arcet, Salin, Borie et Guillotin, dans la Faculté de médecine. — La deuxième commission, choisie parmi les membres de la Société royale de Médecine, se composait de Caille, Mauduyt, Andry, Poissonié et Laurent de Jussieu.

Au mois d'août de la même année les deux commissions après plusieurs séries d'expériences, remettaient leurs rapports concluant tous deux, que si on ne pouvait nier la réalité de certains effets, on devait attribuer ceux-ci *à l'imagination et à l'imitation* ; que le magnétisme n'y était pour rien attendu que *l'imagination sans magnétisme peut produire les mêmes effets, et que le magnétisme sans l'imagination ne produit rien ;* qu'enfin, rien ne prouvait la réalité du fluide magnétique, ni, par conséquent son utilité thérapeutique (1).

Une enquête ouverte par la Société royale de Médecine auprès de toutes les autres sociétés médicales de France, avait également abouti aux mêmes conclusions.

Jamais Mesmer, cependant, ne remplissait l'engagement qu'il avait contracté envers les membres de la Société de l'Harmonie. Jamais il ne révélait son fameux secret...

D'un autre côté, d'autres personnes, réussissaient à reproduire un peu partout, et tout aussi bien que lui, les effets du prétendu magnétisme...

Dans sa terre de Buzancy, le marquis de Puységur avait magnétisé un arbre (1) ; et cet arbre produisait autant de merveilles que l'arbre du faubourg du Temple...

Enfin, chose plus grave encore, le même marquis de Puységur, à l'aide de *passes*, était parvenu à provoquer sur un paysan nommé Victor (mai 1784), un état de sommeil ayant ce caractère particulier que le sujet endormi pouvait se mouvoir, entendre, parler, répondre aux questions qu'on lui adressait, etc., absolument comme s'il ne dormait pas, et qu'une fois réveillé il n'avait plus le souvenir de ce qui

(1) Faisons remarquer cependant que Laurent de Jussieu, ne trouvant pas dans l'imagination et l'imitation des causes suffisantes pour expliquer tous les phénomènes constatés, refusa de signer le rapport de la commission dont il faisait partie.

s'était produit pendant cet état. C'était le *somnambulisme artificiel* ou *magnétique*.

Mesmer comprit que désormais, c'en était fait de son prestige. En 1785, il quitta donc la France, honni, vilipendé par la foule et maudit par tous les actionnaires de la Société de l'Harmonie...

Il séjourna quelque temps à Londres où il écrivit plusieurs livres sur sa doctrine. Puis, après avoir fait encore quelques rares apparitions à Paris, il alla se fixer en Suisse sur les bords du lac de Constance.

Là, il mena une vie opulente jusqu'à sa mort, survenue le 15 mars 1815. Il était âgé de 81 ans.

Il ne faudrait pas croire qu'après Mesmer, la doctrine du magnétisme fut abandonnée.

La decouverte du *somnambulisme artificiel* par le marquis de Puységur, ne fit qu'augmenter au contraire le nombre des partisans du mesmérisme, bien qu'on eût renoncé à l'emploi du baquet et à tout l'attirail dont Mesmer avait cru devoir se servir dans ses expériences.

On s'attacha d'autant plus au magnétisme, que le merveilleux se mêlait encore à la nouvelle découverte du marquis de Puységur, et qu'on attribuait, par exemple, aux somnambules magnétiques des facultés spéciales, surnaturelles : possibilité de voir à travers les corps opaques et à de très grandes distances (*lucidité, double vue*) ; connaissance des maladies et des remèdes (somnambules. consultants) ; divination, etc., etc...

Cependant, les évènements de la Révolution et les guerres de l'Empire ayant détourné un peu partout le cours des idées, ce ne fut guère qu'après la Restauration que le magnétisme reparut sur la scène.

De nouveau alors il fit parler de lui, tant en France qu'à l'étranger. Le public scientifique s'en mêla lui aussi. Sur les instances du docteur Foissac, l'Académie de médecine, en 1826, crut devoir nommer une commission permanente pour l'examen de de cette question. Mais le rapport de cette commission rédigé par Husson ne vit jamais le jour. — En 1837, elle fut encore appelée à vérifier certains faits concernant le magnétisme animal. Le rapporteur Dubois (d'Amiens) lut, cette fois, son rapport : celui-ci était écrasant pour les magnétiseurs. — Voulant en finir, l'Académie proposa alors un prix de 3,000 francs (offerts par Burdin, un des membres de l'Académie) à quiconque pourrait démontrer la réalité de certains phénomènes prétendus magnétiques, notamment de la double-vue. Personne n'étant parvenu à remplir les conditions imposées pour cette expérience, la question du magnétisme fut déclarée définitivement jugée, et on décida que jamais plus on ne s'en occuperait.

Cette décision de l'Académie de médecine fut prise en 1840.

A partir de ce jour, le magnétisme tomba complétement dans le domaine du charlatanisme qui, sous mille formes (somnambules consultants et guérisseurs, devins, bateleurs, etc.), l'a exploité et l'exploite toujours aux dépens des personnes crédules.

Du reste, la découverte de l'*hypnotisme* par Braid (1) (1841) ; les recherches d'Azam, de Broca ; et surtout, les expériences entreprises, en 1879, par le professeur Charcot à la Salpêtrière, et continuées depuis par bon nombre de savants, en même temps qu'elles devaient donner une explication naturelle de tous les phénomènes *réellement constatés* pendant le sommeil somnambulique, allaient démontrer amplement que le prétendu magnétisme animal n'est pour rien dans la production de ce sommeil et des phénomènes qui l'accompagnent.

(1) Braid, de Manchester, réussit à endormir un de ses amis en lui faisant simplement fixer le col d'une bouteille placée un peu au-dessus de ses yeux, dans une position telle que la contemplation prolongée de ce corps brillant devînt fatigante à un moment donné. — Cette expérience, reproduite plusieurs fois et avec le même succès sur diverses personnes, Braid fut amené à conclure que le prétendu *fluide magnétique*, émanant de l'opérateur, non seulement n'était pour rien dans la production de ce qu'il appelait le *sommeil nerveux* ou hypnotisme, mais encore n'existait pas.

On peut, du reste, provoquer ce même sommeil en déterminant chez les sujets soumis à l'expérimentation d'autres excitations sensitives que celles de la vue : en leur faisant entendre, par exemple, un bruit monotone, etc., et cela, sans recourir à aucune *passe* proprement dite, ni à aucune des manœuvres employées par les magnétiseurs.

II. — L'HOMŒOPATHIE.

Naissance de Hahnemann. — Ses premières études médicales à
Leipzig. — Ses voyages. — Hahnemann à Dresde — Comment
l'idée lui vint de réformer la médecine et la thérapeutique. —
Les principes de l'homœopathie : la théorie des semblables ;
la dynamisation des remèdes. — Atténuations, dilutions. —
Premiers essais de l'homœopathie. — Hahnemann à Paris ; sa
mort. — Considérations sur l'homœopathie.

On était à peine revenu du premier étonnement
qui suivit la découverte du magnétisme animal, lorsqu'en 1776, un médecin d'outre Rhin, nommé Hahnemann publia les premiers principes d'un nouveau
système médical presque aussi merveilleux que le
magnétisme, *l'homœopathie*.

Samuel Chrétien Frédéric Hahnemann naquit à
Meissen (Saxe) le 10 avril 1755. Il était fils d'un
peintre sur porcelaine, qui, loin d'être riche, était
chargé d'une nombreuse famille.

Cependant le jeune Hahnemann était studieux.
Après avoir fait ses humanités à l'école provinciale
de son pays, il se trouva, à l'âge de vingt ans, en
état de poursuivre une carrière libérale. Il choisit
la médecine.

Muni, pour toutes ressources, de vingt ducats
que son père lui avait donnés, il partit donc pour
Liepzig, où, afin de subvenir à ses dépenses, il s'occupa de faire des traductions, tout en se livrant à
ses études médicales.

Au bout de quelque temps, il quitta cette ville et

se mit à voyager, visitant successivement Vienne, Leopoldstadt, Hermandstadt et enfin Erlangen, où le 10 avril 1779, il se fit recevoir docteur.

Après avoir de nouveau recommencé ses voyages, il finit pourtant par s'établir à Dresde, en 1787. — Là, il publia quelques mémoires assez sérieux et assez importants ; et, en 1789, il commençait déjà à acquérir une certaine réputation dans l'Allemagne, lorsque l'idée lui vint tout à coup de réformer à fond la médecine et la thérapeutique.

Voici, paraît-il, à quelle occasion. — Hahnemann traduisait l'article « quinquina » de la « Matière médicale » de Cullen. L'explication qu'on donnait de l'action thérapeut'que de cette substance sur la fièvre intermittente, ne l'ayant pas satisfait, il en chercha une autre.

C'est alors qu'il supposa que le quinquina ne guérissait cette fièvre que parce qu'il avait la propriété de déterminer la même maladie chez des personnes bien portantes.

Il tenta d'en faire l'expérience sur lui-même ; et, après avoir absorbé plusieurs doses de quinquina il éprouva, avoue-t-il, des accidents fébriles (1).

(1) Sans nous attacher à faire ressortir tont ce qu'il y a d'erroné dans chacune des assertions de Hahnemann et de ses disciples, concernant le mode d'action physiologique attribué par eux à diverses substances, quinquina, calomel, ipéca, etc., nous nous bornerons à faire remarquer, pour ce qui concerne le quinquina seulement : 1° que cette substance,

Le principe de sa doctrine était posé. Il ne s'agissait que de l'appuyer sur un plus grand nombre de preuves. Or, il crut les avoir trouvées dans le fait que l'inoculation de la variole qui produit une variole bénigne, préserve des formes graves de cette maladie (1) ; que l'arsenic qui, dans l'empoisonnement, produit des symptômes analogues à ceux du choléra, (?) serait un des principaux remèdes du choléra (?) ; que le calomel et l'ipéca qui produisent la dyssenterie la suppriment également, etc...

prise à très hautes doses, ne produit pas de fièvre, à proprement parler, mais peut provoquer simplement de l'agitation, des nausées, quelques bourdonnements d'oreilles, en un mot ce qu'on appelle l'*ivresse quinique* ; 2° que le quinquina (ou pour mieux dire son alcaloïde, la quinine) n'a pas (comme on pourrait le croire) une action constante sur tous les accidents fébriles, mais n'a de pouvoir à peu près certain que sur les maladies fébriles produites par l'absorption de principes septiques. — De sorte que la quinine ne paraît agir que comme antiseptique. — On est loin, on le voit, de la théorie de Hahnemann.

(1) Ceci non plus n'est pas une preuve en faveur de la doctrine de Hahnemann. — On n'inoculait pas la variole pour guérir une variole déjà déclarée. Au contraire, on cherchait à provoquer cette maladie sur des sujets bien portants, mais dans des conditions telles qu'on pouvait espérer qu'elle se développerait sans gravité. Et cette pratique était basée sur cette observation qu'une première atteinte de variole confère une immunité presque absolue pour l'avenir. — C'est, du reste, sur le double principe de l'immunité conférée par une première atteinte, et en même temps de l'immunité de la vaccine et de la variole l'une pour l'autre, qu'est basée la vaccination.

Bref, Hahnemann vit bientôt un rapport de similitude absolue entre les symptômes de la maladie et les phénomènes développés par l'action des remèdes sur l'organisme sain, la même substance qui donne un mal à celui qui ne l'a pas, guérissant celui qui en est affecté. Il en conclut donc que l'organisme humain ne peut supporter en même temps deux maladies semblables, et qu'en opposant à une maladie déterminée une maladie identique, il doit se produire une crise salutaire qui amène la guérison.

De là la fameuse devise « Similia similibus curantur » (les semblables sont guéris par les semblables) qu'Hahnemann opposa à l'axiome hippocratique « Contraria contrariis curantur » (les contraires guérissent les contraires); de là aussi le nom d'*homœopathie* (ὅμοιον, semblable, πάθος, souffrance) qu'il donna à son système par opposition à l'*allopathie*.

Mais ce n'est pas tout. — Considérant, d'une part, la maladie comme le résultat d'une aberration de la *force dynamique* de l'être, force immatérielle, ne pouvant se peser ni se mesurer; attribuant, d'autre part, l'action d'un médicament à une force dynamique analogue, immatérielle aussi, Hahnemann en arriva à conclure que l'action de la substance médicamenteuse employée est en raison inverse de sa quantité, en d'autres termes, *qu'un remède est d'autant plus actif qu'on en administre une dose plus infime !*

De là l'invention des *globules* contenant des parties infinitésimales de substance médicamenteuse ; de là, les *atténuations* de cette substance, lorsqu'elle est solide, et les *dilutions*, lorsqu'au contraire elle est liquide ; *atténuations et dilutions* qui ont été poussées jusqu'au dernier degré de l'absurde.

En veut-on une idée ?

Le point de départ ou *première atténuation* est un grain de substance médicamenteuse, dans quatre-vingt-dix-neuf grains de sucre de lait (substance inerte).

Le tout ayant été trituré pendant une heure dans un mortier, il en résulte qu'un grain des médicaments ainsi préparé enferme alors un centième de grain de la substance active (0,01).

A la *deuxième atténuation*, un grain de la première est mélangé comme précédemment à quatre-vingt-dix-neuf grains de sucre de lait.

On n'a donc plus, pour chaque grain de médicament, qu'un dix-millième de grain de substance active (0,0001).

A la *troisième atténuation*, on n'en a plus qu'un millionnième (0,000001) ; et ainsi de suite.

Hahnemann est allé jusqu'à la *trentième atténuation* (1).

(1) « C'est-à-dire à la proportion d'un novemdécillionième, soit une fraction ayant pour numérateur l'unité, et pour dénominateur 59 zéros (0,00000000000000000000000000000000000 00000000000000000000001). Un homœopate de Saint-Péters-bourg, le docteur Korsakoff, est allé plus loin encore, et il a

C'est ce qu'il appelait *dynamiser* ses médicaments !

Il en est de même pour les *dilutions*.

Hahnemann fit donc table rase de toutes les formules du *Codex* ; il rejeta l'emploi de tout révulsif, de tout vésicatoire ; il dénonça la saignée... Tous les remèdes furent réduits par lui à des globules...

Il fit la première application clinique de son système en 1794, à Georgenthal, duché d'Anhalt, dans un hospice d'aliénés. Il y obtint, paraît-il, une cure importante, en guérissant une maladie mentale réputée incurable.

Plus tard, il fit les mêmes essais à Brunswick, à Kœniglutten, puis à Cœthen.

Mais, violemment attaqué par les médecins et aussi par les pharmaciens, il fut obligé de changer de résidence.

Enfin, en 1835, ayant épousé en deuxièmes noces, une française, mademoiselle d'Hervilly, il vint s'établir à Paris, et y réalisa, grâce à sa méthode, de très gros bénéfices. Il mourut en cette ville en 1843.

. . . .

Nous ne voulons pas discuter ici la valeur de l'homœopathie qui, bien qu'elle n'ait jamais pu pénétrer dans le domaine de la science vraie, ni « franchir les limites de la saine expérience, de la logique

---

poussé la réduction des doses jusqu'à la *cent cinquantième atténuation*, c'est-à-dire à une fraction ayant pour dénominateur 3,000 zéros. » (Bouchut).

et de la raison » n'en a pas moins, encore de nos jours, d'assez nombreux représentants et par suite beaucoup de partisans.

Laissant au lecteur le soin de s'édifier de lui-même, nous nous bornerons à faire remarquer qu'avec l'homœopathie, le médecin n'a plus à rechercher quelle est la cause primitive de la maladie, quelle est la lésion organique dont elle dépend, etc., puisque son rôle consiste uniquement à constater des symptômes et à les combattre par des remèdes dont l'effet *primitif* soit semblable aux symptômes existants. Tel malade, par exemple, a la fièvre ; il suffit de combattre celle-ci, mais sans rechercher si elle ne dépend pas de telle cause plutôt que de telle autre... C'est simple, on le voit, mais peu scientifique

Parlerons-nous davantage de la méthode thérapeutique ?

« Par sa doctrine Similia similibus curantur, écrit le professeur Bouchut, l'homœopathie a une prétention philosophique élevée, et elle serait discutable dans l'erreur de sa formule ; mais, par le surnaturel de sa thérapeutique, elle sort des domaines de la science, et rentre dans ceux de la superstition médicale. Il n'y aurait même pas à en parler si elle n'avait conquis le suffrage des gens que leur intelligence devrait mettre plus à l'abri d'une pareille mystification.

« En effet, ce n'est pas dans les classes pauvres ou

ignorantes de la société qu'elle trouve des adeptes :
ses clients et ses patrons sont justement des personnes riches, éclairées, des ministres, des officiers
supérieurs, des lettrés, des femmes nerveuses du
plus haut monde, des gens qui, souvent, se vantent
de leur incrédulité, des *esprits forts*, libres penseurs,
ne croyant ni aux miracles, ni au surnaturel, traitant
assez mal les choses de la religion, et les considérant
comme les restes d'une superstition destinée à
s'éteindre. Ces personnes d'élite ne croient pas au
surnaturel, mais, elles croient, avec l'homœopathie,
qu'un novemdécillionnième de silice ou de charbon
végétal, trituré d'une certaine façon, a des propriétés thérapeutiques plus puissantes qu'un caillou ou
qu'un gros morceau de braise.....

« Tout repose ici sur la crédulité de celui qu'on
soigne, et l'incrédule ne tire aucun avantage de
cette médication. Comment de rien pourrait-on produire quelque chose? Et, en effet, les maladies chroniques qu'une dose infinitésimale ne guérit pas
cèdent bien à une dose convenable du médicament
approprié.

« L'homœopathie ne peut guérir que les maux qui
se guérissent par les seuls efforts de la nature, ou
les affections nerveuses que calme et dissipe l'influence de l'imagination et de la volonté » (*Ouvrage
cité, tome* i. *p.* 27 *et* 28).

« La doctrine homœopathique, dit encore Renouard, offre le plus bizarre assemblage d'assertions

dénuées de preuves, d'audacieux paradoxes, de contradictions flagrantes; en un mot, c'est comme un défi porté à la crédulité humaine.....

« ... Si c'est par des observations de ce genre que l'on prétend prouver la « loi des semblables », il faut convenir que les sectateurs de l'homœopathie ne sont pas difficiles en fait de preuves. Je puis leur en fournir une, d'après Freind, qui aura sans doute échappé à l'érudition de leur patriache. — Le fils de Henri Ier, roi d'Angleterre, ayant été atteint de la petite vérole, son médecin, homme habile s'il en fut jamais, ordonna avec toute la cérémonie convenable qu'on enveloppât le jeune prince d'écarlate et que tout ce qui était autour de lui fût rouge, la tapisserie de la chambre rouge, les gens de service habillés de rouge.

« Cela, dit-il, guérit si bien le malade, qu'il ne lui resta pas une seule trace au visage. » On voit que Jean de Gaddesden, — c'est ainsi que se nomme le célèbre thérapeutiste — avait le pressentiment de l'homœopathie. » (1)

<hr>

(1) Renouard, *Lettres philosophiques et historiques sur la médecine au dix-neuvième siècle.*

CHAPITRE IV

LA MÉDECINE CONTEMPORAINE

—

Pinel, ses études nosographiques. — Réforme du traitement des
aliénés. — Bichat et l'anatomie générale. — Laennec et la découverte de l'auscultation. — Broussais et sa doctrine de l'inflammation. — Aperçus généraux sur le dix-neuvième siècle.
Anatomie, physiologie, clinique, etc. — La chirurgie. — Ses
progrès constants depuis le dix-huitième siècle. — La découverte de l'anesthésie chirurgicale.

La fin du dix-huitième siècle et le commencement
du dix-neuvième furent marqués par l'apparition de
trois hommes, qui, se dégageant de tout système
métaphysique par trop absolu, pour s'en tenir exclusivement à l'observation raisonnée, firent entrer la
médecine dans une voie normale : Pinel, Bichat et
Laennec.

Sortant ouvertement des abstractions dans lesquelles la plupart de ses devanciers (1) étaient restés

(1) En outre de Sydenham, on doit cependant faire quelques

renfermés, et s'élevant avec force contre la tendance qu'on avait de vouloir expliquer à l'aide de théories purement imaginaires et qu'aucun fait ne justifiait, la cause et l'essence même des maladies, au lieu de s'appliquer tout d'abord à en faire un tableau clinique rigoureux, Pinel, dès 1795, publiait un ouvrage intitulé « Nosographie philosophique » dans lequel toutes les maladies, décrites au point de vue clinique, étaient classées d'après leurs symptômes.

Pinel était né en 1755 à Saint-Paul, près Lavaur (Tarn).

Il étudia d'abord à Montpellier, puis à Paris.

Devenu, en 1792, médecin en chef du service des aliénés de Bicêtre, son nom est resté attaché à une œuvre philanthropique considérable. Nous voulons parler de la réforme qui changea complètement le sort des malheureux fous, et fit tomber leurs chaînes.

Chez tous les peuples, dès la plus haute antiquité,

exceptions ; par exemple, pour Boissier de Sauvages (1706-1767), professeur de médecine et de botanique à Montpellier, auteur d'une savante « nosographie », inspirée par Sydenham lui-même, et dans laquelle les maladies étaient classées suivant la méthode naturelle ; Chaussier, (1746-1828) professeur d'anatomie à Dijon, puis, en 1794, à lanouvelle Ecole de santé de Paris, plus tard enfin, professeur de chimie à l'Ecole polytechnique ; Hallé (1754-1822), professeur de médecine au Collège de France, et, comme Corvisart, premier médecin de Napoléon. — Ceux-ci bien qu'attachés à des doctrines différentes (Sauvages et Chaussier étaient vitalistes ; Hallé, animiste), n'en étaient pas moins partisans de l'école d'Hippocrate et de la méthode d'observation.

la folie avait été considérée comme venant des dieux ;
et son traitement, confié aux prêtres, avait consisté
presque exclusivement en des cérémonies religieuses
devant avoir plus tard leurs analogues dans les
exorcismes, et par lesquelles on adjurait le dieu de
quitter le corps du possédé.

Hippocrate cependant, reconnaissant le premier la
nature morbide de la folie, avait essayé de substituer
à ces pratiques un traitement vraiment médical. A
partir de ce moment, les affections mentales furent
donc l'objet de quelques travaux isolés de la part de
différents médecins, comme Asclépiade de Bythinie,
qui divisait la folie en aliénation avec fièvre ou sans
fièvre, en manie ou mélancolie, et distinguait le premier les illusions des hallucinations, Celse qui « con-
seillait de recourir au jeûne, aux chaînes et aux châ-
timents pour dompter l'aliéné, dès que ses actes ou
ses paroles attestent la déraison », Cœlius Aurelianus,
enfin Galien, lequel séparait la folie idiopathique de
la folie symptomatique.

Au Moyen-Age, la scène avait changé. Les
croyances religieuses et les superstitions qui domi-
naient alors faisaient considérer la folie comme le
résultat de la possession démoniaque. Aussi, tous
les malheureux atteints par les redoutables épidémies de folie religieuse et de lycanthropie (1) qui

(1) Forme de folie dans laquelle les malades s'imaginaient
être transformés en loups. — On les nommait *lycanthropes* ou,
suivant une expression plus vulgaire, *loups-garous*.

caractérisent cette triste époque, après avoir été soumis à une série de tortures et d'exorcismes, étaient-ils impitoyablement livrés au bûcher.

Toutefois, dès la fin du seizième siècle, quelques philosophes et moralistes, parmi lesquels nous distinguons Montaigne, avaient élevé la voix en leur faveur. D'autre part, un certain nombre de médecins, tels, par exemple, que Baillou, Sennert, Sylvius de le Boë, et plus tard, Sydenham, Bonet, Boerhaave, Cullen, etc., secouant le joug de tous les préjugés, faisaient entrer de nouveau la folie dans le cadre des autres maladies.

On recommença donc à traiter les aliénés. Néanmoins, la conditions de ces derniers était encore déplorable. Ainsi que des malfaiteurs, la plupart étaient enfermés dans les prisons, chargés de chaînes et retenus aux murs à l'aide de colliers de fer et de carcans. Les autres étaient envoyés dans des asiles particuliers, tels que Bicêtre, pour les hommes, la Salpêtrière, pour les femmes, véritables geôles du reste, où tous ces malheureux, mal nourris, mal vêtus, enchaînés dans d'infects cabanons, étaient oubliés, et servaient de spectacle à la foule, qui, les jours de fêtes, moyennant rétribution, pouvait venir les contempler à travers des grilles.

C'est alors que parut Pinel. Il protesta avec force contre les mauvais traitements et les procédés de coercition brutale alors en usage. Il montra qu'à tous ces moyens violents, il était plus avantageux et plus humanitaire de substituer un traitement moral aidé d'une douce répression. Il rechercha aussi les moyens d'alimenter artificiellement ceux des aliénés qui refusaient toute nourriture et qu'on laissait jusque là mourir de faim ; il fit voir en outre la nécessité qu'il y a de séparer les malades par quartiers distincts, d'après l'espèce de folie dont ils sont atteints. En un mot, il défendit si bien la cause de ces pauvres abandonnés du sort, que, soit en France, soit à l'étranger, leur condition, à partir de ce jour, s'améliora considérablement.

Pinel, dès 1822, avait été nommé membre de l'Institut. Il mourut quatre ans plus tard (1826).

S'appuyant sur la connaissance parfaite qu'il avait des diverses branches de la médecine, sur les résultats d'autopsies innombrables (il avait, en moins de six mois, ouvert à l'Hôtel-Dieu plus de six cents cadavres), et aussi sur un certain nombre de faits expérimentaux ayant pour objet l'étude des caractères distinctifs des tissus simples, et leur fonctionnement normal, Bichat, de son côté, créait « l'anatomie générale », et faisait entrevoir les causes mêmes de la maladie.

Contrairement à l'opinion reçue jusqu'alors et qui attribuait à chacun de nos organes une *vie propre*, il faisait voir que ceux-ci ne sont composés que de tissus simples, très différents, au nombre de vingt et un (tissus cellulaire, nerveux, artériel, nerveux, cartilagineux, osseux, etc...), pouvant être altérés isolément dans les organes, quoi qu'étant dans ceux-ci dans une certaine dépendance les uns des autres ; et, conséquence de ce fait, montrait la plupart des maladies locales comme affectant presque toujours, non un organe particulier, mais un tissu quelconque dans celui-ci.

Enfin, considérant que chaque tissu a une disposition partout uniforme, puisque, quelle que soit sa situation, il a la même structure et les mêmes propriétés, Bichat concluait que ses maladies doivent être partout les mêmes, que ce tissu appartienne au cerveau, au poumon, au cœur ou à n'importe quel autre organe (*Anatomie Générale*, § 6, 7 et passim.)

Xavier Bichat, fils de Jean-Baptiste Bichat, lui-même docteur en médecine, avait vu le jour, en 1771, à Thoirette (Ain). Il commença ses études médicales sous la direction du chirurgien en chef de l'Hôtel-Dieu de Lyon, Marc-Antoine Petit, lequel, frappé par le zèle et la grande facilité de travail de son élève, se l'associa bientôt dans l'enseignement, bien qu'il fût à peine âgé de vingt ans.

Cependant, des troubles politiques ayant éclaté à Lyon, le jeune Bichat dut quitter cette ville. Il se rendit alors à Paris, où il suivit assidument les leçons de Desault.

« Un usage établi dans l'école de Desault, écrit un biographe, assujétissait un certain nombre d'élèves à recueillir, chacun à son tour, la leçon publique, et à la rédiger en forme d'extrait, et cet extrait était lu le lendemain, après la leçon du jour.

« Un jour que Desault avait longuement parlé sur la fracture de la clavicule, maladie qui rappelle un de ses plus beaux triomphes en chirurgie, l'élève chargé de la récapitulation se trouva absent ; le chirurgien en second fit un appel aux nombreux auditeurs pour le remplacer. Bichat se présenta, et, par l'exactitude de son extrait, par l'ordre qu'il y établit, par la solidité de son raisonnement, la finesse de ses vues, qui, présentées avec modestie, tendaient à perfectionner le procédé employé pour le maintien de la fracture de la clavicule, il prouva sa supériorité et laissa entrevoir tout ce qu'on pouvait espérer de ses talents... »

Dès ce moment, Bichat devint l'ami et le collaborateur de Desault. Il se mit au travail avec une activité dévorante. Faisant le service de chirurgien externe à l'hôpital ; visitant au dehors une grande partie des clients de son maître ; accompagnant partout celui-ci pour le seconder dans ses opérations ; l'aidant, par ses recherches dans les anciens auteurs, à préparer ses leçons, il trouva encore le temps de se perfectionner dans ses connaissances anatomiques par de nombreuses dissections, et de se livrer à des travaux tout personnels, soit sur la physiologie, soit sur la chirurgie et les autres branches médicales.

A la mort de Desault (1795), Bichat acheva la publication du quatrième volume du Journal de Chirurgie que celui-ci avait commencé, puis réunit en deux volumes intitulés : « Œuvres chirurgicales de Desault », ceux de ses écrits qui n'avaient pas été publiés.

Ce n'est qu'une fois ce travail terminé, qu'il s'occupa de consigner les résultats de ses propres recherches dans trois ouvrages différents ayant pour titres : « Traité des membranes » ; « Recherches physiologiques sur la vie et sur la mort » ; enfin « Anatomie générale ».

Les deux premiers ouvrages parurent en 1800 ; le troisième, l'année suivante.

Les « Recherches physiologiques » (1) et l' « Anatomie générale » sont de vrais chefs-d'œuvres. Bichat n'avait pas trente ans lorsqu'il les écrivait !

Malheureusement, la mort devait enlever à la science cet homme de génie, au moment même où il allait étendre plus largement à la pathologie ses vues physiologiques.

Une chute qu'il fit sur l'escalier de l'Hôtel-Dieu.

(1) Bichat, dans cet ouvrage définit la vie « l'ensemble des fonctions qui résistent à la mort ». — La divisant en animale et en organique, il étudie les différences générales des deux vies par rapport aux formes extérieures et au mode d'action de leurs organes respectifs ; par rapport à la durée de leur action, à l'habitude ; par rapport au moral, aux forces vitales ; puis il compare le mode d'origine et de développement de la vie animale à celui de la vie organique. — S'occupant ensuite de la mort, il recherche quelle peut-être l'influence de la mort de chaque organe (cœur, poumon, cerveau, etc...), sur la mort des autres organes et réciproquement etc...

détermina une fièvre ataxique dont il avait contracté les germes dans les amphithéâtres d'anatomie, et Bichat succomba à la gravité des accidents, le 22 juillet 1802.

« Bichat, écrivait Corvisart au Premier Consul, « Bichat vient de mourir sur un champ de bataille « qui compte aussi plus d'une victime ; personne, « en si peu de temps, n'a fait tant de choses, et si « bien (1). »

Un monument lui fut élevé, ainsi qu'à Desault, dans la cour de l'Hôtel-Dieu, par ordre du Gouvernement.

Dix-sept ans après la mort de Bichat, un autre homme de génie, et qui, comme ce dernier, honore la science française, Laennec, mettant à profit une circonstance toute fortuite, qui lui avait fait découvrir le *stéthoscope*, instrument destiné à localiser et à renforcer les bruits de la poitrine, concevait et réalisait l'idée d'étudier les bruits du poumon et du

______

(1) Depuis Bichat, qui (fait digne de remarque) n'utilisait pas le microscope pour ses recherches, mais s'aidait seulement de dissections fines, d'injections de liquides et d'insufflations destinées à dissocier les divers éléments anatomiques, la science a fait des progrès, et certaines divisions indiquées par lui ont du être modifiées. — Ainsi, par exemple, a-t-on été conduit à considérer comme autant de variétés d'un seul et même tissu (le tissu cellulaire, appelé aussi tissu *conjonctif*), une foule d'autres tissus isolément décrits par lui : t. adipeux, t. fibreux, t. tendineux, t. osseux, etc... — Cela néanmoins n'enlève rien à la gloire de Bichat, lequel est le véritable fondateur de l'anatomie générale ou *histologie*.

cœur, comparativement à l'état sain et à l'état de maladie, et, des caractères distinctifs de ces bruits, tirait des éléments nouveaux de diagnostic.

Ainsi, en effet, était découverte *l'auscultation*, cette méthode merveilleuse, qui, combinée à cette autre méthode découverte par Auenbrugger, et tirée de l'oubli par Corvisart, la *percussion*, allait permettre de débrouiller le chaos des affections pulmonaires et cardiaques.

René - Théophile - Hyacinthe Laennec naquit à Quimper, en Bretagne, en 1781. Il commença ses études médicales à Nantes, sous la direction de son oncle, médecin en chef des hôpitaux de cette ville, puis, en 1799, vint à Paris, où, trois ans après, il remportait, au concours, le prix de médecine et le prix de chirurgie. Reçu docteur en 1804, il soutint à cette occasion une thèse pleine d'érudition sur « la doctrine d'Hippocrate relative à la médecine pratique ». A partir de ce moment, il se livra avec persévérance à l'étude de l'anatomo-pathologie, et enrichit la science d'une série de travaux sur les vers vésiculaires et sur certains tissus anormaux, tels que le squirrhe, le tubercule, etc.

Médecin de l'hôpital Beaujon, puis de l'hôpital Necker, en 1812, c'est vers ce moment qu'il découvrit, d'un seul coup, et par suite d'une circonstance absolument fortuite, ainsi qu'il le déclare lui-même, la méthode d'exploration qui rend son nom immortel.

Corvisart (le même qui devint médecin de Napoléon Ier et fut créé baron par ce dernier), professeur de clinique à l'*École de Santé* depuis 1795, avait entrepris l'étude approfondie des maladies du cœur. Employant pour l'examen clinique de cet organe la méthode de percussion, il avait remarqué que, si la palpation de la région précordiale et l'application de la main peuvent fournir des renseignements intéressants sur les battements du cœur, on pouvait en obtenir de plus précis encore en « écoutant très près de la poitrine ». Cependant, il n'avait attaché aucune importance à ce fait. Et peut-être même celui-ci serait-il passé inaperçu, si Bayle et Laennec, qui, tous deux, suivaient la clinique de Corvisart, ne s'étaient exercés dès ce moment, dans certains cas d'affection du cœur, à appliquer l'oreille sur la région de cet organe, dans le but unique de se renseigner sur l'étendue, la force et le rythme de ses battements. Encore ce procédé n'était-il que rarement employé ; car, outre que, pour divers motifs, ce mode d'examen pouvait répugner aussi bien au médecin qu'au malade, il fallait aussi découvrir la poitrine de celui-ci ou tout au moins y appliquer l'oreille ; ce que les lois de la décence ne pouvaient encore permettre lorsqu'on avait affaire à une femme.

« Cependant, écrit Laennec, faute d'un moyen plus sûr, j'avais, depuis longtemps, l'habitude d'employer cette méthode, lorsque, dans un cas obscur, elle se trouvait praticable ; et ce fut elle qui me mit sur la voie pour en trouver une meilleure.

« Je fus consulté, en 1816, pour une jeune personne qui présentait des symptômes généraux de maladie du cœur, et chez laquelle l'application de la main et la percussion donnaient peu de résultats à cause de l'embonpoint. L'âge et le sexe de la malade m'interdisant l'espèce d'examen dont je viens de parler, je vins à me rappeler un phénomène d'acoustique fort connu : Si l'on applique l'oreille à l'extrémité d'une poutre, on entend très distinctement un coup d'épingle donné à l'autre bout. J'imaginai que l'on pouvait peut-être tirer parti, dans le cas dont il s'agissait, de cette propriété des corps. Je pris un cahier de papier, j'en formai un rouleau fortement serré dont j'appliquai une extrémité sur la région précordiale, et, posant l'oreille à l'autre bout, je fus aussi surpris que satisfait d'entendre les battements du cœur d'une manière beaucoup plus nette et plus distincte que je ne l'avais jamais fait par l'application de la main.

« Je présumai, dès lors, que le moyen pouvait devenir une méthode utile et applicable ; non-seulement à l'étude des battements du cœur, mais encore à celle de tous les mouvements qui peuvent produire du bruit dans la cavité de la poitrine, et par conséquent à l'exploration de la respiration, de la voix, du râle, et peut-être même de la fluctuation d'un liquide épanché dans les plèvres... » (1).

(1) Laennec. *Traité de l'auscultation médiate.*

Ainsi, de la découverte de l'instrument, était née la méthode elle-même.

Sans doute, avant Laennec, Hippocrate et Cœlius Aurelianus avaient mentionné les bruits pulmonaires, et Harvey avait entendu les bruits du cœur; Hippocrate avait même indiqué certaine modification du bruit pulmonaire dans la pleurésie... Mais il n'y avait là que des notions vagues, incertaines et presque sans valeur. Aussi l'*auscultation* est-elle bien l'œuvre de Laennec. Et, chose remarquable, non-seulement il a créé cette méthode de toutes pièces, mais encore il lui a fait atteindre un tel degré de perfection, que, depuis, on n'a eu que fort peu de chose à y ajouter.

Laennec mourut le 23 août 1826, à Kerlouanec, près de Douarnenez, emporté par la phtisie pulmonaire. Il avait été nommé successivement professeur de médecine au Collège de France, professeur de clinique interne à la Faculté de médecine, et faisait partie de l'Académie.

Tels furent les trois hommes, qu'arbitrairement peut-être, nous avons cru pouvoir faire figurer en tête de l'histoire médicale de la fin du dix-huitième siècle et des vingt premières années du dix-neuvième: Pinel ayant servi, en quelque sorte, de trait-d'union entre les cliniciens de l'époque contemporaine et ceux du siècle précédent; Bichat, créateur d'une science nouvelle; Laennec, inventeur d'une des plus précieuses méthodes d'exploration clinique.

16

Parallèlement à ces trois grandes figures apparaissait encore, vers la même époque Broussais, lequel « fit autant de bruit qu'un homme puisse en faire dans sa vie » (Bouchut), et, par sa doctrine de l'*inflammation*, ne tenta rien moins que de réformer complètement la science, et aussi la thérapeutique.

Broussais, né à Saint-Malo, en 1772, appartenait à une famille de médecins. — Engagé volontaire, en 1792, dans l'armée républicaine, il avait, en combattant, gagné le grade de sergent, lorsqu'une maladie le força de quitter l'armée, et de rentrer chez lui. — Bientôt guéri, et se sentant attiré par une vocation nouvelle, il se décida à embrasser la carrière médicale.

Tour à tour élève chirurgien à l'hôpital de Saint-Malo, puis à l'École de Brest ; médecin à bord du corsaire « le Bougainville », armé en chasse contre les navires anglais ; étudiant à Paris, où il suit assidûment les leçons de Pinel et de Bichat, il obtient une *commission* de médecin aux armées, et, en cette qualité, fait une grande partie des campagnes de la République et de l'Empire, assistant aux batailles d'Ulm, d'Utrecht et d'Austerlitz.

Nommé, en 1814, médecin en second à l'hôpital militaire du Val-de-Grâce, il mit à profit cette situation pour enseigner sa doctrine qu'il avait exposée en partie déjà, dès l'année 1808, dans un traité intitulé « Histoire des Phlegmasies chroniques ».

Broussais expliquait toutes les maladies sans exception par l'*irritation* des tissus, irritation ayant pour conséquence immédiate un afflux de sang plus ou moins considérable dans les vaisseaux capillaires, et aboutissant finalement à un engorgement inflammatoire, aigu ou chronique des organes.

Les différences présentées par les maladies ne sont donc, selon lui, qu'apparentes, puisque toutes peuvent être ramenées à un terme unique, l'*inflammation;* telle fièvre, par exemple, n'étant qu'une inflammation aigue du tube digestif, et telles autres affections chroniques, comme le squirrhe, la scrofule, etc., n'étant non plus que des produits diversement combinés d'une inflammation prolongée. « C'est, dit Broussais, par une inflammation qui détruit avec plus ou moins de promptitude un ou plusieurs des viscères essentiels à la vie, que le plus grand nombre des hommes périt ».

De là, l'indication pour toutes les maladies d'une médication invariable, analogue à celle que Rasori préconisait en Italie, la médication *antiphlogistique*. De là, l'abus des débilitants, de la diète, des sangsues, de la saignée, etc., abus qui, dans bien des cas, disons-le, entraînait des résultats déplorables pour les malades... Ce n'est pas tout.

A côté des maladies qu'on pourrait appeler *symptomatiques*, caractérisées par ce fait qu'elles sont toujours *consécutives à des lésions d'organes*, presque tous les cliniciens et anatomo-pathologistes admettaient, ainsi que Pinel, l'existence d'un autre groupe d'affections susceptibles, celles-ci, de se développer *en dehors de toute lésion organique initiale*, et désignées, pour cela, sous le nom de *fièvres essentielles*.

Broussais ne reconnut pas cette distinction. — S'appuyant sur les résultats de diverses recherches de nécropsies, lesquelles avaient fait découvrir, dans certaines fièvres rangées sous cette dernière catégorie, des lésions anatomiques constantes (1), jusque-là restées inaperçues, il conclut de ces faits particuliers à toutes les maladies *essentielles* sans exception aucune, et rejeta complètement celles-ci hors du cadre nosologique.

On ne peut se faire une idée de toutes les polémiques violentes et acerbes qui s'engagèrent alors entre Broussais et ses partisans, d'un côté, et, de l'autre, la plupart des professeurs officiels, Laennec principalement.

Depuis longtemps, la thérapeutique de Broussais a été jugée, voire même condamnée. — L'observation a montré que si une médication antiphlogistique est utile dans quelques cas, fort souvent en revanche, même dans les maladies inflammatoires, il est indispensable de tonifier et de réconforter les malades.

____

(1) Par exemple les ulcérations intestinales de ces fièvres dites continues dont on décrivait une foule de variétés sous les noms de fièvres muqueuse, ataxique, bilieuse, etc., et qu'on a réunies depuis sous le nom de *fièvre typhoïde;* ulcérations qui avaient été vues, pour la première fois, par Chirac, en 1694, et plus tard ensuite, vers 1812, par Petit et Serres.

— D'autre part, certains points de sa doctrine sont entachés d'erreurs graves et d'exagérations regrettables. — Il n'en est pas moins vrai, cependant, que, tant par ses recherches d'anatomo-pathologie et l'impulsion que ses travaux ont contribué à donner à cette science, que par la profondeur même de ses vues (1), Broussais occupe une place considérable dans l'histoire médicale de la première moitié de ce siècle.

Devenu médecin en chef du Val-de-Grâce, Broussais obtint, après la Révolution de 1830, la chaire de Pathologie générale (création nouvelle) à la Faculté de médecine. — En outre, il était membre de l'Académie des sciences morales.

Il mourut en 1838.

Avec Broussais, nous croyons devoir terminer cette étude.

Nous touchons, en effet, à une époque trop rapprochée de la nôtre pour que nous risquions de nous y engager plus avant.

Et d'ailleurs, serait-il possible d'analyser, en quelques lignes, et sans sortir des limites que nous avons assignées à ce livre, tous les travaux qui, depuis ce siècle, ont surgi de tous côtés, et sont venus donner un si remarquable essor aux sciences médicales?

(1) « Broussais avait vu en grand dans les organes ce que les médecins de notre temps, avec Virchow, ne voient plus qu'en petit dans les éléments cellulaires qui composent ces organes. » (Bouchut).

Pourrions-nous résumer, en quelques mots, les magnifiques études, en *Anatomie descriptive*, des Cruveilhier (1791-1874), des Béclard (1785-1825), des Richet, des Sappey, et de tant d'autres savants illustres, tant en France qu'à l'étranger?

Pourrions-nous également décrire tous les progrès accomplis par l'*Anatomie générale* ou *Histologie* (soit normale, soit pathologique), cette science si intéressante et si éminemment utile, créée par le génie de Bichat?

Non, certainement, car il nous faudrait, remontant aux travaux de Wild Philips, qui, le premier, en 1801, étudia sur l'animal vivant les lésions microscopiques de l'inflammation, et rappelant aussi les recherches de Royer Collard, en 1827, sur les divers états de la matière organique, celles de Raspail et de Dutrochet, nous arrêter sur les travaux de Schleiden et de Schwann, qui, vers 1838, découvrirent avec la *cellule* l'élément primordial de la matière organisée, soit végétale, soit animale. — Car, après cette découverte, qui faisait naître la *Théorie cellulaire*, nous devrions analyser les recherches de l'École histologiste allemande, représentée par Müller, Mandl, Kölliker, Reichert, Lebert, Virchow, recherches à la suite desquelles un grand nombre des tissus isolément décrits par Bichat allait être réduit à un seul, le tissu *conjonctif*. — Car, enfin, après avoir examiné les travaux français de Ch. Robin, lequel, contrairement à l'École allemande, plaçait le dernier terme de l'analyse de la matière vivante non plus dans la cellule, mais dans la *granulation moléculaire*, nous aurions encore à parler des recherches modernes des Ranvier, des Cornil, etc.

De même aussi pour la *physiologie*. — Comment résumer, en quelques mots, les admirables expériences de Magendie (1783-1855) mettant en lumière les fonctions motrices des racines antérieures des nerfs rachidiens et les fonctions sensitives des racines postérieures (1) ; ses expériences sur la moëlle épinière, sur le liquide céphalo-rachidien, sur l'encèphale, etc.; les belles recherches de Flourens (1794-1867) sur le mode de développement des os et leur régénération par le périoste, sur le *nœud vital*, sur les hémisphères cérébraux et leur rôle dans les perceptions des sensations et la manifestation de la volonté, sur le cervelet, sur l'action anesthésique de l'éther, celle du chloroforme; les travaux de Longet (1811-1871); ceux de Marshall-Hall sur les actions reflexes de la moëlle; ceux de Waller sur la dégénérescence des nerfs, etc., etc. ?

Il faudrait tout un volume ; et encore ne suffirait-il pas, si nous voulions parler en même temps de l'œuvre de Claude Bernard (1813-1878) et de ses merveilleux travaux sur le pancréas et l'action du suc pancréatique, sur la fonction glycogénique du

(1) Distinction déjà entrevue, en 1829, par le physiologiste anglais Charles Bell.

foie, sur la chaleur animale, sur le nerf grand sympathique et son influence sur la contractilité des vaisseaux, sur l'action élective du *curare* sur le système nerveux moteur, sur l'influence toxique sur les globules du sang de l'oxyde de carbone, etc. — Et nous n'aurions rien dit ni des Schiff, en Italie, ni des Helmohtz, ni des Budge, ni des Dübois-Reymond, ni des Ludwig, ni des Fritsch, ni des Hitzig, en Allemagne; ni des Ferrier, en Angleterre; ni des Putnam, en Amérique; non plus que de nos autres illustres compatriotes (dont quelques-uns, malheureusement pour la science, ne sont plus), Küss, le dernier maire français de l'héroïque cité de Strasbourg, Vulpian, Bert, Chauveau, Marey, Collin (d'Alfort), Brown-Séquard, etc., etc., qui, tous, ont leur nom attaché à des découvertes physiologiques de la plus haute importance.

En *pathologie médicale*, notre tâche ne serait ni moins longue ni moins difficile si nous voulions, même sans sortir de notre pays, analyser, à côté des recherches cliniques de Laennec, celles de Corvisart (1775-1821) sur les affections du cœur; celles de Bayle (1774-1816) sur la phtisie pulmonaire; celles de Rostan (1796-1866) sur les affections du cerveau; celles de Louis (1787-1872), de Cruveilhier (1791-1874), de Chomel (1788-1858), de Rayer (1793-1867), de Bouillaud (1796-1881), de Bretonneau (de Tours) (1778-1862), tous dignes prédécesseurs des Trousseau (1801-1867), des Grisolle (1811-1869), des Gintrac (1791-1877) et, plus près de nous, des Lasègue et des Jaccoud.

Les travaux de Duchenne (de Boulogne) (1806-1875), et ceux de Vulpian sur les affections nerveuses ; ceux du professeur Charcot et de l'École de la Salpêtrière sur les localisations cérébrales (1) et la pathologie nerveuse, sur l'hystérie, sur l'hypnotisme ; enfin, les recherches modernes sur les *microbes pathogènes*, recherches inspirées par les découvertes de Davaine et de Pasteur (2), devraient tenir aussi une très large place dans une

(1) On désigne sous le nom de *localisations cérébrales* les résultats des expériences physiologiques et des observations cliniques qui, dans ces dernières années, ont permis de localiser dans telle ou telle partie des hémisphères cérébraux telle ou telle fonction, motrice, sensitive ou psychique.

Pour ne citer qu'un exemple, nous rappellerons seulement ici la *localisation du langage articulé*, dans un point déterminé de l'hémisphère cérébral gauche (3e circonvolution frontale), localisation irréfutablement démontrée par Dax et Broca.

(2) Sous le nom de *microbes*, *vibrioniens* ou *bactériens*, on désigne des êtres inférieurs, unicellulaires, microscopiques, de nature très probablement végétale, et qu'on retrouve dans certaines fermentations, dans les décompositions putrides, enfin dans les organes d'animaux ou d'individus atteints de maladies dites *infectieuses*.

C'est à la suite des travaux de Pasteur sur les fermentations, sur les maladies de la bière, du vin, et des vers à soie, et surtout à la suite de ses expériences par lesquelles, en inoculant à des animaux sains la *bactéridie charbonneuse* découverte par Davaine dans le sang des animaux morts du charbon, il parvint à reproduire cette maladie, que la théorie microbienne a pris naissance.

revue détaillée des grands faits médicaux de l'époque contemporaine.

Et nous omettons à dessein les progrès réalisés en *thérapeutique*, en *hygiène* et en *médecine légale*.

La Révolution française, en supprimant, avec toutes les autres corporations, la Société Royale de Médecine, l'Académie de Chirurgie (1), les Universités et les Facultés, et en rendant libre l'exercice de la profession médicale, avait fait cesser forcément toutes les rivalités et toutes les distinctions ridicules qui, au grand détriment de l'art et de la dignité professionnelle, séparaient depuis si longtemps les médecins et les chirurgiens.

Du reste, à partir de ce jour, on ne devait plus retrouver la moindre trace de ce passé, ni dans les « Écoles de Santé », créées par les décrets du 14 frimaire an III (2), et du 11 floréal an X, dans le but unique de pourvoir les armées d'*officiers de santé commissionnés*, ni, plus tard, dans les nouvelles Facultés et Écoles réorganisées par la loi du 17 mars 1808.

Puisant désormais l'instruction aux mêmes sources, se prêtant l'une et l'autre un mutuel concours en s'éclairant réciproquement de leurs découvertes, la

---

(1) L'Académie de médecine actuelle, qui a remplacé l'ancienne Société royale de médecine et l'Académie de chirurgie, date seulement de l'année 1820.

(2) Ecoles de santé de Paris, Montpellier et Strasbourg.

médecine et la chirurgie rentrèrent donc ainsi dans leur unité primitive.

D'autre part, les guerres de la République et de l'Empire avaient ouvert un vaste champ aux opérateurs.

Avec un tel concours de circonstances, la *chirurgie*, à laquelle d'ailleurs les J.-L. Petit, les Louis et les Desault venaient d'imprimer un essor décisif, ne pouvait qu'accentuer sa marche progressive.

N'indiquant ici que quelques noms, nous citerons, parmi les plus connus seulement : Sabatier (1732-1814) ; le baron Dupuytren, l'illustre professeur de l'Hôtel-Dieu (1754-1837) ; Roux (1780-1850) ; les trois chirurgiens militaires : Heurteloup (1750-1812), Percy (1754-1825) et Larrey (1766-1842). — Surnommé « la Providence des soldats », celui-ci fut le premier qui eut l'idée de secourir les blessés sur le champ de bataille, et d'organiser *les ambulances volantes* (1).

(1) Né à Baudéan près Bagnères-Adour (Bagnères-de-Bigorre) J. Dominique Larrey commença ses études médicales à Toulouse sous la direction de son oncle Alexis Larrey, chirurgien major et professeur de l'hôpital général de cette ville et associé correspondant de l'Académie Royale de chirurgie.

Venu à Paris en 1787, il concourut pour une place de chirurgien auxiliaire de la marine au département de Brest, et à ce titre, fit un voyage à Terre-Neuve (1788), voyage au retour duquel il demanda son licenciement et rentra à Paris.

Nommé en 1792 chirurgien-major à l'armée du Rhin, c'est à cette époque qu'ayant reconnu les inconvénients des règlements militaires jusqu'alors en vigueur, et qui portaient que

Nommons également : Lisfranc (1790-1847); Blandin (1798-1849); Velpeau (1795-1867; Chassaignac (1805), l'inventeur du *drainage* des plaies, d'un nouveau procédé pour l'extirpation des tumeurs pédiculées (1), bien connu aussi par la méthode opératoire des *résections sous-périostées*, méthode basée sur la découverte par Flourens des fonctions du périoste, et qui a inauguré l'ère de la chirurgie « conservatrice » (2); Broca (1824-1876), un des

pendant le combat les ambulances devaient se tenir à une lieue de l'armée, Larrey, eut l'idée d'en établir qui fussent « en état de porter de prompts secours sur le champ de bataille même ». (Larrey. *Mémoires et campagnes*, p. 57.)

Mis à l'ordre du jour de l'armée du Rhin le 27 juillet 1793, l'année suivante, en même temps qu'il recevait le grade de médecin en chef, il était rappelé à Paris et chargé du soin de réorganiser, suivant ses vues, le service des ambulances. Larrey a fait, pour ainsi dire toutes les campagnes de la République et de l'Empire.

Donnant partout l'exemple d'enlever les blessés sous le feu de l'ennemi, il fut lui-même atteint plusieurs fois, particulièrement à Saint-Jean-d'Acre et à Waterloo où il fut fait prisonnier.

L'Empereur qui, dans son testament, écrivait de Larrey : « *C'est l'homme le plus vertueux que j'ai connu* », et qui, dès 1805, après la bataille de Wagram, l'avait fait baron, avec une riche dotation, lui légua 100,000 francs.

Larrey mourut en 1842. Il avait été nommé membre de l'Institut d'Egypte et de l'Académie de médecine, dès leur fondation, et en 1825, avait été admis à l'Institut.

(1) *L'écrasement linéaire*, à l'aide duquel on parvient à diviser les tissus sans effusion de sang.

(2) Cette méthode à laquelle les noms de Blandin et d'Ollier restent également attachés, permet, en effet, dans bien des

chefs de l'École anthropologiste moderne ; Nélaton (1807-1873), etc., etc.

Mais nous arrêterons là cette énumération sèche et aride ; et, négligeant d'autre part, de nous occuper de toutes les autres innovations admirables dont la chirurgie moderne s'est enrichie (1) depuis le commencement du siècle, pour terminer, nous dirons deux mots d'une découverte de la plus haute importance : celle de l'anesthésie chirurgicale, soit par l'éther, soit par le chloroforme.

L'idée de rechercher les moyens propres à abolir ou, tout au moins, à atténuer la douleur provoquée soit par les grands traumatismes, soit par les opérations de chirurgie, n'est pas, contrairement à ce qu'on pourrait s'imaginer, de date absolument récente.

Outre le suc du pavot ou *opium* qu'ils connaissaient très bien, et la racine de mandragore dont les propriétés narcotiques jouissaient d'une grande réputation et qu'ils faisaient prendre en décoction à l'intérieur, les Anciens, d'après Dioscoride et Pline, utilisaient aussi, en applications locales destinées à

cas, de conserver des membres dont l'amputation eût été autrefois jugée nécessaire.

(1) Mentionnons cependant la *méthode antiseptique*, méthode de pansement, ayant pour but de soustraire les plaies à l'action nocive des organismes tenus en suspension dans l'air, et grâce à laquelle le chiffre de la mortalité des blessés ou des opérés a considérablement diminué depuis ces dernières années.

rendre insensibles les parties qu'on devait cautériser ou couper, une sorte de liniment composé d'une certaine *pierre de Memphis*, broyée et délayée dans du vinaigre (1).

Plus tard, à ces divers moyens plus qu'imparfaits, on avait tenté d'associer ou de substituer soit l'usage de certaines drogues volatiles qu'on faisait inspirer aux malades, et dont quelques alchimistes, Albert le Grand entre autres, nous ont laissé des descriptions, soit encore la compression des vaisseaux et des gros troncs nerveux.

Vers 1795 cependant, un médecin anglais du nom de Beddoes, imaginant d'utiliser, pour le traitement de la phtisie et de quelques autres affections pulmonaires, les inhalations de certains gaz, avait fondé à Clifton, près Bristol, un « Institut pneumatique », lequel comprenait un laboratoire pour la préparation des gaz, et un hôpital pour loger les malades.

A la tête du laboratoire, Beddoes avait mis un jeune chimiste, à peine âgé alors de vingt ans, mais

(1) « Dans la pensée des traducteurs français de Pline, Antoine du Pinet et Littré, la pierre de Memphis n'était autre chose qu'une espèce de marbre portant le nom du lieu où on le trouvait : en acceptant cette version, écrit M. Perrin, ce sel calcaire, broyé et delayé dans un acide, fournissait en abondance du gaz acide carbonique qui devait être l'agent actif de la préparation ; ainsi se trouveraient reportées à dix-huit siècles les premières applications d'un moyen recommandé récemment pour obtenir l'insensibilité locale, et basé sur les propriétés anesthésiques de l'acide carbonique.

à qui était réservé le plus brillant avenir, Humphry Davy.

Or, celui-ci, expérimentant sur l'*oxyde nitreux* ou *protoxyde d'azote*, avait reconnu que ce gaz, inspiré pendant quelques instants, amenait des phénomènes d'ivresse, souvent accompagnés d'une crise spasmodique caractérisée par un rire nerveux, et parfois même suivis d'une anesthésie presque complète.

Humphry Davy pensa que ce gaz, qu'il avait surnommé *gaz hilarant*, pouvait être utilisé en chirurgie pour faire les opérations sans douleur.

De tous les côtés à la fois, et tant à l'étranger qu'en Angleterre, de nombreuses expériences furent donc entreprises dans ce but. Malheureusement, les résultats ne répondirent pas d'abord à ce qu'on attendait. On renonça donc bientôt au gaz hilarant, et la question de l'anesthésie retomba ainsi dans l'oubli.

Le hasard allait l'en tirer de nouveau, en 1842, mais, cette fois, pour la faire entrer dans une phase vraiment scientifique.

Un médecin américain nommé Jackson, avait, en préparant du chlore, malencontreusement aspiré une certaine quantité de ce gaz. Une violente irritation des premières voies respiratoires avait suivi cet accident. Pour y remédier, Jackson imagina de faire quelques inhalations d'éther; mais ayant prolongé un peu trop celles-ci, il ressentit bientôt tous les effets de l'anesthésie, Plusieurs fois, commodément installé dans une berceuse, il renouvela cette expérience; et les mêmes résultats s'étant invariablement reproduits, il ne tarda pas à se convaincre de la réalité des propriétés stupéfiantes de l'éther, et de la possibilité qu'il y avait, en utilisant cette substance, d'opérer un malade sans douleur. Pendant quatre ans, néanmoins, Jackson garda pour lui cette découverte.

Enfin, en 1846, il se décida à en faire part à un dentiste de Boston, Morton, lequel, ignorant même le nom de la substance que Jackson lui remettait, n'hésita pas à en essayer l'usage sur un client auquel il devait arracher une dent. — L'expérience réussit pleinement, et l'extirpation de la dent fut faite sans douleur.

A l'instigation de Jackson, Morton alla trouver alors le docteur Warren, chirurgien de l'hôpital de Massachussetts, pour lui demander l'autorisation d'administrer l'éther dans une opération plus sérieuse.

Warren y consentit.

... « Rendez-vous fut pris, écrit M. Perrin, pour le vendredi 17 octobre, à dix heures du matin. Morton, à l'aide de l'appareil à deux tubulures, qui porte son nom, administra lui-même la préparation restée secrète. Au moment jugé convenable, l'opération fut pratiquée; le malade, interrogé au réveil, déclara n'avoir rien ressenti. Le jour suivant, nouvelle opération pratiquée sans douleur au même hôpital, par le docteur Hayward, sur une femme qui portait une tumeur au bras. Une résection partielle de la mâchoire inférieure et une amputation de cuisse furent pratiquées avec le même bonheur, au commencement du mois de novembre. »

On devine aisément quel bruit dut faire une telle découverte, aussitôt qu'elle fut connue en Europe.

Le premier, Malgaigne vérifia dans son service de l'hôpital Saint-Louis les phénomènes de l'éthérisation, et, le 12 janvier 1847, il rendit compte à l'Académie de Médecine des résultats merveilleux qu'il avait obtenus.

Six jours plus tard, dans une communication analogue faite à l'Institut, Velpeau, de son côté, vantait la découverte de Jackson.

Le problème de l'anesthésie était donc définitivement résolu.

Presque en même temps, d'autre part, Flourens, en soumettant des animaux aux vapeurs d'une substance peu connue jusqu'alors, découvrait les propriétés anesthésiques du *chloroforme*.

Expérimenté sur l'homme, et avec plein succès, quelque temps après, par le chirurgien anglais Jacob Bell, puis par le docteur Simpson, d'Édimbourg, ce dernier produit allait bientôt remplacer avantageusement l'éther dans la pratique chirurgicale.

DÉTAILS ET DOCUMENTS COMPLÉMENTAIRES

N° 1.

La médecine militaire chez les Romains.

Voici les conclusions du mémoire du docteur René Briau, intitulé « *Du service de santé militaire chez les Romains* » dont nous avons parlé dans le cours de cet ouvrage :

« 1° Ce service (le service de santé militaire) n'existait pas sous la république comme service public. Il a commencé en même temps que l'établissement des armées permanentes, c'est-à-dire sous l'empereur Auguste.

» 2° A une époque impossible à préciser mais, en tous cas, sous les premiers empereurs, on établit dans les camps permanents, des infirmeries ou hôpitaux pour soigner les soldats malades ou blessés

» 3° Les hôpitaux étaient administrés, sous la direction du préfet du camp, par des médecins, des aides-intendants et des infirmiers, chargés de subvenir à tous les besoins des malades hospitalisés.

» 4° Les troupes ayant des attributions et une destination spéciales, comme les cohortes de vigile, les prétoriens, la garde urbaine, possédaient un service de santé confié à des médecins, au nombre de quatre pour chaque cohorte.

» 5° Les médecins de ces cohortes portaient tous le même titre de *medicus cohortis*, avaient tous le même grade, les mêmes fonctions, sans qu'on puisse établir entre eux aucune hiérarchie, et étaient rangés parmi les *principales* ou sous-officiers.

» 6° Les légions étaient pourvues également d'un service de santé dirigé par des médecins et des *deputati* ou aides. Le nombre de ces médecins est inconnu ; mais l'analogie et l'induction permettent de conjecturer qu'il était de vingt-et-un environ par légion.

» 7° Ces médecins partaient sous le titre de *medicus legionis*; ils avaient le même grade et les mêmes fonctions, sans aucune hiérarchie, et étaient aussi inscrits parmi les *principales*.

» 8° Les ailes de cavalerie et les cohortes auxiliaires étaient également munies d'un service médical.

» 9° Enfin, la marine militaire avait aussi un service de santé dont on ne connaît pas encore l'organisation dans ses principaux détails. » (*Briau*.)

N° 2.

Edict portant deffenses à toutes personnes d'exercer l'art de chirurgie à Paris, sans avoir esté examinées par les Maistres Chirurgiens de Paris, convoquez par le premier Chirurgien du Roy (1). — (Philippe IV, dit le Bel, à Paris, novembre 1311.)

Sommaire de cet édit. — Le Prévôt de Paris fera crier solennellement, que nul à Paris, ni dans la banlieue, ne peut exercer

____

(1) Edicto presenti statuimus, *ut in villá et vicecomitatu Pa-*

l'art de la chirurgie, à moins qu'il n'ait été examiné par les
Maîtres Chirurgiens Jurés de Paris, convoqués par Jean Pitard,
premier chirurgien du Roi, ou par ses successeurs en ladite
charge. Les chirurgiens ainsi nouvellement admis devront

risiensi nullus Chirurgicus, nulla Chirurgica artem Chirurgiœ,
seu opus quomodolibet exercere præsumat, *seu se immiscere
eidem publice, vel occulte, in quacumque juridictione, seu terrâ*
nisi per Magistros chirurgicos juratos, morantes Parisios, *vocatos*
per dilectum magistrum Joannem Pitardi chirurgicum nostrum
juratum Casteleti nostri *Parisius tempore suo*, ac per ejus successores in officio, *qui ex juramenti sui vinculo*, chirurgicos alios
prædictos juratos vocare pro hujus modi casu, *quoties opus fuerit tenebuntur, et prius examinati fuerint diligenter et approbati
in ipsâ arte, ac ab ipso, vel ejus successoribus in officio, ut est*
dictum, juxta approbationem aliorum chirurgicorum, *vel majoris
partis eorum, ipsius vocantis voce inter alias numeratâ,* licentiam operandi in arte prædictâ meruerint obtinere : *ad quem
ratione sui officii, quod a nobis obtinet, et ad ejus successores in
hujus modi officio habebit licenciæ concessionum, non adalium* vo-
lumus pertinere. *Qui quidem, per eum et ejus successores, modo
præmisso examinati et approbati, antequam* officii sui *adminis-
trationem attingant,* juramentum prestare teneantur coram Præposito Parisiensi nostro, de hujus modi officio fideliter exercendo.
Quod insuper vulneratum quecomque non visitabunt, *seu para-
bunt in locis sacris, seu privilegiatis, nisi solum* in primâ vice, *et
quod statim factâ illâ primâ visitatione, seu paratione, vulnera-
tionem illam Præposito nostro Parisiensi, vel ejus locum tenenti,
seu Auditoribus Casteleti prædicti revelabunt, vel etiam intimabunt.*
Damus *itaque præposito nostro Parisiensi moderno, et aliis qui
protempore fuerint, præsentibus in mandatis, quatenus sub virtute
juramenti quo administrationis suæ ratione seu tenentur, hujus*
modi presens nostrum statuum faciant nunc et aliis, cum expe-
diens fuerit in villâ et vicecomitatu predictis publicari et firmiter
observari, *bannieras que omnium chirurgicorum et chirurgica-
rum prædictorum, non approbatorum et juratorum, ut præmit-
titur, post publicationem hujus* Edicti, *domibus* eorum appositas,
coram domibus ipsorum publice comburi, personas eorum capi,
et in Casteletum nostrum Parisiense conduci...... *Quod ut ra-
tum et stabile permaneat, in futurum præsentes litteras sigilli
nostri fecimus appositione muniri.*

17.

prêter serment devant le Prévôt de Paris. Ils jureront en outre qu'ils ne visiteront qu'une seule fois, pour mettre le premier appareil, tout blessé qui se trouvera en lieu d'asile ou lieu sacré, et qu'une fois cette visite faite, et ces premiers soins donnés ils en donneront avis au Prévôt de Paris, soit à son représentant, soit encore aux auditeurs du Châtelet. Le Prévôt veillera à ce que ces statuts soient fidèlement observés. Il fera brûler les enseignes de tous les chirurgiens non approuvés et il les fera conduire au Châtelet.

N° 3.

Statuts pour la communauté des Barbiers de Paris.
(Charles V, à Paris, décembre 1371.)

Charles etc... scavoir faisons à tous presens et à venir, que oye la supplication des Barbiers de nostre bonne ville de Paris, contenant que comme de si longtemps qu'il n'est mémoire du contraire ils aïent esté en bonne possession et saisine, et soient encores, d'estre gardez et gouvernez, et l'estat du mestier, pour cause du bien d'icellui, par le Maistre Barbier et Varlet de chambre de noz predecesseurs Roys et de Nous, afin que sur icelluy mestier, aucune fraude ou mauvaisté ne fussent comises, pour cause de certains malefices qui sur ce se povoient ou porroient faire...........

(1) *Premièrement*. Que nostre dit premier Barbier et Varlet de chambre est et doit estre garde dudit mestier, comme autrefoiz ; et qu'il fuct institués Lieutenant, auquel l'en doit obéir comme à lui, en tout ce qui audit mestier appartient ou appartiendra.

(2) *Item*. Que aucun Barbier de quelconques condicion, ne doit faire office de Barbier en ladicte ville et banlieue de

Paris, se il n'est essaïez (examiné) par ledit Mestre et les III Jurez en la manière et selon ce qu'il a été accoustumé au temps passé, et est encore de présent.

(3) *Item.* Que aucun Barbier de quelconques condicion et auctorité qu'il soit, ne fasse office dudit mestier, au cas qu'il sera reputé et notoirement diffamé de tenir et avoir été diffamé de B... et M..., auquel cas il en soit toujours privé, sans le ravoir; et oultre que tous ses ostilz soient acquis et confisqués; comme chaises, bacins, rasoirs et autres choses appartenant audit mestier; dont nous devons avoir la moitié, et l'autre au maitre dudit mestier.

(4) *Item.* Qu'ils ne doivent estre si hardiz de faire office de Barbier, sur ladicte paine à Mesel ou à Mesele, (1) en quelconque manière que ce soit.

(5) *Item.* Qu'ils ne doivent faire aux jours defenduz, aucune chose de leur dit mestier ; fors de saingnier et de pugnier, (2) en paine de V sols; c'est assavoir, II sols à Nous, II sols audit Mestre, et XII deniers à la Garde du mestier ; c'est assavoir au Lieutenant.

(6) *Item.* Que aucun Barbier ne doit faire Office ou Ouvre de Barberie, aux V Festes Nostre-Dame, St-Cosme, St-Damien, la Thiphanie, (3) aux III Festes solennelz; et ne doivent pendre Bacins (*qui leur servent d'enseigne*) aux Féeries de Noel, de Pasques et de la Penthecoste sur ladicte painne d'amende de V sols, à estre distribuez, comme dit est. . . . .
. . . .
. . . .

(9) *Item.* Que aucun Barbier ne doit oster ou soustraire à un autre Barbier, son Aprentis ou Varlet, sur ladicte amende de V sols. . . . .

(1) Ladre.
(2) Saigner et purger.
(3) L'Epiphanie.

. . . .

Donné à Paris, au mois de décembre, l'an de grâce mil CCCLXXI, et le VIIIe de nostre Regne... (1)

N° 4.

Lettres qui maintiennent les Barbiers de Paris dans le droit de panser les clous, les bosses, les apostumes, et les playes qui ne sont pas mortelles. (Charles V, au château du Louvre à Paris, le 3 octobre 1372.)

Charles par la grâce de Dieu Roy de France. De la partie des Barbiers demourans en nostre bonne ville et banlieue de Paris, Nous a esté exposé en complaignant, que jasoit ce que eulz et leurs devanciers Barbiers demourans en ycelle ville et banlieue, de la nature et à cause de leur office ou mestier de Barberie, aïent accoustumé de curer et guerir toutes manieres de cloux, de boces et playes ouvertes, en cas de peril et autrement, se les playes ne sont mortelles, toutes les foiz que ilz en sont requis et appelez à ce, et de bailler pour ce aux paciens emplastres, onniement et autres médecines convenables et nécessaires ausdites plaies, cloux et boces, ainsi comme bon leur semble, et de ce ont les diz Barbiers joy et usé paisiblement et sanz empeschement aucun, par tel et si long temps qu'il n'est memoire du contraire; néanmoins les Cirurgiens et Mires Jurez en nostre bonne ville de Paris, soulz umbre de certains privileges que ils se disoient et dient avoir de noz predecesseurs Roys de France sur ce, que aucun ne se puet ne doit mesler ou entremettre en aucune maniere des choses dessus dittes ne du fait de Cirurgie, fors que les

(1) *Ordonnance des Roys de France de la troisième race.* (Paris, imprimerie nationale, 1736.)

diz Jurez tant seulement, qui par la science et art dudit fait
de Cirurgie que ilz ont, pevent et doivent mieulx curer et
guerir toutes manieres de plaies et de maladies, et oster touz
perilz de corps humains, si comme ilz dient, se sont nagaires
efforciez de troubler et empescher les diz Barbiers et chacun
d'eulx, en l'exercice des choses dessus dites, qui est ou grant
prejudice et lesion des diz Barbiers et de leurs successeurs
Barbiers, et aussi contre raison et le bien publique de tous
nos subgiez; attendu que plusieurs poures gens qui à la foiz
ont plusieurs et diverses maladies accidentelles, desquelles
l'en a par usaige et longue experience noctoire congnoissance
de la cure d'icelle, par herbe ou autrement, ne pourroient en
tel cas, ainsi comme ilz font des Barbiers, recouvrer des diz
Mires Jurez qui sont gens de grant estat et de grant sallaire,
et ne les auroient de quoy satisfaire ; et pour ce,........ savoir
faisons à tous presens et avenir, que Nous par le rapport et
advis de nostre Conseil..... avons ordené et declairié, et par
la teneur de ces presentes ordenons et declairons, que les diz
Barbiers et tous leurs successeurs Barbiers demourans en
nostre dite bonne Ville et Banlieue de Paris, et chacun d'eulx,
se ils sont pour ce appelez et requis, puissent doresenavant
bailler et administrer à tous nos subgez, emplastres, ongue-
mens et autres medecines convenables et necessaires pour
guerir et curer toutes manieres de cloux, boces apostumes et
toutes plaies ouvertes, en la mainère que dit est dessus, et
qu'ils ont usé et accoustumé de faire en temps passé, sans ce
qu'ils soient ou puissent estre doresenavant molestez, troublez ou empeschiez en cette partie, par les diz Cirurgiens et
Mires Jurez, ou par vertu de leur dit Privileges, ou autrement,
en aucune maniere. Si donnons en mandement par la teneur
de ces meismes Lettres, à nos amez et feauz noz Genz tenans
nostre present Parlement à Paris, et qui le tiendront en temps
à venir, et à tous nos autres Justiciers et subgiez, ou à leurs
Lieuxtenans, presens et à venir,..... que de nostre presente

grace, Ordenance et declaration, facent et laissent doresenavant à tousjours mais perpetuelment, joyr et user paisiblement les diz Barbiers, demourans en nostre dite bonne Ville
et Banlieue, et chacun d'eulz, sans les troubler ne empescher,
ou souffrir estre troublez ou empeschiez, ou aucun d'eulz, en
aucune manière, au contraire..... Et pour que ce soit ferme
chose et estable à toujours, Nous avons fait mettre nostre scel
à ces Lettres... *Donné en nostre Chastel du Louvre à Paris,
l'an de grâce mil trois cent soixante et douze, et de nostre Regne
le neuvieme...* Par le Roy, J. DE REIMS.

Nᵒ 5.

Ordonnance du Roi Jean, qui permet aux Juifs d'exercer la
    médecine, s'ils sont gradués, et qui les oblige de porter une
    marque sur leurs habits (27 décembre 1362) (1).

Jehan, etc... Au sénéchal de Beaucaire ou à son lieutenant, salut. Pour ce qu'il est venu à notre cognoissance,
que des Juys qui sont demourans à présent en notre royaume,
dont les uns se dient estre phisiciens, et les autres sirreur-
giens, ils se sont entremiz et entremettent de jour en jour de
user entre les Crestiens nos subgiez, tant en pratiquant comme
autrement, des dites sciences de phisique et de sirreurgie, et
icelles exercent et veulent exercer sans ce qu'il soit apparu à
vous ou à autres de noz gens demourans en votre seneschaucie, qu'il soient souffisans et abiles pour lesdites sciences
exercer, ce que par aventure eulx ou aucuns d'eulx ne sont
mie, et ainsi par leur inscience et fole entreprise, grans perilz
et inconveniens irreparables se pourroient ensuir envers les

(1) Isambert. *Recueil général des anciennes lois françaises*
Tome V, page 135.

diz crestiens noz subgiez, se par nous n'y était pourveu de remede.

(1) Nous par deliberacion de notre conseil, avons ordonné et ordonnons par la teneur de ces lettres, que lesdiz Juys ne aucun d'eulx ne soient si hardiz seur quanque il se pucent maffaire envers nous, de exercer, user ne eulx entremettre par quelque moyen que ce soit, desdictes sciences de phisique ne de sirreurgie ne d'aucunes d'icelles, en pratiquant ne au-trement, envers lesdiz crestiens ne aucun d'eux, si ne sont premièrement et avant toute œuvre examinez en la presence de vous ou d'autres de noz gens de votre seneschaucie, par maistres ou autres crestiens expers esdites sciences, et que ce-lui ou ceulx desdiz Juys qui s'en voudra entremettre, soit trouvez abiles et souffisans et convenables pour en user entre lesdiz crestiens.

(2) *Item*. Comme autres foys ait esté ordené que lesdiz Juys auroient et porteroient certain signe apparent, par quoi l'en les peust cognoistre des crestiens, et yceulx Juys ou aucuns d'eulx, si comme nous avons entendu, aient esté et soient re-miz et negligens de les avoir et porter; ou au moins se il le ont porté ou portent, si est de si petite apparence et en tel lieu que à paines le puest l'en cognoistre : nous samblablement avons ordené et ordenons de nouvel, que tous lesdiz Juys qui demeurent et demourront en notre royaume, auront et porte-ront signe notable et apparent, afin que diference soit faite de eulx aux crestiens, et que d'iceulx Juys l'en puisse avoir meil-leure et plus clere cognoissance.

. . . . Si vous mandons et enjoignons estroitement que nos presentes ordenances vous, sens aucun delay, faictes crier et publier ès lieux notables et accoustumez en votre seneschaucie..., sachons que qui fera le contraire, nous le ferons punir tellement que tous autres y pranront exemple.

Donné à Nymes, le vingt septieme jour de decembre, l'an mil troiz cent soixante deux.....

N° 6.

Lettres portant défenses d'exercer la Médecine et la Chirurgie,
a ceux qui n'en seront pas jugez capables. (Charles VI, à
Saint-Germain-en-Laye, le 3 août 1390.)

Charles par la grace de Dieu Roy de France. Au *Prévost*
de *Paris*, à tous nos autres Justiciers ou à leurs Lieuxtenans :
Salut. Il est venu à nostre congnoissance, que plusieurs pra-
triciens tant en médecine comme en cirurgie, et exposent in-
denement à visiter malades, et abusent desdites sciences, en
eulx promettant et acertenant les garir et curer de leurs maladies, et de eulx faire chose laquelle ils ne sauroient ne
pourroient, et contre les termes de la vérité desdites sciences
dont plusieurs périlz et inconvénients se sont et pourroient
p'us grans ensuir, si pourveu n'y estoit : pourquoy Nous qui
ne vouldrions telz choses dissimuler ne souffrir, vous mandons en commectant, se besoin est, et à chacun de vous, si
comme à lui appartendra, que sur ce vous informez diligem-
ment, et à ceulz que vous trouverez non expers et insouffi-
sans à pratiquier esdictes sciences, défendez sur telles paines
qu'il vous semblera à faire de raison, que en aucune manière
ilz ne exercent la pratique desdictes sciences ; et au cas que
aucun non maistrisé ès sciences dessus dictes, vouldroient
dire et maintenir soy estre souffisant pour ladicte science
exercer, Nous ne voulons que aucunement il y soit receu,
jusques ad ce qu'il vous appere qu'il soit examiné et trouvé
souffisant par ceux à qui il appartient. *Donné* à Saint Germain en Laye, *le troisième jour d'aoust, l'an de grâce mil
trois cens quatre-vins et dix et le dixième de notre règne.* Ainsi
signées. Par le Roy et son Conseil. *L. Blanchet.*

.... Collation faite à l'original scellé en cire jaune et à
simple queue, qui fu rendu au Doyen de la Faculté de Médecine nommé *M° Thomas Blanche Chapo.* I. Le Bègue.

N° 7.

Contract passé entre les Docteurs de la Faculté de médecine de
Paris : Et les Maistres Barbiers Chirurgiens de ladite ville.

A tous ceux qui ces présentes lettres verront : Jacques de
Touteville, Chevalier, Sieur de Beine, et de Blainneville, baron d'Ivry et de Saucet, Audry en la Marche, Conseiller, Cham-
bellan du Roy nostre Sire, et garde de la Prévosté de Paris,
salut. Sçavoir faisons que par devant Jacques de Costes, et
Jean de Calais le jeune, Notaires Jurez du Roy nostre Sire, de
par luy establis en son chastelet de Paris : furent présents
en leurs personnes Gérard Rougiault, Maistre Barbier à Paris,
en son nom et comme Lieutenant de noble homme Oudin de
Mondoucet, premier Barbier du Roy nostre Sire, Maistre et
Garde des Chartres du mestier de Barbier à Paris ; Pierre Cerisay, Jean Lozenge, Guillaume Alant et Jean le Fébure, Jurez
et Gardes dudit mestier de Barbier à Paris, tant en leurs
noms, comme stipulans pour les autres Maistres Barbiers de
cette ville de Paris, etc... et honorable homme et sage
Maistre Jean Avis, natif de la ville de Beauvais, Docteur
Régent en la Faculté de Médecine et l'Université de Paris, et
Doyen d'icelle faculté, aussi tant en son nom, que comme
stipulant pour les autres Maistres Docteurs et Régents en ladite faculté de médecine... Disans lesdites parties mesmement
ledit Gérard Rougiault audit nom qu'ils auoient, et ont
baillé requête pour et et au nom d'iceluy mestier, à Messeigneurs les Doyen, Maistres Docteurs Régens en la Faculté de
Médecine à Paris, de laquelle la teneur s'ensuit.

A Messeigneurs les Doyens, Maistres Docteurs Régents...
Supplient humblement les Maistres Barbiers Jurez de la ville
de Paris, comme depuis certains temps en ça désirans par
vous l'utilité et bien de la chose publique, il vous ayt plu
de vos benignes grâces ordonner et députer aucuns Maistres
Docteurs de ladite faculté, pour exposer, lire et déclarer l'art
et science de chirurgie aux dits suppliants, en telle façon et
manière qu'un chacun desdits suppliants le puisse entendre,
et y profiter; et...

.... *Ce considéré*, etc... *Premièrement*, des maintenant à toujours jureront estre vrays escoliers et disciples de ladite Faculté : honneur et réverance porteront à icelle, et continue-
ront les leçons des Maistres lisans comme vrays escoliers
suivant la doctrine des Maistres doit et est tenue faire. *Item*,
et pour approbation de ce que dit est, seront tenus et offrent
iceux supplians eux faire inscrire chacun an par le Doyen,
comme les austres escoliers d'icelle faculté, et chacun d'iceux
pour son inscription payera deux sols parisis. *Item*, jureront
de non jamais administrer médecine laxative ou altérative,
comme doses, syrops et autres médecines, ains seulement
ordonneront ce qui appartient à leurs opérations de chirurgie mauelle ; mais quand sera question de médecine, auront
recours à un des Maistres de ladite Faculté ou approuvé par
icelle. *Item* qu'aux examens qui se feront désormais de ceux
qui voudront parvenir à maistrise du dit mestier, il y ait et
soient appelez deux Docteurs d'icelle Faculté, deputez par
icelle, lesquels après la délibération desdits maistres barbiers
conclueront de la suffisance ou insuffisance dudit examiné, et
pour leur dite assistance auront chacun demy-escu pour leurs
salaires. *Item*, chacun maistre barbier qui sera dorénavant
nouveau passé donnera à ladite Faculté pour entretenir les
Messes et services d'icelles, et lesdites lectures, deux escus
d'or. *Item*, jureront de non jamais prattiquer ledit art de chirurgie, comme saignées et autres, avec aucun Médecin, ou

autres personnes usans dudit art et science de médecine, s'i
n'est Docteur de ladite Faculté, licencié, ou approuvé par
icelle. *Item*, après que ledit disciple examiné sera trouvé suffisant, sera tenu jurer et faire serment de ce que dit est, en la
main desdits Maistres Docteurs de ladite faculté, qui seront
auxdits examens, présents les Lieutenants, Jurez et Communauté dudit mestier... *Item*, toutes les choses des susdites
promettent, jurent garder, entretenir et observer sous les conditions dessus déclarées : Supplians à ladite faculté les recevoir, et admettre à ce que dit est... Surquoy ledit Maistre
Jean Avis, Doyen, promit auxdits dessus dits faire son rapport desdites promesses, et rencontrer à mesdits Seigneurs les
Maistres Docteurs de ladite faculté la bonne affection que les
dessus nomméz avaient de parvenir à ladite science, et que
dedans le Samedy dixiesme jour dudit mois, il les ferait
assembler en l'Eglise Monsieur Sainct Yve, au lieu où l'on a
accoutumé tenir et faire les congrégations de la dite faculté
et qu'à ce jour lesdits maistres jurez dudit mestier, et autres
avec lesdits Notaires comparussent, et fussent présents en ladite Eglise, heure de sept heures du matin, pour et afin
d'ouyr et sçavoir la délibération qui de ce seroit foite par
mesdits Sieurs de ladite faculté : Auquel jour de samedy
comparurent en icelle Eglise, au lieu et place où lesdits
Maistres Docteurs Régens de ladite faculté avoient et ont ac-
coutumés tenir et faire leurs congrégations, iceux Notaires
avec lesdits Pierre Cerisay, Jean Lozenge, Pierre de Montmo-
ret et Henri la Ruche, tous maistres dudit mestier, eux stipulans et partans forts en cette partie pour tous les autres
maistres dudit mertier, où illec estoient en leurs personnes
honorables hommes et sages Maistres Richard Helain, Thierry
le Cirier, Michel de Creil, Martin Bouvot, Jean Berthou,
Robert le Massurier, Jean Avis Doyen..., tous Docteurs Régents de ladite faculté de médecine, faisans et representans la
plus grande et saine partie de tous lesdits Docteurs Régents de

la faculté de l'Université de Paris... leur fut référé et fait lecture de tout ce que cy dessus est escrit. Ce fait, lesdits maistres docteurs Régents... par ces présentes octroyent et accordent ausdits maistres barbiers de la ville de Paris dessus nommez, et ceux dont ils se sont faits et portez forts, leurs successeurs maistrss barbiers d'icelle ville de Paris, au temps advenir, leur dites requeste et articles dessus décrits, par la manière et ainsi qu'ils s'ensuivent. *C'est à sçavoir*, que pour le bien et utilité de la chose publique... dès à présent permettent à un chacun Maistres Docteurs Régents en la faculté de médecine en l'Université de Paris, lire et exposer l'art et science de chirurgie ausdits maistres barbiers de la ville de Paris, et icelles lectures continuer de manière que chacun desdits écoutans les puisse entendre et y profiter. *Item*, et outre ont promis, et par ces presentes promettent auxdits maistres barbiers de pratiquer avec eux ledit art de chirurgie, et comme leurs disciples et escoliers. *Item*, promettent et ont promis encore de leur communiquer, et faire exposer les Anatomies, sans les pouvoir, ne faire expulser, ne mettre hors des lieux où se feront lesdites expositions, en payant les droits pour ce deuz, cy-dessus spécifiez. *Item*, et où lesdits maistres barbiers dessus-nommez, leurs dits successeurs maistres barbiers, ou les aucuns d'eux en ce faisant estaient troublés ou qu'ils leur fust donné aucun trouble ou empeschement par quelques personnes que ce fust : en ce cas, iceux Maistres Docteurs Régents de ladite faculté de médecine leurs successeurs, Doyens et Docteurs seront tenus, promettent et gaigent audit nom prendre le faict... Lesquels articles, accords promesses, gaigeries, et autres choses dessus dites, et en ces présentes lettres, contenues et escrites lesdites parties esdits noms et qualitez, et pour tout ce qui leur touche et peut toucher, promirent, promettent par leur foy et serment pour ce par elles et chacune d'elles données et baillées corporellement ès mains desdits notaires, comme en la nostre souveraine pour le Roy nostre Sire, avoir et tenir pour bien agréable, ferme, stable à toujours, sans jamais à nul jour aucunement contrevenir, fust ou soit par voye d'erreur, d'ignorance de decevance, ne aucunement comment que ce soit ou puisse estre... En tesmoin de ce nous à la relation desdits notaires avons mis le scel de la Prévosté de Paris à ces présentes lettres... Ce fut fait et passé, c'est à sçavoir par lesdits Lieutenant, Jurez et Maistres Barbiers, le mercredy septiesme, par lesdits Doyen et Docteurs le samedi dixiesme jour du mois de janvier, l'an de grace mil cinq cent et cinq Multiplié. *Sic signatum*, Jean de Calais, et de Costes, et scellée.

N° 8.

Requête présentée par les Maitres-Chirurgiens-Barbiers à la Faculté de médecine de Paris, assemblée du 14 décembre 1588, et Réponse de la Faculté à cette requête.

A Messieurs les Doyens et Docteurs Régents

De la Faculté de Médecine en l'Université de Paris.

« Supplient humblement les Maîtres Chirurgiens de cette ville de Paris : Comme depuis huit jours ils ayent été offensés à tort et sans cause, tant par proclamations et libelles diffamatoires, par ceux qui se disent seuls Chirurgiens à titres injustes, qui fait qu'ils ont délibéré de les mettre en procès et rembarrer leur audace et présomptions pour se maintenir en leurs anciens privilèges et soumissions qu'ils ont toujours faits à la Faculté, comme leurs Écoliers bien affectionnés, ce que n'ont fait les autres, ains se sont toujours bandés contre lad.te Faculté ; qu'il plaise à la dite Faculté les prendre en sa protection, reconnoitre comme leurs disciples et ministres en la Chirurgie, de leur donner adjonction à cette cause tant juste, à leurs frais et dépens, pour les défendre à l'encontre de telle audace qui est au préjudice du Public. »

RÉPONSE DE LA FACULTÉ (1).

« Laquelle requête ayant été lue et relue à plusieurs reprises, et pesée mûrement, la demande des Maistres Barbiers Chirurgiens, parut à tous les Médecins, dont l'assemblée était très nombreuse, juste, équitable, et conforme aux plus anciennes Loix, et au Décret de la Faculté. Ils promirent tous d'un consentement unanime de se joindre avec eux dans leur procès ; et de plus la Faculté certifia et certifie que les Maistres Barbiers-Chirurgiens sont des disciples et ministres fidèles dans l'exercice de la chirurgie, qu'ils reçoivent et

(1) Quœ formulâ sœpius lectâ et diligenter expensâ, visa est toti medicorum ordini frequentissimo æqua et justa et antiquissimis Legibus et Decretis valdè consentanea magistrorum Tonsorum-Chirurgicorum petitio

Pollicitusque est universus ordo, nullo omnino reclamante, se in eam causam descensurum, quin etiam incredibili omnium Doctorum consensu Facultas testata est et testatur Magistros Tonsores-Chirugicos suos esse discipulos et fideles in chirurgia ministros; totam chirurgiam à Doctoribus medicis ediscere et accipere, publicè in Scholis corpora humana artificiose secare, secta ostendere, imperantibus et præsentibus medicis omnes actiones chirurigas feliciter exercere... Denique verè chirurgicos esse quôd omnes manùs operationes magnâ medicorum approbatione exerceant. Proinde eas Facultas, cum rem ipsam, id est chirurgiam habeant, nomine chirurgiorum et insignibus dignissimos judicavit. Datum, 14 décemb. ann. 158 ?.

Quam conclusionem seu Facultatis placitum ex consensu et jussu Facultatis dedi Magistris Tonsoribus-Chirurgis. *Marescot.*

apprennent toute la Chirurgie des Docteurs de la Faculté, qu'ils dissèquent avec dextérité les cadavres dans nos Écoles, et en démontrent exactement les parties, qu'ils font heureusement toutes les opérations de la Chirurgie en présence et par les ordres des médecins.. enfin qu'ils sont vraiment Chirurgiens, puisqu'ils exercent au grand soulagement des malades, et d'une manière à mériter l'approbation des Médecins, toutes les grandes opérations. Par conséquent la Faculté convaincue qu'ils possèdent la chose même, c'est-à-dire l'exercice de la chirurgie, les a jugés dignes du nom et des prérogatives des chirurgiens. Donné le 14 Décembre 1588.

Laquelle Conclusion ou Décret de la Faculté, j'ai délivré du consentement et par l'ordre de la Faculté aux Maîtres Barbiers-Chirurgiens.

MARESCOT.

N° 9.

Requête présentée à la Faculté de médecine de Paris, le 14 août 1655 par les Chirurgiens-Barbiers et les Chirurgiens de Saint-Come, demandant leur union.

A MESSIEURS LES DOYENS ET DOCTEURS RÉGENTS

De la Faculté de Médecine de Paris.

Les maîtres Chirurgiens-Jurés, et les maîtres Barbiers-Chirurgiens de la ville de Paris, disent et remontrent à ladite faculté, que pour raison de certaine distinction et séparation qui est entre lesdites communautés, ils ont depuis plusieurs années souffert de grands procès et litiges les uns contre les autres, qui sont toujours demeurés indécis en la Cour du Parlement, ce qui les consomme en de grans frais à la ruine de l'une et l'autre communauté, laquelle divison apporte de grands désordres au fait de police de la chirurgie au grand détriment du public. Ce qui auroit souvent meu Messieurs les Magistrats et notables Personnes de l'Etat, d'exciter l'une et l'autre Communauté de s'unir et accomoder pour vivre en bonne paix et concorde, et unis, exercer leur profession avec la plus grande perfection. Ces persuasions ont porté les deux communautés de faire diverses conférences ; et de s'assembler chacune d'elles, et de délibérer sur l'utilité de cette union proposée ; esquelles à la pluralité des suffrages de chacune desdites Compagnies a été trouvé bon d'entendre à ladite union pour terminer tous lesdits débats et procès, querelles et divisions, et pour la plus grande gloire de Dieu, l'utilité publique et particulière, et l'amour du prochain ; ce qu'ils n'auroient voulu achever ni même poursuivre, sans en donner avis à la Faculté, et avoir son consentement, conseil, protection, confort et aide.

Ce considéré, Messieurs, et que c'est une œuvre de charité d'accorder deux corps divisés et en procez et que cela va à la gloire de Dieu, l'utilité des sujets du Roi, et au bien particulier d'un chacun, il vous plaît avoir agréable ladite union et jonction desdites communautés, leur donner votre aveu consentement, protection, conseil, confort et aide, et les défendre contre et envers tout en tant qu'à vous est et faire le pourrez. Promettant lesdites deux Communautés de leur part vous reconnoitre toujours comme Maitres et supérieurs en la Médecine, suivre vos conseils et ordonnance comme étant vos écoliers et disciples, et vous rendre les devoirs qui vous sont dus ainsi qu'ils ont toujours fait, et donner tout le contentement et satisfaction que vous pouvez raisonnablement espérer desdites communautés étant unies. Et ont signé pour les chirurgiens-jurés.

I HOULIER, *prévôt.*
PIETRE.

GIGOT, *chirurgien-juré, député.*
BESNARD, *chirurgien-juré, député.*
AUBIN, *chirurgien-juré, député.*

Et pour les chirurgiens-barbiers.

DAVID, *juré-garde.*
RENÉ CORBEAU, *juré.*
LE FEVRE, *juré-garde.*
FREMYN, *juré-garde* (1).

N° 10.

Juramenta Chirurgicorum.

Primò jurabitis quod parebitis Decano et Facultati in omnibus licitis et honestis, et quod honorem et reverentiam exhibebitis Magistris Facultatis sicut scolastici suis Præceptoribus tenentur obedire.

Item, quod secreta Facultatis, si ipsa sciveritis, nulli revelabitis : et quod, si sciveritis aliquid parari contra Facultatem illud Facultati revelabitis.

Item, quod viriliter proceditis contra illicitè practicantes, et facultatem totis viribus in hoc adjuvabitis, et reputat Facultas omnes illicitè practicantes qui non sunt per eam approbati.

Item, quod non practicabitis Parisiis, neque suburbiis cum aliquo Medico, nisi sit Magister aut Licentiatus in Facultati Universitatis Parisiensis, aut per Facultatem approbatus.

(1) Extrait d'un opuscule intitulé : *Nouvelles réflexions sur la déclaration du 23 avril 1743, concernant la Communauté des maîtres chirurgiens jurés de Paris.* (Vol. 14 des registres de la Faculté de Paris.)

Item. quod non administrabitis Parisiis, neque in suburbiis aliquò, medicinam laxativam, aut alterativam aut confortativam : sed tantum ordinabitis ea quæ spectant ad operationem manualem chirurgiæ.

N° 11.

Arrest d'audience du Parlement confirmatif de l'Union des Chirurgiens Jurez et Barbiers-Chirurgiens, à la charge de soubmission à la Faculté de médecine, avec défenses de prendre qualité de Bacheliers, Licenciés, Docteurs et Collège : faire Lectures ny actes publics : porter Robes ny Bonnets, prononcé le septième Febvrier 1660 (1).

Entre les Doyens, et Docteurs régents de la Faculté de médecine en l'université de Paris, demandeurs en requeste par eux présentée à la Cour le premier febvrier 1657, tendant à ce qu'ils fussent receus opposants tant à l'exécution des Lettres patentes du mois de mars 1656, contenant l'homologation du contract du premier octobre audit an, passé entre les Chirurgiens Jurez, et Barbiers-Chirurgiens pour l'union des deux Corps de Chirurgie, qu'à l'exécution de l'arrest de vérification desdites Lettres faites sans les ouyr ny appeler, le 7 septembre 1656 et faisant droict sur leur opposition. Que lesdits chirurgiens-jurez et barbiers-chirurgiens seroient deboutez de l'enthérimement desdites lettres : et l'union faite entre eux par ledit contract du premier octobre 1655, déclarée nul et de nulle effect, sinon à la charge que les anciens concordats faicts entre ladite Faculté de médecine et lesdits barbiers-chirurgiens des 10 janvier 1505, 11 mars 1577 et 27 juin 1644, seront exécutez selon leur forme et

(1) A Paris, chez François Muguet,... (M.DC.LX.)

teneur par l'une et l'autre des Compagnies, lesquelles seront tenues de bailler leur mémoire à ladite Faculté pour leur estre par elle prescrits tels statuts qu'elle advisera pour le bien du pnblic, et qu'à la réception des Aspirants à l'advenir, il en sera usé comme par le passé par les barbiers et chirurgiens, lesquels lesdits aspirants ne pourront porter robes, bonnets ny autres ornements que ceulx qu'ils ont accoutumé. Et encore demandeurs en autre requeste du 5 aoust 1659, tendants à ce que... défenses fussent pareillement faictes aux dits chirurgiens aspirants de publier ny soustenir aucunes thèses dans la chambre de sainct Cosme ny ailleurs, donner ny recevoir le Bonnet, lire ny professer, conformément aux statuts de la Faculté de médecine, arrests du... etc... etc... Et demandeurs en autre requeste du 15 décembre audit an, tendant à ce que ladite Faculté demeureroit définitivement maintenue et gardée aux droicts de supériorité sur les chirurgiens et iceux condamnez à satisfaire aux droits et devoirs par eux deubs tels et en telle forme qu'ils étaient accoutumez par les barbiers.chirurgiens avant l'union, porter honneur et respect à la Faculté et aux Docteurs Régents d'icelle, et leur obéir comme escholiers et disciples à leurs maistres, défense à eux d'excéder les termes de leur art, ordonner, lire, professer ny graduer, soustenir thèses, ny donner le bonnet, prendre la qualité de bachelier ny licentié, d'eschole ny college, mais seulement communauté des maistres barbiers-chirurgiens e chirurgiens jurez, ny de qualifier le lieu de leur assemblée autrement que de chambre de juridiction, le tout à peine de prison. Et que les thèses par eux faictes et imprimées et soustenues demeureroient supprimées, d'une part. Et le maistres chirurgiens jurez et barbiers-chirurgiens de cette ville de Paris defendeurs et intimez, d'autre part... Et entre Jacques le Laige, Pierre Cresse, etc... et autres maistres barbiers-chirurgiens à Paris.. Et entre le Recteur de l'Uni-versité de Paris demandeur en requeste à ce qu'il fut receu partie intervenante en ladite instance... Et encore entre Jean Robin soy disant doyen, et Philippes Hebert, sous-doyen. Remy Lanier, Mathieu Sequenille, Pierre Brayé, Pierre de Leurye, Simon le Fillastre, François de Leurye, Pierre Olivier et Claude Bonhomme, soy-disans bacheliers, maistres et arts et chirurgiens jurés de l'Université de Paris, demandeurs en requeste du 20 janvier 1660 à ce qu'ils fussent receus parties intervenantes, en l'instance d'opposition et d'appel d'entre ladite Faculté de médecine de Paris... (*Après avoir entendu*) *Chenuot* pour les Doyen et Docteurs Régents..., *Mareschaux* pour l'Université... *Pucelle* pour les Intimez et deffendeurs..., *Danez* pour Robin, Hébert et consorts, tous maistres ès arts et chirurgiens jurez de longue robe..., *De Lenglet* Recteur de l'Université..., *Talon* pour le Procureur Général du Roy... LA COUR *a mis et met* l'appellation et ce dont a esté appelé au néant; émendant, sans s'arrester à l'intervention des parties de Danez, sur l'opposition les parties hors de Cour et de procez, à la charge que les deux communautez des chirurgiens et barbiers unies, demeureront soubmises à la Faculté de médecine suivant les contracts des années mil cinq cent soixante et dix-sept et six cent quarante-quatre. Et faisant droict sur la requeste des parties de Chenuot, ayant égard à l'intervention du Recteur l'Université faict inhibitions et défenses auxdits chirurgiens barbiers de prendre la qualité de bacheliers, licentiez, docteurs et collège, mais seulement celle d'aspirants. maistres et communauté, comme aussi leur faict défenses de faire aucune lecture et actes publics : et pourront seulement faire des exercices particuliers pour l'examen des aspirants, mesmes des démonstrations anatomiques à portes ouvertes, suivant la Sentence du Prévost de Paris du septième novembre mil six cent douze; sans que pas un desdits chirurgiens barbiers puisse porter la Robe et le Bonnet que ceux qui ont esté et seront receus Maistres-ès-Arts : Et néanmoins pourront ceulx qui ont

esté receus avec la Robe et le Bonnet jusques à ce jour les
porter pendant leur vie. sans dépens. Faict en Parlement le
septième jour de febvrier mil six cent soixante. Signé *Du
Tillet*.

N° 12.

Extrait de la « Déclaration du Roy, concernant la communauté
des M⁏ Chirurgiens de la Ville de Paris », donnée à Versailles
le 28 août 1743.

« *Louis* par la grace de Dieu Roi de France et de Navarre :
A tous ceux qui ces présentes Lettres verront, *Salut*. Le désir
de faire fleurir de plus en plus dans notre Royaume les Arts
et les Sciences, et l'affection paternelle que Nous avons pour
nos Sujets, Nous ont déjà portés à autoriser les moyens qui
Nous ont été proposés pour perfectionner un Art aussi nécessaire que celui de la Chirurgie. C'est dans cette vue, que
l'Ecole de Chirurgie qui est établie dans notre bonne Ville de
Paris, ayant mérité depuis long-tems, par l'habileté et la réputation de ceux qui en sont sortis, d'être considérée comme
l'Ecole presque universelle de notre Royaume, Nous y avons
établi à nos dépens, par nos Lettres patentes en forme d'Edit,
du mois de Septembre 1724, enregistrées en notre Cour de
Parlement, cinq Démonstrateurs Royaux des différentes parties de la Chirurgie, sur la présentation qui nous en serait
faite par notre premier Chirurgien ; et nous sçavons que le
désir de se rendre toujours de plus en plus utiles au public,
a inspiré aux plus célèbres Chirurgiens de la même Ecole, le
dessein de rassembler les différentes observations et les découvertes que l'exercice de leur Profession les met à portée
de faire. pour en former un Recueil, dont le premier essai
vient d'être donné au public ; mais quelque secours que les

jeunes élèves qui se destinent à l'Etude et à la pratique de la Chirurgie, puissent trouver dans cet ouvrage, il Nous a été représenté qu'il étoit encore plus important d'exiger de ces Elèves, que, par la connoissance de la Langue Latine, et l'étude de la Philosophie, ils se missent en état d'entrer dans les Ecoles avec la préparation nécessaire pour pouvoir profiter pleinement des instructions qu'ils y reçoivent ; que Nous ne ferions par là que rappeler la Chirurgie de Paris à son ancien état, dans lequel tous les Chirurgiens de Saint-Côme qu'on nommait aussi Chirurgiens de Robe-longue, étoient gens de Lettres ; que suivant leurs statuts, ils devaient sçavoir la langue Latine et subir des examens sur des matières de Phisique, outre qu'ils étoient presque tous Maîtres-ès-Arts ; que d'ailleurs, ils avoient introduit parmi eux différents grades de Littérature, à l'imitation des degrés qui étoient établis dans les Facultés Supérieures du Royaume, et que les Rois nos prédécesseurs voulant favoriser une émulation utile au public, leur avaient accordé des Privilèges, et des Titres d'honneur relatifs à ces exercices littéraires, comme il paraît plus particulièrement par les Lettres Patentes des Rois Louis XIII, et Louis XIV des mois de Juillet 1611, et Janvier 1644, enregistrées en notre Cour de Parlement, et qui rappellent un grand nombre d'autres Lettres Patentes et Ordonnances plus anciennes ; que la Chirurgie y est reconnue pour un Art sçavant, pour une vraye science qui méritoit par sa nature, autant que par son utilité les distinctions les plus honorables :......... mais que les Chirurgiens de Robe-longue qui en avoient été l'objet, ayant eu la facilité de recevoir parmi eux, suivant des Lettres patentes du mois de Mars 1656, enregistrées en notredite Cour de Parlement, un corps entier de Sujets illitérés, qui n'avaient pour partage que l'exercice de la Barberie, et l'usage de quelques pansements aisés à mettre en pratique, l'Ecole de Chirurgie s'avilit bientôt par le mélange d'une profession inférieure............. A *ces causes* et autres considérations à ce Nous mouvantes, de l'avis de notre Conseil et de notre certaine Science,.... Voulons et Nous plait ce qui suit :

Art. 1ᵉʳ. — Aucun de ceux qui se destinent à la Profession de la Chirurgie, ne pourra à l'avenir, et à compter du jour de l'enregistrement de notre présente Déclaration, être reçu Maître en Chirurgie pour l'exercer dans notre bonne Ville et Fauxbourgs de Paris, s'il n'a obtenu le grade de Maître ès Arts dans quelqu'une des Universités approuvées de notre Royaume.......

Art. 3. — Voulons que tous ceux qui auront été reçus Maîtres Chirurgiens pour en faire la fonction dans la Ville et Fauxbourgs de Paris, soient tenus de l'exercer sans mélange d'aucun Art ; au moyen de quoi ils jouiront des mêmes droits, honneurs et privilèges dont les Chirurgiens de Saint-Come étoient en possession avant l'union du corps des Barbiers à celui desdits Chirurgiens, ordonnée par Lettres Patentes du mois de Mars 1656.

Art. 4. — Après que la Profession des Barbiers-Chirurgiens aura été ainsi totalement éteinte, Ordonnons que l'exercice de la Barberie appartienne exclusivement à la Communauté des Maîtres Barbiers-Peruquiers-Baigneurs-Etuvistes établie dans notredite Ville et Fauxbourgs de Paris, lesquels ne pourront exercer aucune partie de la Chirurgie, à peine de privation de leurs charges et de telle amende qu'il appartiendra.

Art. 5. — Confirmons au surplus et maintenons notre premier Chirurgien et son Lieutenant en la Chirurgie, dans la possession et jouissance de tous les droits, prééminences, prérogatives, fonctions et privilèges attachés à la charge, en ce qui concerne l'Art de la Chirurgie et ses dépendances, dont notredit premier Chirurgien demeurera le chef ainsi que par le passé. Voulons aussi que notredit premier Chirurgien continue de jouir de tous les droits, fonctions, prérogatives et privilèges dont il est en possession, en ce qui regarde l'exercice de la Barberie et la profession de Peruquier-Baigneur-Etuviste, et sous ce titre d'Inspecteur et Directeur Général par Nous commis : lui enjoignons de veiller à ce qu'aucun desdits corps n'entreprenne sur l'autre.

ART. 6. — Dérogeons à tous édits, Déclarations, Lettres Patentes, Statuts et Règlements contraires à notre présente Déclaration, notamment auxdites Lettres Patentes du mois de Mars 1656, voulans que le Contrat d'union du premier Octobre 1655, les Délibérations et autres actes passés en conséquence, soient et demeurent comme non avenus.......... *Si donnons en mandement*....... à Versailles le vingt troisième jour d'Avril, l'an de grace mil sept cent quarante trois, et de notre Regne le vingt-huitième. — Signé, *Louis.*

N° 13.

Les différentes *pièces justificatives* que nous avons réunies jusqu'ici concernent particulièrement la Faculté de Médecine de Paris. — Mais, ainsi que nous l'avons fait remarquer dans le volume, il ne faudrait pas croire cependant que les médecins de la Faculté de Médecine de Paris fussent les seuls à avoir des contestations avec les chirurgiens ou avec les barbiers.

Des scènes du même genre se renouvelèrent un peu partout.

Nous avons déjà parlé de la querelle qui éclata entre les médecins et les apothicaires de Londres. — Des disputes, analogues à celles qui s'élevèrent entre les médecins et les chirurgiens de Paris, divisèrent également, en maintes circonstances, les médecins et les chirurgiens anglais. — Nous signalerons, par exemple, le différent qui se produisit entre eux, le jour où les médecins du Collège de Londres refusèrent toute consultation avec les chirurgiens, et voulurent empêcher ces derniers d'administrer aucun médicament (1).

Il en fut de même aussi dans les diverses grandes villes de France, notamment: à Rouen, à Orléans, à Dijon, à Lyon, à Montpellier, à Lille, etc...

On comprendra que, de peur d'être entraîné beaucoup trop loin, nous n'entrions dans aucun détail sur ces querelles entre corporations, querelles toujours identiques dans le fond. Aussi nous bornerons-nous seulement à donner ici, à titre de preuves, quelques indications bibliographiques. — On pourra donc consulter à ce sujet :

Avis au public sur les différends suscités aux médecins de la ville de Rouen par les apothicaires et les chirurgiens, où il est représenté comme l'on peut et doit faire charitablement la médecine. (Rouen, J. Besongue, 1656.)

Le Collège des médecins de Rouen, ou Documents pour servir à l'histoire des institutions médicales en Normandie, par Avenel. (Rouen, 1847.)

—

Lettre en forme d'advis à Mr Brunyer sur le différant qui est entre lui et les médecins d'Orléans. (1602.)

—

Plaidoié fait au Parlement de Bourgogne sur le règlement des médecins, chirurgiens et apothicaires touchant l'exercice de leur art et profession. (Dijon, Maussant, 1605.)

—

(1) *The Surgeon's Case.*

Jugement du public sur le démêlé des médecins et chirurgiens de Lyon. (Janvier 1741. In-4°. — Pièce de la Bibliothèque nationale.)

Mémoire pour les Docteurs Médecins collégiés à Lyon, contre les Chirurgiens de la même ville, et notamment contre ceux qui sont accusés d'avoir exercé la médecine au grand préjudice du public. (1749, Lyon, J.-J. Barbier.)

—

Mémoire au Roi pour les Conseillers et Médecins de Sa Majesté, Chancelier, Doyen et Professeurs en l'Université de médecine de Montpellier, et pour le corps des Docteurs en ladite Université, contre les Maîtres Chirurgiens de cette ville. (1749.)

—

Réflexions pour les Maîtres Chirurgiens de la ville de Lille, concernant le droit que quelques médecins de la même ville leur disputent d'examiner les lithotomistes, sages-femmes, oculistes et autres opérateurs..., par devant MM. du Magistrat de la ville de Lille (signé : M° Wartel, avocat). — (17 février 1755. = Catal. de la Bibliothèque nationale.)

N° 14.

Note sur les démêlés des médecins de la Faculté de Médecine de Paris avec les médecins des autres Facultés, particulièrement ceux de la Faculté de Montpellier, et parmi eux, Théophraste Renaudot.

Forte de ses privilèges, consacrés par plusieurs ordonnances royales, la Faculté de Médecine de Paris avait toujours veillé, avec le plus grand soin, à ce que personne n'exerçât la médecine dans la ville et dans les faubourgs de Paris, sans être muni des grades de licencié ou de docteur.

Ainsi avait-elle, maintes et maintes fois, poursuivi devant le Parlement et fait condamner par celui-ci, bon nombre d'empiriques, guérisseurs ou charlatans qui, sans titre aucun, soignaient les malades, administraient des drogues : par exemple, Jean Thibaut, en 1535 ; Roch Baillif (1), en 1575 ; Pompée de Sçavant, en 1579 ; de Lastre, en 1607 ; etc. etc...

En cela, à vrai dire, la Faculté n'aurait pu être blâmée.

Mais, portant ses prétentions bien plus loin encore, elle avait voulu aussi ranger dans la catégorie des empiriques dépourvus de titres, les médecins qui, ayant reçu leurs grades dans d'autres Facultés de France, désiraient exercer leur art à Paris.

---

(1) Ce Roch Baillif, dit de la Rivière, moitié alchimiste, moitié empirique, était aussi l'astrologue du roi Henri III. — Il avait même poussé l'audace jusqu'à se dire « médecin ordinaire du roi », bien qu'il n'ait jamais eu aucun grade en médecine. — Il jouissait, dans le public, d'une très grande renommée « On raconte sur Baillif, écrit M. Chéreau, un fait assez singulier, lequel démontre que ce charlatan, ou était doué d'une forte dose de philosophie, ou bien avait le cerveau quelque peu détraqué. — Lorsqu'il se sentit près de la tombe, il fit venir tous ses serviteurs l'un après l'autre, et dit à l'un : — « Tiens, voilà deux-cents écus que je te donne. Va-t-en et que je ne te voie jamais. » — Il donna sa vaisselle d'argent à un autre. Il distribua ainsi tous ses meubles, avec la même condition que chacun sortirait à l'instant de sa maison. Enfin, il se trouva seul, et il ne lui resta que le lit où il était couché. Quelques médecins vinrent le voir pour savoir de ses nouvelles et pour continuer à le soigner dans sa maladie. Il les pria d'appeler ses gens ; ceux-ci répondirent qu'ils avaient trouvé la porte ouverte et qu'ils n'avaient rencontré aucun domestique. La Rivière leur dit alors : — « Adieu, messieurs ; il est donc temps que je m'en aille aussi, puisque mon bagage est parti. » Et il mourut bientôt après... »

Le cas avait été prévu, d'ailleurs, dans les Statuts de la Faculté. Voici, en effet, comment était conçu l'article LIX de ces statuts : (1)

« Nullus Lutetiæ medicinam faciat, nisi in hac medicorum » Scholâ, Licentiatum aut Doctoratum assecutus, aut in Do - » mesticorum Regiorum album inter Medicos Regios relatus » sit, Regique Christianissimo reipsâ inserviat : ita ut ne Bac- » calaureis quidem hujus Facultatis liceat in urbe, aut subur- » biis sinè Doctore Medicinam exercere : Cœteri illicitè Me- » dicinam facientes reprobentur. »

Cet article, on le voit, était très c'air. Il renfermait cependant une exception en faveur des médecins du Roi. Souvent, en effet, il avait plu aux Rois de France d'attacher à leur personne des médecins appartenant à d'autres Facultés que celle de Paris ; des médecins de Montpellier, notamment.

Dans le contrat de 1505, d'autre part, la Faculté de Paris avait fait prendre aux Barbiers-Chirurgiens l'engagement de ne pratiquer « l'art de chirurgie, comme saignées et autres, avec aucuns médecins ou autres personnes usans dudit art et science de médecine, *s'il n'est Docteur de ladite Faculté, licencié, ou approuvé par icelle.* »

Plus tard, elle avait imposé aux Chirurgiens, dans leur *serment*, des conditions analogues.

Le 3 août 1536, elle avait obtenu de la Cour du Parlement un arrêt *défendant aux apothicaires d'exécuter les ordonnances faites par les médecins non approuvés par la Faculté de médecine de Paris.*

Enfin, au mois de juin 1612, elle avait fait interdire par le Parlement un certain nombre de Docteurs de diverses Facultés, parmi lesquels un nommé Monginot, lequel était docteur de Montpellier.

(1) *Statuts de la Faculté de médecine*, extraits du *Recueil des lois et statuts de l'Académie et de l'Université de Paris.*

Ce fut vers cette époque que parut Renaudot.

Théophraste Renaudot était né à Loudun en 1584. D'abord apprenti chirurgien à Paris, il se rendit, après avoir gagné quelque argent, à Montpellier où il prit successivement ses grades et se fit recevoir docteur, en 1606, à l'âge de vingt-deux ans.

Il voyagea ensuite pendant quelque temps en France et à l'étranger, puis revint à Loudun, où il partagea son temps entre l'exercice de sa profession et la publication de quelques livres sur l'éducation des enfants.

Renaudot cependant caressait le désir de s'établir à Paris. Mais, docteur de la Faculté de Montpellier, il lui était difficile de venir exercer dans la capitale, sans déchaîner sur lui la colère des médecins parisiens. Pour éloigner tout soupçon, il résolut donc d'y venir sous un tout autre prétexte.

Il imagina de recueillir les adresses de toutes les personnes habitant Paris, et d'en établir une liste complète qu'il communiquerait, moyennant une faible rétribution, à quiconque aurait besoin d'un renseignement de ce genre.

Et effectivement, s'étant rendu à Paris, en 1612, il y installa rue de la Calandre, sous l'enseigne du *Coq d'Or*, son « *Bureau d'adresses des sujets du Roi* ».

L'idée était tellement neuve, l'institution tellement pratique, que Renaudot obtint le plus grand succès. On vint en foule consulter ses registres.

L'année suivante, (1613) il réalisa un nouveau projet : celui de prêter sur gages à tous les malheureux qui, jusque là étaient souvent fort embarrassés pour se procurer quelque argent. Au Bureau d'adresses, Renaudot joignit donc un véritable *Mont-de-Piété*. C'était du reste le premier établissement de ce genre établi en France. — Naturellement, cette institution réussit aussi admirablement bien que la précédente.

A ce moment, Renaudot, qui, dans ses voyages, avait connu

le P. Joseph, celui-là même que Richelieu devait surnommer son « bras droit », sollicita du roi, par son intermédiaire, l'autorisation de donner à son Bureau d'adresses des « *consultations charitables* » aux pauvres qui s'y présenteraient. En réponse à sa requête, il recevait, quelques jours après, le *brevet de médecin du Roi*. — Ce brevet devait être accompagné quelques années plus tard, des brevets de « *Commissaire général des pauvres* » (1618) et de « *Maître et Intendant des Bureaux d'adresses* » (1628).

Cependant Renaudot qui, en 1630, avait publié sous le titre d' « Inventaire des Adresses du Bureau de Rencontre » les divers renseignements qu'on avait dû jusqu'alors aller prendre chez lui, puisa dans cette publication l'idée de fonder un journal périodique, dans lequel il relaterait au jour le jour les principaux événements, ainsi que les menus faits. S'étant donc mis à l'œuvre, il faisait paraître, le 30 *mai* 1631, le premier numéro du premier journal, *la Gazette*, à la rédaction de laquelle, dit-on, Richelieu collabora parfois.

Dès lors, Renaudot se sentit assez puissant pour braver la Faculté de médecine de Paris.

Il se posa d'abord en défenseur de l'antimoine. Puis il installa chez lui des fourneaux, des laboratoires, etc... les mettant à la disposition de tous ceux qui voudraient expérimenter quelques nouveaux remèdes... En 1640, il obtint même des lettres patentes, permettant à tous ceux qui inventeraient des remèdes tirés soit des animaux, soit des végétaux, soit des minéraux, de venir les préparer « sur les fourneaux du gazettier ».

Grâce à cette autorisation, une foule de médecins étrangers à la Faculté de Paris, s'empressèrent d'accourir de divers points de la province : des médecins de Montpellier, principalement.

La Faculté intenta à Renaudot procès sur procès, lui contestant le droit de s'occuper « de choses concernant la médecine »...

..... Elle fait paraître contre lui brochures sur brochures, libelles sur libelles, l'accablant de sarcasmes, de railleries, d'insultes mêmes, lui reprochant jusqu'aux institutions qui honorent sa mémoire.

« Vous n'avez point subject de tant louer *vostre fameux Bureau d'Adresse, d'où sont sortis tant de belles inventions, telles que sont vos Gazettes, les Conférences et Consultations charitables pour les pauvres malades*. Vous n'estes pas le premier qui avez inventé les Gazettes ; il y a plus de quarante ans que j'en ay veu toutes les semaines manuscrites, que l'on envoye de Rome, composées par le Maistre de Postes, comme il se practique aujourd'huy sans estre imprimée. Je vous confesse que vos Gazettes vous font reconnoitre pour un gazettier, c'est à dire un escrivain de narrations, autant fausses que vrayes. Il vous eût été plus honorable de prendre la qualité d'Historiographe, puisque *Lucian* veut et démonstre qu'il appartient plustost aux Médecins à descrire les Histoires qu'à d'autres. Un Médecin du Roy-Philippe Auguste a été son Historien et a descrit l'Histoire de son temps. Joannes Dubravius a esté un sçavant Médecin, et a fort bien descrit l'Histoire de Bohême que *Crato* Médecin de trois Empereurs a enrichy d'une belle Préface.

« Vos Conférences ne sont que charlataneries pour achalander vostre Bureau et le faire connoistre d'avantage tel qu'il est.

« Vos Consultations publiques ne sont que piperies pour amuser et amorcer vos auditeurs qui viennent aux Consultans apporter leur argent comme on faisait à Mondor après ses discours en Médecine (1) ».

. Mais, rien n'y fait. L'adversaire de la Faculté de Paris est

_____

(1) *Advertissements à Théophraste Renaudot, qui contient les mémoires pour justifier les anciens droits et privilèges à l'Eschole de médecine de Paris.* — Paris *MDC.XLI*, pages 35 et 36. (Recueil *Thoisy* de la Bibliothèque nationale.)

sous la protection de Richelieu ; et, elle est successivement déboutée de toutes ses instances.

Cependant Richelieu meurt (1642). — Cette fois la Faculté sent qu'elle va pouvoir atteindre son ennemi. De nouveau, elle intente contre lui des poursuites.

Condamné une première fois par les juges du Châtelet, Renaudot en appelle de ce jugement, les Docteurs en médecine de Montpellier et d'autres Facultés, intervenant avec lui dans la cause.

Le Parlement rendit son arrêt le 1ᵉʳ mars 1644. — La Faculté de médecine de Paris, triomphait une fois de plus (1).

La Faculté de Montpellier ne voulut pourtant pas s'avouer définitivement battue. Une nouvelle lutte recommença entre les médecins de Paris et de Montpellier. — Des deux côtés, on fit paraître de nombreux mémoires dans lesquels, chaque Faculté, faisant parade de l'ancienneté de ses droits et de ses privilèges, essayait d'amoindrir la Faculté rivale.

En 1648 les médecins de Montpellier adressèrent une requête au Roi. Elle resta sans réponse.

Vingt ans plus tard cependant le Roi signait, en son Conseil, un arrêt permettant aux Docteurs des Facultés de Montpellier, Reims et autres Universités du Royaume de pratiquer à Paris.

Renaudot était mort depuis plusieurs années déjà (25 octobre 1653).

---

(1) *Arrest de la Cour de parlement pour les doyens et docteurs régens de la Faculté de médecine contre Théophraste Renaudot, gazettier, soy-disant médecin du Roy et de l'Université de Montpellier et d'autres Universitez ses adhérans et les chancelliers, professeurs et docteurs régens en ladite Faculté de médecine de Montpellier, intervenus en cause avec luy, prononcé en l'audiance de la Grand'Chambre, le mardy premier jour de mars l'an mil six-cent-quarante-quatre. (Talon, avocat général.)*

Contrairement à ce qu'on pourrait croire, à la suite de la dernière décision royale, les hostilités allaient recommencer de plus belle.

Tout d'abord, les médecins de la Faculté de Paris firent serment de ne jamais consulter qu'entre eux (1).

En outre, à partir de ce jour, ils renouèrent de telles intrigues qu'en 1694, l'arrêt qui leur déplaisait si fort fut en partie rapporté.

De nouveau, plusieurs docteurs de Montpellier et de Reims en appelèrent au Parlement (2).

Mais celui-ci n'avait pas encore statué, que le Roi signait une *Déclaration* portant « qu'aucune personne ne pourra faire la fonction de médecin ni pratiquer la médecine dans la ville et faubourgs de Paris, encore qu'il ait obtenu des degrés dans les autres Facultés du Royaume, qu'il ne se soit présenté en ladite Faculté de Paris pour y prendre de nouveaux degrés de bachelier, licencié, ou de docteur, après avoir fait les actes nécessaires (3). »

Deux ans plus tard, le Parlement arrêtait que quiconque enfreindrait ce décret, serait puni d'une amende de cinq cents livres (4).

(1) *Résolution des trois cas proposés à M. D. S. B., docteur de Sorbonne, sur le serment que MM. les docteurs en médecine de la Faculté de Paris ont fait de ne jamais consulter avec aucun docteur en médecine des autres Universités* (16 8).

(2) *Requête au Parlement par Langlois, Prieur, de Laremole, de Montpellier, et réunis contre la Faculté de médecine de Paris* (1695).

(3) *Donné à Versailles le 29 mars 1696.*

(4) *Arrêt de nosseigneurs du Parlement qui fait défense à tous ceux qui ne sont point médecins de la Faculté de Paris, d'exercer dans la ville et faubourgs de Paris, à peine de cinq cents livres d'amende, et qui déclare ladite amende encourue* (28 juin 1698).

N° 15.

L'inoculation variolique devant le Parlement, la Faculté
de Médecine et la Sorbonne.

—

I. — ARREST DE LA COUR DE PARLEMENT, SUR LE FAIT DE
L'INOCULATION, EXTRAIT DES REGISTRES DU PARLEMENT. —
DU 8 JUIN 1763.

Ce jour, à la levée de l'audience, les gens du Roi sont entrés, et ont dit que le Lieutenant général de Police et le subs-
titut du Procureur général du Roi au Chatelet étaient au Par-
quet des Huissiers, et demandaient à entrer.

A l'instant lesdits Officiers mandés, et entrés, ayant passé
au premier Barreau du côté du Greffe, ont dit :

Messieurs,

L'Inoculation de la petite vérole, connue dans quelque
Pays Etrangers paroit s'être accréditée depuis quelque temps
parmi nous. Nous ne nous livrerons point à des conjectures
qui ne seroient peut-être pas encore suffisamment assurées
sur les avantages ou les dangers de cet usage ; mais les mur-
mures du Public sur l'indiscrétion de quelques-uns des partisans de cette Méthode, qui nous ont touchés, et que nous
sçavons être parvenus jusqu'à vous, nous ont paru mériter
une attention sérieuse. Le cri général s'élève soit contre les
Inoculateurs, soit contre ceux qui en attendant l'effet de l'inoculation qu'ils ont reçue restent sans précaution dans la Société.....

... Dans ces circonstances, nous croirions manquer au zèle
qui nous animera sans cesse, si nous ne faisions part de nos

inquiétudes à des magistrats également éclairés et attentifs à tout ce qui peut intéresser la sûreté des citoyens et la sécurité publique. C'est sous l'autorité et la protection de la Cour que nous exerçons notre ministère ; dans une occasion aussi délicate qu'importante, pouvons-nous mieux faire que d'avoir recours à ses lumières pour diriger nos démarches, et après lui avoir fait part de nos justes allarmes, attendre de sa prudence les moyens d'y remédier ?...

(Suit l'analyse du discours de Me Omer Joly de Fleury, Avocat du Roi, lequel ayant fait voir combien la question de l'inoculation intéresse, d'une part la religion, d'autre part l'humanité, et combien aussi les citoyens doivent désirer que « tous les nuages capables d'affaiblir leur sécurité soient entièrement dissipés (1) », conclut en demandant que la

(1) Voici comment Voltaire allait parodier le réquisitoire d'Omer de Fleury et le jugement du Parlement :

OMER DE FLEURY

étant entré, ont dit :

Messieurs,

Comme je suis chargé *par état*, de vous proposer des thèses de médecine, et qu'il s'agit de dissiper des nuages qui affaiblissent la sécurité, et de souhaiter une solution à des craintes, votre sagesse qui présida à nos démarches, assurera un nouveau poids à ce que votre autorité pourra régler sur le fait de l'inoculation qui se présente naturellement sous deux aspects.

Et comme dans la petite vérole ordinaire on s'en remet ordinairement à la prudence des malades et des médecins, vous sentez bien que dans l'inoculation où la tête est beaucoup plus libre, il ne faut s'en remettre à la prudence de personne.

Mais, comme ce qui peut intéresser la religion ne regarde en aucune manière le bien public, et que le bien public ne regarde

Faculté de médecine et la Faculté de théologie soient consultées tour à tour, et qu'en attendant les suffrages de celles-ci, défense soit faite provisoirement de pratiquer l'inoculation.)

..... Eux retirés (les gens du Roi et les officiers de Police), et la matière mise en délibération ;

La Cour a ordonné que les Facultés de Théologie et de Médecine de l'Université de cette ville seront tenues de donner leur avis sur la pratique de l'Inoculation de la petite vérole ; à l'effet de quoi la Faculté de médecine sera tenue de s'assem-

pas la religion, il faut consulter la Sorbonne qui, *par état*, est chargée de décider quand un chrétien doit être saigné et purgé ; et la Faculté de médecine chargée, *par état*, de savoir si l'inoculation est permise par le droit canon.

Ainsi, messieurs, vous qui êtes les meilleurs médecins et les meilleurs théologiens de l'Europe, vous devez rendre un arrêt sur la petite vérole, ainsi que vous en avez rendu sur les catégories d'Aristote, sur la circulation du sang, sur l'émétique et sur le quinquina.

On sait que vous vous entendez, *par état*, à toutes ces choses comme en finances.

Puisque l'inoculation, messieurs, réussit dans toutes les nations voisines qui l'ont essayée ; puisqu'elle a sauvé la vie à des étrangers qui raisonnent, il est juste que vous prescriviez cette pratique, attendu qu'elle n'est pas enregistrée ; et pour y parvenir, vous emploierez les décisions de la Sorbonne, qui vous dira que saint Augustin n'a pas connu l'inoculation, et la Faculté de Paris, qui est toujours de l'avis des médecins étrangers.

Surtout, messieurs, ne donnez pas un temps fixe aux solutions des sacrées Facultés pour décider parce que l'insertion utile de la petite vérole sera toujours proscrite en attendant...... Nous espérons que vous ordonnerez peine de mort (que les Facultés de médecine ont ordonnée quelquefois dans de moindres cas, contre les enfants de nos princes, inoculés sans votre permission) et contre quiconque révoquera en doute votre sagesse et votre impartialité reconnues. (*Voltaire*, Œuvres complètes...)

bler la première, et donnera un avis précis sur le fait de l'Inoculation, avantages ou inconvéniens d'icelle : s'il convient la permettre, la défendre ou la tolérer, et sur les précautions auxquelles il conviendrait assujettir ceux qui pratiqueraient l'Inoculation, ou seroient inoculés, en cas que l'Inoculation dût être permise ou tolérée ; pour ledit avis remis au Procureur général du Roi, être ensuite communiqué à la Faculté de Théologie, et par elle donné suivant ses usages, son avis le même fait de l'Inoculation ; lequel avis son Syndic aura soin de remettre (ensemble, celui de la Faculté de médecine qui lui aura été communiqué) au Procureur général du Roi, pour, sur lesdits avis, être par lui pris telles conclusions qu'il appartiendra et par la Cour ordonné ce que de raison. *Et cependant, par provision, fait défenses* à toutes personnes de pratiquer l'Inoculation et de se faire inoculer dans les Villes et Fauxbourgs du ressort de la Cour, et à celles qui auroient été inoculées, de communiquer avec d'autres personnes que celles nécessaires à leur soulagement, depuis le jour qu'ils auroient été inoculés, jusqu'au délai de six semaines après leur guérison, et ce sous telles peines qu'il appartiendra..... Fait en Parlement le huit Juin mil sept cent soixante-trois, etc.... »

B. — Rapports de la Faculté de Médecine.

Conclusions du « *Rapport des Commissaires nommés par la Faculté de Médecine de Paris* (1) *pour examiner les avantages ou inconvénients de l'Inoculation..., lu en présence de la Faculté, par Mᵉ Guillaume-Joseph de Lépine, ancien*

---

(1) Ces six commissaires étaient : de Lépine, ancien doyen ; Jean Astruc ; Bouvart ; Verdhelan des Moles ; Henri Macquart ; Baron.

19.

Doyen, les 29 *août,* 20, 22 *et* 24 *octobre* 1764. » (Premier Rapport.)

« En attendant qu'une plus longue suite d'expériences heureuses puisse bien mériter une approbation universelle, nous n'estimons pas que la Faculté puisse donner son sentiment définitivement et d'une manière irrévocable sur l'Inoculation. Elle peut conclure seulement que la théorie des Inoculateurs n'est pas assez fondée ; que la pratique de cette méthode ne répond point encore à leur théorie ; qu'elle est, quant à présent, trop imparfaite et sujette à trop d'inconvénients et de dangers pour qu'on en puisse conseiller l'établissement, *ni même en tolérer l'usage ;* qu'il faut attendre et voir si les Nations qui la pratiquent actuellement le plus, la porteront au point de perfection nécessaire : ou bien, si, rebutées d'une continuation et peut-être d'une augmentation de mauvais succès, elles ne seroient pas les premières à l'abandonner comme elles ont déjà fait autrefois... »

—

En réponse à cette condamnation, A. Petit, Docteur Régent de la Faculté de médecine de Paris, crut devoir rédiger, l'année suivante un mémoire qu'il lut dans l'assemblée de la Faculté, et dans lequel, suivant l'exemple de La Condamine à l'Académie des sciences (1), il défendait chaudement, et *avec preuves à l'appui,* l'inoculation adoptée du reste

(1) *Mémoire sur l'inoculation de la petite vérole, lu à l'Assemblée publique de l'Académie des sciences, le* 24 *avril* 1754, *par T. de la Condamine, de l'Académie française et de l'Académie Royale des sciences.*

pour le plus grand bien de tous, dans certains pays voisins, notamment en Angleterre.

Ce rapport fit très grand bruit.

Les membres de la Commission nommés par la Faculté se crurent obligés d'intervenir de nouveau. — Ils firent donc paraître un second rapport, bien plus violent que le premier, et dont nous reproduisons le titre et les conclusions.

Supplément au Rapport des six Commissaires de la Faculté de Médecine de Paris qui ont conclu contre l'inoculation, pour servir de réponse, tant aux imputations d'infidélité dans le récit de quelques faits, qu'à une critique dudit Rapport imprimée sous le titre (impropre) de RAPPORT EN FAVEUR DE L'INOCULATION, LU A LA FACULTÉ DE MÉDECINE DE PARIS, IMPRIMÉ PAR SON ORDRE, PAR M. A. PETIT, DOCTEUR RÉGENT DE LA FACULTÉ DE MÉDECINE DE PARIS, etc., etc...

« Conclusions.

« D'après tout ce que nous venons de rapporter et que nous croyons avoir prouvé de la manière la plus invincible. C'est à dire,

« Vû que c'est à tort et à travers et sans le moindre fondement que l'on a osé arguer de faux quelques articles de notre Rapport ;

(1) « Le Collège entier des médecins de Londres, écrivait Petit, a donné, en 1755, son avis sur l'inoculation ; et cet avis porte en termes exprès que le Collège regarde cette pratique comme salutaire au genre humain, et que l'expérience avait réfuté d'une manière victorieuse les arguments que dans les commencements on avait faits contre elle. » (Page 137.)

« Vû que les preuves qui y sont contenues, restent inébranlablement dans toute leur solidité ;

« Vû la persévérance constante de l'*Inoculation* à nuire, au lieu de s'être perfectionnée entre les mains des Artistes ;

« Vû l'incertitude de cette pratique démontrée plus évidemment que jamais, depuis trois ans que notre rapport a été rendu public, son infidélité à répondre aux promesses des inoculateurs et son inutilité à préserver des récidives, qui arrivent journellement et qu'on a en vain affiché de méconnaître, quoique les moins clairvoyans n'aient pas hésité à les nommer par leur vrai nom ;

« Vû les calamités affreuses de tous les genres, dont cette maladie est accompagnée ou suivie, plus fréquemment encore que la petite vérole naturelle ;

« Vû enfin le sort funeste de plusieurs personnes qui ont été soumises involontairement à cette fatale opération et qui en ont péri de la manière la plus affreuse et la plus cruelle entre les mains des Inoculateurs, qui eux-mêmes n'ont pu et ne peuvent en disconvenir, nous serions bien en droit de conclure à une proscription absolue contre l'*Inoculation ;* mais ce supplément que nous présentons à la Faculté n'étant qu'une continuation de notre référé, et ne faisant qu'un avec lui, nous persistons simplement dans les conclusions que nous avons prises dans notre rapport, page 119.

G.-J. DE LÉPINE, *ancien doyen de la Faculté.* — BARON. — *... — VERDHELAN. — BOUVART. — MACQUART.

Typis mandetur, per me licet, Bercher, Decanus Die primâ Octobris 1767. »

* Astruc, l'un des commissaires, était mort le 5 mai 1767. — Ses collègues de la Commission laissèrent en blanc, au bas du rapport, la place où, comme eux, il eût apposé sa signature.

C. — Quant à la *Faculté de Théologie,* depuis longtemps déjà, et à maintes reprises, elle avait condamné absolument l'*inoculation variolique.*

Nous n'en donnerons pour preuve que l'extrait suivant d'une pièce, qui a été rapportée par M. Bouchut, et qui est datée de 1750 :

« ... D'ailleurs, il faut s'en abstenir, car c'est un crime de tenter Dieu.

« Que les citoyens se gardent donc bien d'imiter les sectateurs de l'Inoculation.

« Si, que Dieu les en garde ! ils sont atteints de la variole, qu'ils se réfugient dans les bras de Dieu, et le prient ardemment.

« Alors, poussés par la nécessité, ils iront consulter les médecins et leur demanderont des médicaments que le Très-Haut a créés de la terre, et que les hommes prudents ne doivent pas dédaigner. » (*Eccles.* c. 38, v. 4.)

« DE MARCILLY. — DEBACQ

« Deliberatum in Sorbonâ, 16 mensis julii, anno 1750. »

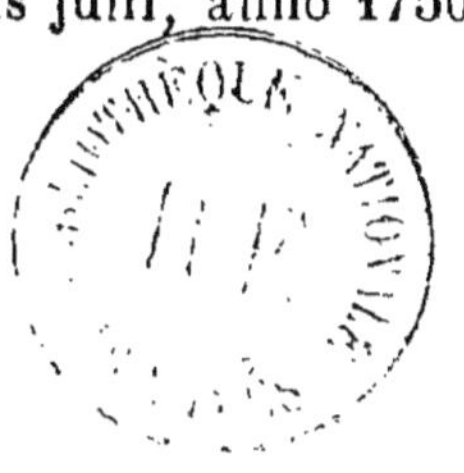

FIN

TABLE DES MATIÈRES

CHAPITRE II
Moyen âge.

CHAPITRE III

Période moderne.

§ Ier. — DE LA RENAISSANCE AU XVIIe SIÈCLE. — LES ÉRUDITS ET LES ANATOMISTES

CHAPITRE IV
La médecine contemporaine.

Détails et documents complémentaires.